Heiko Christians

Über den Schmerz

Acta humaniora

Schriften zur Kunstwissenschaft und Philosophie

Heiko Christians

Über den Schmerz

Eine Untersuchung von Gemeinplätzen

Akademie Verlag

Gedruckt mit Unterstützung
der Deutschen Forschungsgemeinschaft

Die Deutsche Bibliothek – CIP-Einheitsaufnahme

Christians, Heiko:
Über den Schmerz : eine Untersuchung von Gemeinplätzen / Heiko Christians. – Berlin: Akad. Verl., 1999
(Acta humaniora)
ISBN 3-05-003315-0

Der Akademie Verlag ist ein Unternehmen der R. Oldenbourg-Gruppe.

Das eingesetzte Papier ist alterungsbeständig nach DIN/ISO 9706

Satz: Dörlemann Satz, Lemförde
Druck: GAM MEDIA, Berlin
Bindung: Druckhaus „Thomas Müntzer“, Bad Langensalza

Printed in the Federal Republic of Germany

»Daß man diese Erkenntnisse sich schon formuliert habe, ist nicht nötig, dazu sind die Denker da, aber alles kommt darauf an, daß sie uns nichts Neues sagen.«

Arnold Gehlen, Wirklicher und unwirklicher Geist (1931)

Inhalt

I. Über den Schmerz 9
(Was dieses Programm umfaßt)

II. Schmerz / Verstehen 15
(Welche Herkunft und Reichweite hermeneutische Kategorien haben)

1. Medialität *(Winckelmann/Schleiermacher/ H.-G. Gadamer)* 15
2. Intensität *(C. Schmitt/H.-G. Gadamer)* 47
3. Topik *(E. R. Curtius/E. Jünger)* 72

III. Schmerz / Geschichten 113
(Warum die Seele dem Leib den wahren Schmerz streitig macht)

1. Unterscheidungen *(Platon/Augustinus/Thomas)* 113
2. Zerstreuungen *(Montaigne/Pascal)* 126
3. Vorstellungen *(Lessing/Winckelmann)* 141

IV. Schmerz / Empfindlichkeit 157
(Wie der Schmerz die Ordnung des Wissens verändert)

1. Physiologie und Literatur I *(Herder/Schiller)* 157
2. Beobachtungen *(Lichtenberg/Büchner/Hebbel)* 176
3. Physiologie und Literatur II *(Nietzsche/Dilthey/Freud)* . 188

V. Schmerz / Grenze 231
(Wo die Moderne ihren Bildervorrat auffüllt)

1. Einbildungen *(De Quincey/Conrad)* 231
2. Entfernungen *(V. v. Weizsäcker/E. Jünger)* 247

Literaturverzeichnis 267
Personenregister 295
Nachbemerkung 299

I. Über den Schmerz

> „Das Eigentümliche einer Topik ist nun aber, daß sie ziemlich leer ist."
> Roland Barthes, Fragmente einer Sprache der Liebe (1977)

Was so alltäglich erscheint wie der Schmerz und überall in der Welt begegnet, ist, sobald darüber gesprochen und geschrieben wird, ein komplexes theoretisches Problem. Die theoretische Natur des Phänomens – der Ausdruck verrät schon einiges – steckt in den Details der Kommunikation. Was in ganz verschiedenen Bereichen über Schmerz berichtet wird, folgt ausnahmslos einer bestimmten Metaphorik, die auf den ersten Blick schon eine auffällige Nähe zu den Topoi der Hermeneutik aufweist. *Oberfläche* und *Tiefe, das Ganze* und *die Teile, Hülle* und *Kern oder Innen* und *Außen* sind metaphorisch gefaßte Differenzen, die den Akt des Verstehens und die Schmerzempfindung bzw. -beschreibung gleichermaßen charakterisieren.

Auch die gegenwärtige Kulturgeschichtsschreibung klopft unverblümt ihre Objekte und Themen auf die hermeneutisch inspirierte *Authentizität* und *Unmittelbarkeit* ab. Der Schmerz wird in diesem Sinne im vorliegenden Buch als Präzedenzfall behandelt für nur scheinbar ganz verschiedene Diskussionen. Gemeinsam ist den diskursiven Bemühungen der Glaube an eine angestrebte intakte Größe (etwa an den *Leib* als einer *Ganzheit*) und das gleichzeitige Beklagen einer *Zersplitterung der tatsächlichen Verhältnisse* in unzählige *Teile*. Die Hermeneutik aber ist überall dort schon wirksam, wo die Beschreibung der Verhältnisse in diesen Komponenten von *Teilen* und *Ganzem* aufgeht. Was sind also ein Beratungsgespräch beim Therapeuten, eine Abhandlung über das Politische, ein Disput über Kunst und Nicht-Kunst, eine Medien-Debatte oder ein alltäglicher Streit über Gefühle, wenn ihre Leitbegriffe nach den immer gleichen Regeln einer bestimmten diskursiven Logik gebaut sind? Halten alle diese Phänomene und Gegenstände nun einen *Kern*, eine *Intensität*, einen *Sinn*, eine *Unmittelbarkeit* bereit, oder handelt es sich unabhängig von Niveau und Thema der Kommunikation ‚bloß' um die Effekte einer die Diskussionen immer schon weitreichend vorstrukturierenden Topik?

Über den Schmerz benennt also eher eine Programmierung als ein Thema der Kommunikation. So wird der Ursprung dieser topischen Verhältnisse rekonstruiert und in der in Deutschland von Winckelmann angestoßenen Ästhetik-Debatte um die Vorbildlichkeit der griechischen Kunst angesiedelt. Damit gerät auch in den Blick, was seit einiger Zeit in der sogenannten Medien-Debatte unter Stichworten wie *Künstliche Augen* oder *Entfremdung vom Leib* heftig diskutiert wird. Diese Debatte über Photographie, Film, *Medialität* und *Leiblichkeit* soll nun in diejenige Theorie getragen werden, welche solche Unterscheidungen von *Teilen* und *Ganzem*, *Auflösung* und *Einheit* erst ermöglicht. Die „postmoderne" Mediendebatte, so der Befund, reproduziert in weiten Teilen nur Konstellationen und Begriffe, die sich als Elemente der hermeneutischen Topik längst in unbemerktem Umlauf befinden.

Die Medialität und Materialität von Texten wird in Deutschland seit dem offiziellen, d.h. institutionellen Ende der Tradition der Topik-Büchlein Anfang des 18. Jahrhunderts bis zur heute üblichen programmatischen Entgegensetzung von *Kultur und Medien* weitestgehend ausgeblendet. Die Kommunikation über *Dichtung* und Kunstwerke jeder Art praktiziert dabei die immergleiche universalhermeneutische Unterscheidung vom *Ganzen* und seinen *Teilen*, indem sie für das Kunstwerk die Eigenschaft der vollendeten *Ganzheit* reklamiert und die Seite der *Teile*, des *Zusammengesetztseins*, an *die Medien* delegiert. Auch wenn die für Photographie- oder Filmtheorien typische Fragmentästhetik gerne mit diesen Seitenverhältnissen spielt, ändert sich nichts an der Ausgangslage. Die Mediendebatte ist also älter und konditionierter als ihre erfolgreichen postmodernen Begründer oder Verächter.

Der Begriff der Kommunikation zielt dabei auf die sich wandelnden, an größeren semantischen Komplexen ablesbaren Zuschreibungen an das titelgebende Phänomen. Über das bloße paraphrasierende Durchkämmen eines philosophischen und literarischen (Stellen-) Kanons hinaus möchte die Arbeit nachweisen, daß semantische Felder nicht einfach zurückgelassen bzw. überspült werden, sondern daß sich die topisch strukturierte Kommunikation zwar neuen Wortfeldern zuwendet, dabei jedoch weniger die von der Geistesgeschichte ausgerufenen Epochenzäsuren als vielmehr ihre eigenen Gesetze befolgt. Im 19. Jahrhundert gibt es unter diesem Blickwinkel einen klar ausgerichteten Transfer: Seit dem Ende des Deutschen Idealismus und dem damit einhergehenden institutionellen Geltungsverlust der Universalhermeneutik wird Stück für Stück die extensive Individualitäts- und (Kunst-) Schöpfungssemantik auf den Körperschmerz übertragen. Diese Verschiebung reagiert einerseits auf das freigesetzte, wachsende Kontingenzbewußtsein für einmal als *substantiell* ausgezeichnete Leitbegriffe, indem sie sich den stetig wachsenden Evidenzkredit der neuen naturwissenschaftlichen Fächer zunutze macht. Andererseits wird durch diesen Semantiktransfer soviel wie möglich von der bereits eintrainierten Kommunikation gerettet. Der Schmerz ist das neue *Supersubjekt*, dessen Profil die Physiologie als Leit- und Pionierwissenschaft des 19. Jahrhunderts geschrieben hat und dessen Äußerungen die Literatur erneut *begeistert* oder *sachlich* protokolliert.

Die Bereitschaft des Körperschmerzes für die Übernahme dieses zentralen semantischen Wortfeldes (der individuellen *Ineffabilität*) stellt sich nicht spontan ein. Nach dem Ende der unversalisierten Einfühlungshermeneutik als einem erratischen epistemologischem Block werden frühere Verschiebungen genutzt: Die Vorgeschichte dieser Schmerzkommunikation bietet vor allem Ansichten der implizit oder explizit vorausgehenden Unterscheidung von Seelen- und Körperschmerz. Schon im 17. Jahrhundert werden durch die Asymmetrisierung der Schmerz/Lust-Dyade, durch das sich ankündigende Ende von entzeitlichten antiken Gleichgewichtsmodellen (etwa der *Säfte*) die Weichen gestellt. Indem der Körperschmerz in der Metaphorik von *Herr und Knecht* oder als *Stachel jeder Tätigkeit* der Lust vorgeordnet und der folgenden epochenspezifischen Verzeitlichungsdynamik der Aufklärung nähergerückt wird, formieren sich langsam Prätendenten für die vom Verschleiß bedrohte Subjektivitätssemantik.

Zu Beginn des 20. Jahrhunderts schließlich, im Zuge einer programmatischen, kulturkritischen Abstandnahme von *der zergliedernden* (zerteilenden) *Wissenschaft*, etabliert sich vor allem in der politischen Literatur ein verschärftes, vulgär-hermeneutisches Modell. Dieses Modell denunziert *Oberflächen*-Phänomene, um die hermeneutische Substanzbehauptung eines kernhaften Volks- oder Staatskörpers aufrechtzuerhalten. Jede rhetorische Vereinfachung der Kommunikation aber wird eine komplizierte strategische Operation, wenn einmal das Wissen von der Beweglichkeit der Topoi und der topischen Verhältnisse im System zirkuliert.

Es gibt demnach eine Ungleichzeitigkeit der Diskurse: Der oft beschworene *Magische Realismus* oder *Sürrealismus*, verbirgt seine avancierte Medialität gerade in der Palette von implosiven, als unhintergehbar gekennzeichneten Momenten des (Alb) *Traums*, des *Schreckens* und des *Wahnsinns*. Der behauptete *magisch-wunderbare Kern* der Ereignisse und Projektionen birgt hier nicht etwa die Möglichkeit, die unabsehbare Flucht der Bilder, die eine Flucht unzähliger Referenztexte ist, erfolgreich zu verstellen, sondern verweist nur um so eindrücklicher auf das Problem jeder als *Literatur* kommunizierten *Erfahrung*. Gerade physiologische Extremzustände wie der Schmerz sollen die verschachtelte Architektur der Träume, Empfindungen und Hysterien *blitzartig* und für Augenblicke ausleuchten und den Durchgriff auf *Wirkliches*, eine außerliterarische *Dingwelt* oder *die Verhältnisse* gewährleisten. Aber auch im Namen des Schmerzes gibt es nur Ausschnitte der Bibliothek zu sehen.

Die Ästhetik des snap-shots oder der bewegten Einzelbilder wird in der Literatur durch eine einfache topische Umdrehung ermöglicht: Das mit zunehmender Vagheit und Irrealität des *magischen* Zentrums der Vorgänge abdankende *Ganze* zieht eine Aufwertung der *Teile* nach sich. Der in die Blitz-Metaphorik gefaßte Schmerz wird so im Zuge einer Aufwertung der *Teile* oder Fragmente und nach dem Siegeszug der Physiologie zum privilegierten Ort einer Wahrheit der Literatur. Das Ganze der Körper, Traumwelten und Bildflüsse kann vom emanzipierten, schmerzenden Teil aus (nur) für Schlüsselmomente konturiert werden. Für die Politik gestaltet sich diese Umdrehung schwieriger: Von der politischen Rede erwartet man integre Entitäten, *Durchgriffe*, *klare Verhältnisse* und ebenso klare Denunziationen. So deutet sich auch an, daß diese hinderliche Reflexionsspanne gerade im Rückgriff auf etablierte Diskurse verkürzt wird. Schmerz wird hier zur *Arbeit*, zur *Verantwortung* oder *Rüstung*. Diese Ortsbestimmungen sind dann erneut der traditionellen Lesart der Ganzes/Teile-Relation geschuldet. Die Konturen der Staats- und Gesellschaftskörper stehen nicht in Frage. Die gewohnte Aufteilung zwischen Peripherie und Zentrum funktioniert.

Wie aber sieht eine Politik des Fragments, eine Politik der Krise aus? Tritt sie womöglich im Namen des Schmerzes auf? Können Texte zu Kreuzungspunkten konkurrierender Topiken werden? Eines steht schon nach diesen Vorüberlegungen fest: *Über den Schmerz* wird in immer schon bereit liegenden Wendungen geschrieben und gesprochen. Nicht nur die Häufigkeit dieses Titels weist daraufhin. Gerade wenn der Schmerz gegen das Gemeinplätzige, Verbrauchte der *politischen*, *poetischen* oder *wissenschaftlichen* Rede triumphierend ins Feld geführt wird, gilt es, diesen Gemeinplatz und seine Voraussetzungen gewissenhaft zu rekonstruieren.

II. Schmerz / Verstehen

„Denn um für uns vorhanden zu sein, muß das Tiefe und Verborgene sich vergegenwärtigen, und zwar in solcher Gestalt, daß ihm seine Eigenschaft der Tiefe und Latenz nicht verlorengeht. Alles Tiefe ist, wie bereits gesagt, unwiderruflich dazu verurteilt, sich in oberflächlichen Merkmalen darzutun. Wir wollen nun sehen, wie es dabei verfährt."
José Ortega y Gasset, Meditationen über Don Quijote (1914)

1. Medialität

Wie alle Bücher handelt auch das vorliegende von anderen Büchern. Zwischen die Leiber der Bücher aber drängen sich die Leiber der Menschen. Selbst wenn der Autor sich zum Ruhme der Bücher so konsequent von der Welt abschottet wie Montaigne in seinem Turm, erlangt er in den Augen der späteren Leser immer nur noch mehr Wissen über die Welt da draußen. Das Prinzip, nicht länger den Büchern lesend blinden Gehorsam zu leisten, sondern sich die Skepsis bis zur eigenen schmerzhaften Erfahrung zu bewahren, wird ausgerechnet mit dem Werk dieser *Leseratte*[1] verbunden. Aber wie etabliert sich ein Wissen, das nicht mehr auf die Autorität weniger Bücher pocht und welche neue (verborgene) Rolle spielt dabei die Literatur? Die Antwort der Literatur fällt scheinbar einfach aus: Es gibt Phänomene, die so unbezweifelbar *wirkliche* Erfahrungen voraussetzen, daß man sie mit nur angelesenem oder angehörtem Wissen, mit Wissen aus zweiter Hand, gar nicht abhandeln kann. Damit sind Themen für eine Literatur aufgefunden, die

1 Ein Titel, den Platon dem stolzen Bibliotheksbesitzer Aristoteles verächtlich verliehen haben soll. Vgl. F. F. Schwarz, Einleitung, in: Aristoteles, Politik, Stuttgart (1989), S. 11f.

den schlimmen Verdacht, nur in die wuchernden Bücherregale zu gehören, unbedingt von sich abwenden will.

Diese einfache literaturgeschichtliche Versuchsanordnung aus Erfahrung, Büchern, Wirklichkeit, Montaigne und einigem anderen hat den Vorteil der Übersichtlichkeit, bringt uns aber um weitere denkbare Anordnungen: Mit dem bibliotaphen[2] Befehl an sein Büchervolk, die Feindmenschen zwischen ihren „Lettern tot(zu)pressen"[3], bläst Canettis Sinologe Professor Peter Kien im Bibliotheks- und Arbeitszimmer zu seinem letzten Gefecht gegen das Draußen.[4] Das Bestreben, die Welt als einen lästigen Kontext der geliebten Bücher ganz einfach abzustoßen, bestreitet umgekehrt kurzerhand den Stellenwert von erfahrungsgesättigtem Weltwissen. Gewöhnlich aber werden anders als in diesem wohl singulären Fall die papiernen Schmerzen nicht nur mit „Bücherblut"[5] quittiert, denn die Protagonisten heißen in der Regel *Menschen* und nicht *Bücher*[6]. Das Menschenblut muß gerade in der Literatur „spritzen"[7] oder wenigstens „fließen", damit (pulp) fiction oder Theorie glaubwürdig werden. Der eigene Text darf auch in diesem Fall nicht einfach als ein weiteres Exponat der Bibliothek gelesen werden, denn „im Bewußtsein von Relativitäten findet man nicht den Mut Gewalt anzuwenden und Blut zu vergießen"[8], man schafft den Sprung aus der Bücherstube nicht.

Rolf Dieter Brinkmann hält Mitte der siebziger Jahre ein Aperçu bereit, dessen Vorgeschichte uns interessiert: „Wäre der Schmerz nur ein

2 Bücher- und Menschengrab fallen hier ausnahmsweise zusammen.

3 E. Canetti, Die Blendung, München (1988; EA 1935), S. 97.

4 Canetti und Montaigne sind selbst schon Klischees in Texten zur *Bibliothek*. Vgl. z.B. M. Grosse, Die Rache der Bücher. Von der Unlesbarkeit der Welt, in: du, H.1 (1998), S. 66f.

5 „Die angepriesenen Waffen führten vor seinen Augen einen Kriegstanz auf. Blut floß; da es Bücherblut war, wurde ihm totenübel." Canetti, Blendung, S. 97.

6 Alle kursiven Hervorhebungen im Folgenden vom Verfasser.

7 Vgl. Qu. Tarantino, Pulp Fiction, Reinbek b. Hamburg (1994), S. 40.

8 C. Schmitt, Die geistesgeschichtliche Lage des heutigen Parlamentarismus, Zweite Auflage (= Wissenschaftliche Abhandlungen und Reden zur Philosophie, Politik und Geistesgeschichte I), München/Leipzig (1926), S. 77. (In der 1. A. v. 1923 nicht nachweisbar.) Wo Blut vergossen wird, endet die *Beliebigkeit* der Theorie und beginnen die (wenigen) Wahrheiten des Lebens. Diese Maxime entdeckt Michael Rutschky im Zentrum des *Ritterromans*, den die (männlichen) Protagonisten (und Statisten) unserer Kultur unentwegt fortschreiben, indem sie ihn zu leben versuchen. Vgl. ders., Lebensromane. Zehn Kapitel über das Phantasieren, Göttingen (1998), S. 139–170, hier: S. 166.

Wort, eine Sache, die lediglich die Literatur angeht, so wäre das bösartig."[9] Natürlich ist der Schmerz (wie die Liebe auch) *nur ein Wort*. Dennoch knüpfen sich an dieses Wort große Erwartungen und Fragen, welche die ganze Literatur betreffen, und schließlich „gibt es die Tatsache, daß jemand durch Worte verletzt wird."[10] Daß man etwas Gesagtes wohl *auf sich beziehen* muß, ist der Ausgangspunkt vieler solcher Streitigkeiten. Also „was ist diese Umsetzung einer Abstraktion in konkreten Körperschmerz?"[11] Wie läuft sie ab? Wie stellt man die Verbindung her zwischen Abstraktheit und Konkretheit? Text und Körper? Text und Wirklichkeit?

Zwei Ausflüge ins Kino könnten Auskunft geben. Folgen wir zuerst unauffällig Rolf Dieter Brinkmann: „// Schnitt, und Fortsetzung: Ich gehe ins Kino und schaue mir einen Film an/ Bedenkenlos wird beim Film von Schnitten gesprochen, ohne daß noch beachtet wird, was die Erfahrung ist, die mit Schnitt bezeichnet wird/ Schnitt heißt doch, daß die Bewegung eines Körpers abgeschnitten wird, ein Bewegungsablauf, der schweifende Blick über einen Platz/".[12] Die Erfahrung des (Ein-) Schnittes verhilft dem (film-) technischen Verfahren des Schneidens zu neuer Produktivität. Der Zuschauer erschließt sich das Medium neu, indem er sich die physische, d.h. schmerzhafte Dimension dieser Technik vor Augen hält: „Ich lehne mich im Dunkeln des Kinosaals zurück, ich kneife ein Auge zu, schneide mich aus dem Inhalt damit heraus & halte den Zeigefinger in einigem Abstand vor mir gegen die hin und her treibenden Bewegungen auf der Leinwand hoch/ ich konzentriere mich mit dem weit geöffneten Auge auf die Fingerspitze."[13] Der eigene, technisch umgerüstete Projektor ist aufgestellt. Welchen abweichenden Effekt aber zeitigt die Fingerapparatur?: „Das Gefangenhalten werden durch die inhaltliche Abfolge des Filmes habe ich durchbrochen, und während ich mich auf die Fingerspitze konzentriere, erfahre ich Schnitte/ an dem heftigen Zucken, das durch meinen Körper rinnt, sobald ein Schnitt erfolgt, ein Vorgang abbricht, zucken-

9 R. D. Brinkmann, Notizen und Beobachtungen vor dem Schreiben eines zweiten Romans 1970/74, in: ders., Der Film in Worten. Prosa. Erzählungen. Essays. Hörspiele. Fotos. Collagen 1965–74, Reinbek b. Hamburg (1982), S. 277.

10 Ebd., S. 278.

11 Ebd.

12 Ebd., S. 286.

13 Ebd.

des Licht. Jede abbrechende Bewegung wirkt sich als schreckhaftes Zusammenziehen des Körperorganismus aus."[14] Die fingerfertig konstruierte Erfahrung des so aus dem Erzählfluß gelösten medialen Schnitts tritt in ein neues Verhältnis zum gesamten Körper. Brinkmann selbst praktiziert eine bestimmte Technik der Schnitte – „//" und „/" –, um den Fixierungen des Textes zu entgehen. Schnitt als einschneidender, blitzartiger Vorgang („zuckendes Licht") schafft so das Referenzdilemma einer physiologisch erfahrungsleeren Wahrnehmung aus der Welt und setzt an die Stelle der Logik der filmischen Erzählung die Evidenz des zuckenden, „erleuchteten" Körpers.

Der zweite Ausflug ins Kino führt nach Leningrad und Moskau: ins *Parallele Kino* der späten achtziger Jahre. Die Begründer des *Parallelen Kinos* analysieren den Alltag in der Sowjet-Ideologie als Textwelt, als „sich selbst generierendes, leerlaufendes System", das „den Kontakt zu einer materiell-körperlichen Realität vollkommen verloren hat."[15] Der sogenannte „nekrorealistische" Film und sein Programm reagieren auf diesen Kontaktverlust mit der konsequenten Thematisierung von Film- und Menschenkörper. Der Zersetzungsprozeß sowohl des filmischen Materials als auch der menschlichen Körper steht im Mittelpunkt. Schockartige Bilder von Schlachtungen, Schlägereien, Vergewaltigungen und verschiedenen Verwesungsstadien menschlicher Leichname werden auf so schlechtem Material dargeboten, daß die Störungen und Tabubrüche von Bildstörungen begleitet werden. Gerade die für den Betrachter unterschiedslosen Körperkonglomerate der Massenschlägereien, die an frühe Stummfilmkomödien erinnern, sollen herkömmliche Sehgewohnheiten unterlaufen und auf nicht-identifikatorische Weise, physisch (*be-*) *treffen.*

In der russischen Gegenwartsliteratur ist Vladimir Sorokin der wichtigste Vertreter des *Moskauer Konzeptualismus.* Auch diese Literatur macht den Kontakt zwischen Bibliothek und Dingwelt, die Möglichkeit der Referenz, zu ihrem eigentlichen Thema. Wiederum ausgehend von der Erfahrung der ideologisch geschlossenen, referenzlosen Sprache

14 Ebd.

15 Vgl. insgesamt dazu S. Hänsgen, Kino nach dem Kino: Paralleles Kino in Moskau und Leningrad, in: K. Eimermacher/D. Kretzschmer/K. Waschik (Hg.), Russland, wohin eilst du? Teil 2 (= Dokumente u. Analysen zur russischen und sowjetischen Kultur, Bd. 5/II, hg. v. K. E. u. K. W.), Dortmund (1996), S. 471–484, hier: S. 478.

der Sowjet-Ideologie werden Zitatblöcke verschiedener Sprachebenen ineinander geschoben: die offizielle politische Sprache, (überkommene) Literatursprachen und privat-subversive Sprachen. Alle diese Texte aber münden immer in ein Szenario der Gewalt.[16] Es fließt Blut. Diese Rituale werden so mechanisch und redundant geschildert, daß der Leser die Ökonomie des Schmerzes nicht begreift. Die extrem fragmentierten Texte sind genauso wie die verübten Bluttaten monströs.[17] Der zirkulierende Schmerz wird von den Texten selbst erlitten. Bevor aber *splatter* Einzug hält in die Literatur[18], gibt es längst andere Strategien der Beglaubigung.

Die legendären Kopfschmerzen Nietzsches und Kafkas, oder eben die Kolikschmerzen Montaignes sind entgegen den Ergebnissen der paläoanthropologischen Forschung[19] aus der Sicht der zahlreichen Interpreten immer schon ein genuin persönliches Gut. Schmerz ist hier bedeutsam als ein Moment der Biographie, der den Zusammenhalt zwischen (Autor-) Leben und Text (-geschehen) sichert. Einmal als Motiv ausgemacht, verspricht der Schmerz Aufschluß über den Tathergang – über den persönlichen Hintergrund der Niederschrift. Das Werk dient dann der Konservierung eines einschneidenden Erlebnisses. Etwas pathetischer formuliert es eine neuere Monographie zum Thema: „Durch das Ringen um ein Verständnis vom Schmerz durchtränken wir ihn

16 In V. Sorokins Roman von 1994, *Roman*, wird nach fast sechshundert Seiten feinster, genrefester Erzählkunst des Russischen Realismus eine Axt mit der Aufschrift ‚Hast ausgeholt – nun hacke!‘ verschenkt. Auf diese unmißverständliche Aufforderung folgt eine Orgie der Gewalt, an deren Ende alle Sätze und das gesamte Romanpersonal zerhackt zurückbleiben. Vgl. V. Sorokin, Roman, Zürich (1995), S. 559ff.

17 Hierzu siehe vor allem B. Groys, Der Text als Monster, in: ders., Die Erfindung Rußlands, München (1995), S. 213–228. Außerdem die Beiträge, ebd., S. 205–212 (*Der russische Künstler als Figur eines humoristischen Romans*) und S. 229–236 (*Medhermeneutik: Heilung von der Gesundheit*).

18 Dazu O. Möller, ‚ist erst gut, wenn alles weg ist‘. Vladimir Sorokins rituelle Massaker von Sprachritualen, in: foglio, Herbst (1996), S. 22–26.

19 „Es ist vermutlich ein später Erwerb im Spiele, wenn festgestellt wird, daß die Gallen-Kolik ‚meine‘ Kolik ist oder der Zahnschmerz ‚mein‘ Zahnschmerz. Ich sehe in diesem ‚Mein‘ die Überformung einer archaischen Urform.“ R. Bilz, Von den Schmerzen der Tiere. Eine vergleichende Untersuchung über das Schmerz-Erleben und Schmerz-Verhalten bei Tieren und Menschen (1962), in: ders., Studien über Angst und Schmerz (= Paläoanthropologie Bd. I/2), Frankfurt/M. (1974), S. 101–124, hier: S. 107.

mit menschlicher Geschichte."[20] Vice versa wird die menschliche Geschichte von dem Schmerz (-motiv) durchtränkt: *Prometheus, Philoktet*[21], *Laokoon* oder *Lazarus* sind in der Literatur- und Kunstgeschichte prominente (Stamm-) Gäste und säumen als Ikonen der Leidensfähigkeit den steilen und dornenreichen Pfad zur Menschlichkeit. Diese motivgeschichtlichen Pfade aber sind unterdessen ausgetreten. Wenn es auch nicht mehr um *Ereignisse und Gestalten*, Motive und Bilder geht, so soll eine Prämisse der Motivgeschichte bestehen bleiben. Gesucht wird in Texten, die nicht nach Gattungen oder Disziplinen vorsortiert werden. Brinkmanns Frage, „worum (eigentlich) geht es, wenn von Literatur die Rede ist"[22], soll nicht stillschweigend als schon beantwortet gelten. Die Namen *Montaigne* und *Nietzsche* stehen stellvertretend und eindrucksvoll für die Verluste und die Schwierigkeiten, die eine vorschnelle Trennung nach Disziplinen bedeutet.

Aller Schmerz steht in Texten? Existiert nur auf dem Papier? – sicher nicht. Und dennoch: Selbst scheinbar *unbegreifliche, unauslotbare* Tiefen der Schmerzerfahrung, das ohnmächtige Verstummen wie die unmenschlichsten Schreie, werden im verhältnismäßig sehr beschränkten rhetorischen Repertoire irgendwo zwischen Aposiopese und Anakoluth registriert und bleiben an das hermeneutische Gerüst von *Grund* und *Oberfläche* gebunden. Hier konvergieren *authentisches* Folterprotokoll und *hochartifizielles* Wortkunstwerk, hier ziehen Poesie und Medizin am selben textuellen Strang. Der Schmerz ist im Augenblick seiner Schilderung eine Konstruktion, ist immer nur als Text kommunikabel. Noch der extreme, kaum durch ein *Flackern* oder eine *Entspannung* unterbrochene Schmerz, den nach übereinstimmenden Berichten ein Knochenbruch verursacht, sperrt den Betroffenen dadurch ein. Das solcherart geplagte, als mit *aufgerissenen* Augen oder als „schrill quäkendes Schlachtferkel"[23] beschriebene Opfer befindet sich – ohne diesem Sachverhalt irgendwelche Aufmerksamkeit schenken zu können – mitten im Meer der Fiktionen. Nicht nur die Qual akuter Schmerzen,

20 D. B. Morris, Geschichte des Schmerzes, Frankfurt/M. (1994; EA 1991), S. 47.

21 Vgl. E. Wilson, Philoktet: Die Wunde und der Bogen (1939), in: J. Strelka/W. Hinderer (Hg.), Amerikanische Literaturtheorien, Frankfurt/M. (1970), S. 297–308.

22 Brinkmann, Notizen, S. 286.

23 J. Améry, Die Tortur, in: ders., Jenseits von Schuld und Sühne. Bewältigungsversuche eines Überwältigten, München (1988; EA 1966), S. 37–58, hier: S. 53.

auch noch das zermürbende Auftreten des chronischen Schmerzes wird von der neuesten Forschung „als strukturell identisch mit dem Universum des Alptraums“[24] beschrieben, das die Literatur erst geschaffen hat. Das Spiel der zitierten Etymologien, Zitate, Metaphern[25] und Topoi tritt nur in den dokumentarischen Dienst eines oft tödlichen Ernstes. Wenn sich ein Mensch vor Schmerzen *wie ein Tier* am Boden windet, und damit die ihn im Reich der Lebewesen erst konstituierenden Unterschiede des aufrechten Gangs und der artikulierten Rede selbst nicht mehr machen kann, klappern die Textwebstühle um so lauter. Begegnungen mit dem Tier sind es auch, die den frühen buchstabengebundenen Ausmalungen des Schmerzes ihre bildliche Kraft verleihen. Alfred de Vigny kombiniert in seinen Briefen den prometheischen Mythos mit der nicht weniger grausamen Geschichte vom Eingeweide knabbernden Füchslein, um ganz sicher zu gehen, der geliebten Adressatin eine angemessene Schilderung von den Qualen seines endlosen, nervösen Magenleidens geliefert zu haben.[26] Schmerz weckt also das Tier im Menschen? Wenn die Hüllen der als vernünftig gedachten Subjektivität gefallen sind, trifft der Blick des Lesers auf den darunter liegenden nächsten symbolischen Code, den Text des nur noch Menschlichen. Der Mythos bedeutet, daß mit dem Schmerz *das Tier* die fragile menschliche Natur benagt. An dieser Geschichte der Entblößung, die genau dann eine Geschichte der Schöpfung wird, wenn

24 L. Le Shan, zit. n. Morris, Geschichte, S. 102. Morris wiederum bezeichnet den Schmerz als „Palimpsest“, ebd., S. 99.

25 Die metaphorische Charakterisierung des Schmerzes als „Klopfen“, „Pochen“ etc. schließt an die indo-germanische Wortwurzel „smerd“- = „stechen, beißen“ an. Eine weitere Differenzierungsmöglichkeit stellt seine Lokalisierung dar: „Der Schmerz heißt EXZENTRISCH, wenn er seine Ursache an einer anderen Stelle hat als an der, wo er empfunden wird, IRRADIIERT, wenn er sich auf andere, nicht unmittelbare betroffene Stellen überträgt, SYMPATHETISCH, wenn er an Stellen auftritt, die von der erkrankten weit entfernt ist.“ J. Hoffmeister (Hg.), Wörterbuch der philosophischen Begriffe, Hamburg (1955; EA 1944), S. 541 f. Bilz erinnert an den Zusammenhang von folgenden Qualitäten: „tumor“ (Schwellung), „rubor“ (Rötung), „calor“ (Wärme) und „dolor“, vgl. Bilz, Schmerzen, S. 109. Auf eine andere Spur führt die Reihe „poena“, „pain“ und „Pein“. Eine Theorie des Schmerzes als zu respektierender „Leistung“ schließlich bei V. v. Weizsäcker, Zum Begriff der Arbeit: Eine Habeas-Corpus-Akte der Medizin?, in: E. Salin (Hg.), Synopsis. Festgabe für Alfred Weber, Heidelberg (1948), S. 707–761.

26 Brief v. 29. 9. 1861. Vgl. insgesamt A. de Vigny, Lettres d'un dernier amour. Correspondance inédite avec ‚Augusta‘, publiée par V. C. Saulnier, Lille (1952).

das *Nackte, Unbedingte, Ursprüngliche* als das *Andere*[27] Konjunktur hat, schreibt der Schmerz mit und sichert sich so viele Privilegien.

In Hamburg bei der Hanseatischen Verlagsanstalt erscheint 1934 der Band *Blätter und Steine* von Ernst Jünger. Diese eher beschaulich daherkommende Sammlung enthält unter anderem den Essay *Über den Schmerz.* Dieser Text ist – gerade unter seinesgleichen[28] – nach wie vor berüchtigt. Das liegt im wesentlichen daran, daß der Autor mit unverhohlener Freude eine das *Individuelle* mißachtende eigene „Ökonomie und Mechanik des Schmerzes" am Werk sieht. Die kulturkritische Klage über den Verlust des Individuellen münzt Jünger um in die Propagierung eines „Typus", welcher den Schmerz „besteht" mittels einer „Operation, durch welche die Zone der Empfindsamkeit aus dem Leben herausgeschnitten wird."[29] Die im Milieu zugespitzter Kulturkritik antiindividualistisch gewendeten Terme der „Mechanik" und „Ökonomie" berühren ein Kernproblem der vorliegenden Darstellung. Auch diese Studie versucht einen *kalten* Blick auf zentrale Vokabeln der kulturellen Selbstvergewisserung. So über den Schmerz zu schreiben, bleibt ein Risiko. Überschreitet man eine bestimmte Grenze der Abstraktion, gilt man schnell als Unmensch, denn Schmerz geht auf bedrückende Weise alle an: Migräne, Nerven- und Rheumaschmerzen sind das Stammland des vom akuten geschiedenen chronischen Schmerzes geworden. Schmerztherapeuten, Schmerzzentren, Schmerzkliniken und Schmerzpraxen bilden einen dichten Wald möglicher Anlaufstationen.

Die verhalten kulturkritische, bereits im Falle der Allergien erprobte Standardformel einer zivilisationsbedingten Zunahme der Schmerzempfindlichkeit unter „medizinisch und analgetisch optimal versorgten"[30] Industrienationen kennt neben der oben angezeigten, radikalen Lesart einer umfassenden Ablehnung des Individuell-Empfindsamen weitere Spielarten: „Kultur macht den Schmerz erträglich, indem sie

27 Dazu M. de Certeau, Kunst des Handelns, Berlin (1988; EA 1980), S. 285f. Außerdem B. Groys, Die Herstellung des Anderen, in: B. Erdle/S. Weigel (Hg.), Mimesis, Bild und Schrift: Ähnlichkeit und Entstellung im Verhältnis der Künste, Köln/Weimar/ Wien (1996), S. 183–199.

28 Unter dem Titel *Über den Schmerz* erscheinen eine ganze Reihe von Abhandlungen: v. Zumbusch (1933), Lewis (1940), Buytendijk (1948), Michel (1988), Lenz (1993) etc.

29 E. Jünger, Über den Schmerz, in: ders., Blätter und Steine, Hamburg (1934), S. 157–216, hier: S. 178.

30 Hüper, Schmerz, S. 118.

ihn in ein sinnvolles Umfeld integriert; die kosmopolitische Zivilisation löst den Schmerz aus jedem subjektiven oder objektiven Kontext, um ihn zu beseitigen."[31] Diese Kritik der Moderne (als „kosmopolitischer Zivilisation") im Namen von „Kultur" läuft auf die Diagnose einer umfassenden Anästhesierung der Gesellschaft[32] hinaus, welche ein sinnvoll verwendbares, integrierbares *Kapital* an Schmerz vergeudet: „Damit die Menschen körperlichen Schmerz als persönliche Erfahrung erleben können, bietet jede Kultur wenigstens vier untereinander zusammenhängende Subprogramme: Wörter, Drogen, Mythen und Vorbilder. (...) Die Medikalisierung löst jedes kulturelle Programm der Schmerzbewältigung auf."[33] Die Folge ist, fürchtet Ivan Illich, ein Zusammenbruch der „größeren Matrix der Humanitas, die jedes einzelne menschliche Leben stützt."[34]

Kultur, Individuum und *Schmerz* werden in dieser Perspektive Illichs eins auf der Seite einer *sinnvollen* Substanz, welche von der Medi(k)alisierung bedroht ist. Doch – und hier läßt sich der Einsatz der vorliegenden Untersuchung ins Spiel bringen – auch diese Subprogramme wurden einmal geschrieben. Die Neuauflage seiner medizinhistorischen Studie von 1974 hat Ivan Illich 1995 mit einem für sein umfangreiches Gesamtwerk zentralen Nachwort versehen, das für unseren Zusammenhang einen bemerkenswerten Klartext bereithält: „Heute muß ich meinen eigenen Text in einer von Dekonstruktion infizierten Umgebung lesen."[35] Eine Literaturtheorie als infektiöse Bedrohung der Kultur läßt aufhorchen. Die besondere Kompetenz der Dekonstruktion für die genealogischen Schemata kulturkritischer Verlust-, Vergeltungs- und Verfallsgeschichten, deren Handlung sich im beständigen Hervortreiben grob gestrickter binärer Oppositionen erschöpft[36], fürchtet

31 I. Illich, Die Nemesis der Medizin. Die Kritik der Medikalisierung des Lebens. München (1995; EA 1974), S. 94–111, hier: S. 94.

32 Vgl. C. Schmitt, Glossarium. Aufzeichnungen der Jahre 1947–1951, Berlin (1991), S. 93: „Das schmerztötende Mittel; sonderbares Wort; wo bleibt der Schmerz, der so getötet wird, fragt Martin Beheim-Schwarzbach mit Recht, wo bleiben alle diese Schmerzen, sie müssen doch irgendwo bleiben." (Eintrag v. 8. 2. 1948)

33 Illich, Nemesis, S. 103f.

34 Ebd., S. 110.

35 Ebd., S. 204–214.

36 Vgl. vor allem J. Derrida, Grammatologie, Frankfurt/M. (1974; EA 1967) und A. Ronell, Drogenkriege. Literatur, Abhängigkeit, Manie, Frankfurt/M. (1994; EA 1992).

Illich: Unversöhnliche Entgegensetzungen von „Symbol“ und „Technik“, „Kunst“ und „Produktion“, „conditio humana“ und „Megatechnik“ sind nur wenige seiner Streckenposten auf dem Weg in den heraufbeschworenen Untergang.

Schon Nietzsche rühmt im übrigen in der *Genealogie der Moral* von 1887 die Standhaftigkeit der „Neger bei schweren inneren Entzündungsfällen, welche auch den bestorganisirten Europäer fast zur Verzweiflung bringen“[37], und folgert daraus, daß „die Curve der menschlichen Schmerzfähigkeit in der That ausserordentlich und fast plötzlich zu sinken scheint, sobald man erst die oberen Zehn-Tausend oder Zehn-Millionen der Übercultur hinter sich hat.“[38] Dem „standhaften Neger“, den „nichts umhaut“, muß man, um das kolonialistische Kabinett zu vervollständigen, noch den ebenfalls sprichwörtlichen „Indianer, der keinen Schmerz kennt“[39], zur Seite stellen. Wechselt man von kolonial- zu kulturgeschichtlichen Phantasien, werden auch noch in der Gegenwart zumeist die „verhärteten Germanen, die sich eines Wehlauts schämten“[40], mit dem „griechischen Helden“ Herderscher Prägung konfrontiert, welcher „freimütig seinen Schmerz äußerte.“[41] An der Wurzel der Verstocktheit entdeckt man bei den von verschiedenen Epochen auserkorenen Barbaren hier wie dort die Schriftlosigkeit. In Tipi, Hütte und Langhaus finden sich keine Literaturen des Schmerzes.

Ein weiterer Blick in die Philosophie bestätigt denn auch den eingangs angedeuteten Nexus von Schmerz und Subjekt-Biographie. Natürlich handelt es sich jetzt nicht mehr einfach um Eigenarten eines Autors Kafka oder Montaigne: Die Schmerzerfahrung erscheint dem

37 F. Nietzsche, Kritische Studien-Ausgabe, München (1988), Bd. 5, S. 303 (Im Folgenden zitiert als KSA mit Nennung der Band- und Seitenzahl). Siehe auch E. B. Clark, „The Sacred Rights of the Weak“: Pain, Sympathy, and the Culture of Individual Rights in Antebellum America, in: The Journal of American History, Sept. (1995), S. 463–493.

38 Nietzsche, KSA 5, 303.

39 Auch der Indianer findet ob seiner Schmerzresistenz bei Nietzsche Erwähnung, weil er, „wie schlimm auch gepeinigt, sich an seinem Peiniger durch die Bosheit seiner Zunge schadlos hält.“ Nietzsche, KSA 3, 350. Vgl. auch F. D. E. Schleiermacher, Sämtliche Werke, III. Abt., Zur Philosophie, 7. Bd., Berlin (1842), S. 90: „So sind z.B. die ursprünglichen Bewohner Nordamerika's, wie bekannt, der heftigsten leidenschaftlichen Bewegungen fähig, die aber gar nicht im Organismus zur Erscheinung kommen.“

40 S. Lenz, Über den Schmerz, Hamburg (1993), S. 14.

41 Ebd.

(der) Philosophen(in) „als eine epistemologisch ausgezeichnete Weise des Gewahrwerdens des eigenen Leibs oder Körpers, (...) aber nicht nur unserer Leiblichkeit, sondern auch unseres Subjektseins.“[42] Die Philosophie baut das *Eigentümliche*[43] einer Autorindividualität zur *Eigenheit* oder *Eigentlichkeit*[44] des Menschen aus, denn „Dasein als je eigenes bedeutet nicht isolierende Relativierung auf äußerlich gesehene Einzelne und so den Einzelnen (solus ipse), sondern ‚Eigenheit‘ ist ein Wie des Seins, Anzeige des Weges des möglichen Wachseins.“[45] Was im Falle bloßer *Eigentümlichkeit* demzufolge verschlafen wird, muß man sehen. Mit der Umbenennung rückt die Existenzialhermeneutik jedenfalls das zentrale (leib- und) lebensgeschichtliche Ingredienz Schmerz in noch größere Perspektiven und die mögliche Zuständigkeit und Kompetenz einer nur den Texten zugewandten Philologie in noch größere Entfernung. Also noch einmal: „Ist das 1 Viehlologi Problem?“[46]

Hans-Georg Gadamer stellt eine andere Frage, deren Beantwortung sich auch dieser Text trotz solcher disziplinären Verunsicherungen verschrieben hat: „Wie geht dies beides zusammen, Leiberfahrung und Wissenschaft? Wie wächst das eine aus dem anderen heraus? Wie wird das eine, die Wissenschaft, von dem anderen wieder eingeholt - oder wird die Erfahrung der Eigenheit sich endgültig in irgendwelchen neuen Datenbanken oder anderen maschinellen Anlagen verlieren? Das ist die Frage, vor der ich mich in meiner Meditation befinde. Hier steht das Schicksal unserer abendländischen Zivilisation auf dem Spiel.“[47] Eine

42 E. List, Schmerz. Der somatische Signifikant im Sprechen des Körpers, in: J. Huber/A. M. Müller (Hg.), Die Wiederkehr des Anderen (= Interventionen 5), Basel - Frankfurt/M. (1996), S. 223–244, hier: S. 227.

43 „Der Gegenstand muß einmal im Gesamtgebiet des literarischen Volkslebens und des Zeitalters betrachtet werden, sodann im Gebiet der Art und Weise der Komposition, und endlich im Gesamtgebiet der Eigentümlichkeiten des einzelnen Schriftstellers.“ F. D. E. Schleiermacher, Werke (Auswahl in 4 Bänden), Bd. 4: Kap. III ‚Hermeneutik‘, Leipzig (1911), S. 199.

44 Vgl. M. Heidegger, Sein und Zeit. Erste Hälfte, unveränd. 4. A., Halle a.d.Saale (1935; EA 1927), S. 295. Dazu N. Bolz, Auszug aus der entzauberten Welt. Philosophischer Extremismus zwischen den Weltkriegen, München (1989), S. 47ff.

45 M. Heidegger, Gesamtausgabe, II. Abt., Bd. 63: Ontologie. Hermeneutik der Faktizität (1923), Frankfurt/M. (1988), S. 7.

46 Brinkmann, Notizen, S. 277.

47 H.-G. Gadamer, Leiberfahrung und Objektivierbarkeit (1986), in: ders., Über die Verborgenheit der Gesundheit, Frankfurt/M. (1993), S. 95–110, hier: S. 96f.

angenommene Unmittelbarkeit der Leiberfahrung wird in Gadamers Einlassung der maschinellen Anlage entgegengesetzt, genauer: einer „Datenbank". Die Entgegensetzung von *Leib* und *Maschine* (oder *Eigenheit* und *Einzelheit* bei Heidegger) möchte also schon eine Überlegenheit auf der Seite des (eigenen) Leibes voraussetzen.

Diese Asymmetrie läßt sich deutlicher konturieren: Nach einem (traditionsreichen) Grundsatz der Philosophie ist das *Ganze mehr als die Summe seiner Teile*[48]. Die Vorstellung von der besonderen, synthetisierenden Qualität des *Ganzen* gegenüber den *Teilen* wird aber als weitreichendes Paradigma erst mit dem Aufstieg der (Einfühlungs-) Ästhetik zur Leitdisziplin des 18. Jahrhunderts in der deutschen Theorielandschaft verankert. Johann Joachim Winckelmanns *Nachahmungs-Schrift* von 1754 markiert den vollzogenen Wechsel. Hier heißt es ausdrücklich: „Die innere Empfindung bildet den Character der Wahrheit, und der Zeichner, welcher seinen Academien denselben geben will, wird nicht einen Schatten des wahren erhalten, ohne eigene Ersetzung desjenigen, was eine ungerührte und gleichgültige Seele des Models nicht empfindet, noch durch eine Action, die einer gewissen Empfindung oder Leidenschaft eigen ist, ausdrücken kan."[49] Deutlich aber organisiert eine spezifische Unterscheidung das neue Paradigma. Die „Ge-

48 Vgl. E. Jünger, Der Arbeiter, Hamburg (1932), S. 31. Zur Geschichte dieses Grundsatzes und seiner Varianten in ganz verschiedenen Disziplinen vgl. F. Kaulbach, Art. ‚Ganzes/Teil' in: J. Ritter (Hg.), Historisches Wörterbuch der Philosophie, Bd. 3, Darmstadt (1974), Sp. 3–17, O. G. Oexle, ‚Der Teil und das Ganze' als Problem geschichtswissenschaftlicher Erkenntnis. Ein historisch-typologischer Versuch, in: K. Acham/W. Schulze (Hg.), Teil und Ganzes. Zum Verhältnis von Einzel- und Gesamtanalyse in Geschichts- und Sozialwissenschaften (= Beiträge zur Historik, Bd. 6), München (1990), S. 348–384 und N. Luhmann, Die Gesellschaft der Gesellschaft, Frankfurt/M. (1997), S. 912–931. Die Bedeutung einer Bearbeitung dieses Theorems für Husserls Phänomenologie betont E. Ströker. Vgl. E. Ströker, Über die mehrfache Bedeutung der Rede von Ganzen und Teilen. Bemerkungen zum sogenannten hermeneutischen Zirkel, in: Acham/Schulze (Hg.), Teil und Ganzes, S. 278–298, hier: S. 283. Gadamer war Mitglied des Kreises um R. Bultmann, der die von Husserl ausgehende Phänomenologie Heideggers in den 20er Jahren in die evangelische Theologie einliest. Vgl. T. Orozco, Platonische Gewalt. Gadamers politische Hermeneutik der NS-Zeit, Hamburg (1995), S. 24.

49 J. J. Winckelmann, Gedancken über die Nachahmung der Griechischen Wercke in der Mahlerey und Bildhauer-Kunst (1754), in: ders., Kleine Schriften Vorreden. Entwürfe, hrsg. von W. Rehm, Berlin (1968), S. 27–59, hier: S. 33.

stalt" – bis zur deutschen Schulphilosophie gleichermaßen Attribut des Ganzen und der Teile[50] – wird zu einem höheren Gegenbegriff ausgebaut. Die ihr angemessene Rezeptionsform ist *das innere Sehen*, das sich nicht mehr stellenhermeneutisch der Beseitigung von Widersprüchen, der punktuellen Aufhellung „dunkler" Stellen widmet, sondern eine substanzielle Kongruenz mit dem (geschlossenen) Erkenntnisobjekt und eine Verstärkung der „Einfühlung"[51] fordert. Mit zunehmender rhetorischer Konzentration des Wahrnehmungsaktes in einem intransparenten *Innern* treten *Ganzes* und *Teile*, *Innen* und *Außen* qualitativ schärfer auseinander.

Im dritten Teil der Autobiographie *Dichtung und Wahrheit* von 1813 erinnert sich Johann Wolfgang von Goethe an seine Sozialisation als Bibelleser. Diese Schilderung legt die Vermutung nahe, daß es die pietistische Reform der Bibellektüre ist, deren neuem Ablauf sich das schärfere Ausseinandertreten der Unterscheidungen verdankt: „Das Innere, Eigentliche einer Schrift (...) zu erforschen (...) und dabei vor allen Dingen zu erwägen, wie sie sich zu unserem eigenen Innern verhalte, und in wie fern durch jene Lebenskraft die unsrige erregt und befruchtet werde"[52], ist ein „Begriff"[53] (von der Lektüre), durch den Goethe „die Bibel erst recht zugänglich ward".[54] Die Frage, wie sich das

50 „(...) so muß die Zusammensetzung des Leibes", fordert Christian Wolff 1720 in der Schrift *Vernünfftige Gedancken von der Menschen Thun und Lassen*, „folgends seine Gestalt und die Gestalt der Gliedmassen mit dem Wesen der Seele übereinkommen." Zit. n. R. Gray, Die Geburt des Genies aus dem Geiste der Aufklärung, in: Poetica, 23. Jg. (1991), S. 95–138, hier: S. 115. Im Umbau begriffen ist die Gestalt-Semantik bei J. M. Chladenius. Vgl. dazu C. Schmölders, Das Profil im Schatten, in: H.-J. Schings (Hg.), Der ganze Mensch, Stuttgart (1994), S. 242–259, hier: S. 251 ff. Außerdem: R. Campe, Zur Wendung der Gestalt, in: R. Behrens/R. Galle (Hg.), Leibzeichen, Würzburg (1993), S. 163–184.

51 Der Begriff der ‚Einfühlung' wird bisher allerdings erst bei Herder nachgewiesen. Vgl. K. Weimar, Art. ‚Einfühlung', in: Reallexikon, Bd. 1, 1997, S. 427–429 und A. Herz, ‚Einfühlung'. Bemerkungen zum Divinationsaspekt in J. G. Herders Hermeneutik-Konzept, in: H.-P. Ecker (Hg.), Methodisch reflektiertes Interpretieren. FS für Hartmut Laufhütte z. 60. Geb., Passau (1997), S. 215–252.

52 J. W. Goethe, Sämtliche Werke nach Epochen seines Schaffens. Münchner Ausgabe (21 in 33 Bänden), München (1985 ff.), Bd. 16, S. 544. Im Folgenden zitiert als MA mit Band- und Seitenzahl.

53 Goethe, MA 16, 545.

54 Ebd.

Innere der Schrift zum eigenen *Innern* verhält, die *Erregung* durch die Schrift oder das Buch, wird zur Schlüsselkategorie der Bibellektüre. „Ich hatte sie", schreibt Goethe rückblickend, „wie bei dem Religionsunterricht der Protestanten geschieht, mehrmals durchlaufen, ja mich mit derselben sprungweise, von vorn nach hinten und umgekehrt, bekannt gemacht."[55]

Auch wenn dem Autor die Bibel schließlich „als ein Ganzes (…) niemals recht entgegentreten wollte" – und damit die *Ganzheit* als Zielvorgabe der Wiederholungslektüre von der Heterogenität des Buches der Bücher scheinbar unterlaufen wird –, kann die ausschließlich auf Stellen fixierte und ohne eine Vorstellung vom *Ganzen* operierende ältere Bibelhermeneutik abgelöst werden.[56] Den zentralen Unterschied zur älteren Lektürepraxis einer lokal begrenzten *Erhellung dunkler Stellen* hebt auch Goethe besonders hervor: „Daß in der Bibel sich Widersprüche finden, wird jetzt Niemand in Abrede sein. Diese suchte man dadurch auszugleichen, daß man die deutlichste Stelle zum Grunde legte, und die widersprechende, weniger klare jener anzuähnlichen bemüht war. Ich dagegen wollte durch Prüfung herausfinden, welche Stelle den Sinn der Sache am meisten ausspräche; an diese hielt ich mich und verwarf die anderen als untergeschoben."[57]

Daß diese Operation der entschlossenen Bestimmung von wenigen Haupt- und vielen Nebenstellen, „welche in allen Fällen, die wir für die wichtigsten erkennen, anwendbar und stärkend ist"[58], ein lektüretechnischer Effekt und keineswegs eine „aus Glauben und Schauen entsprungene Überzeugung"[59] ist, wie Goethe umgehend hinzufügt, wird hinreichend deutlich. Welche Folgen diese lektüretechnische Umstellung für die hier zu untersuchenden Unterscheidungen hat, zeigt schon der Fort-

55 Ebd. Zu Goethes Verhältnis zum Pietismus siehe in anderem Zusammenhang: H. Loewen, Goethe's Pietism, in: B. Schludermann et al. (Hg.), Deutung und Bedeutung, The Hague/Paris (1973), S. 90–98 u. A. Chiarloni, Goethe und der Pietismus, in: Goethe-Jahrbuch, 106. Bd. (1989), S. 133–159.

56 Goethe liest die Bibel als verschiedene Bücher und macht sie zu einer *Reihe* von *Ganzheiten*: „(…) aber die verschiedenen Charakter der verschiedenen Bücher machten mich nun nicht mehr irre: ich wußte mir ihre Bedeutung der Reihe nach treulich zu vergegenwärtigen (…)." Goethe, MA 16, 545.

57 Goethe, MA 16, 544.

58 Goethe, MA 16, 545.

59 Ebd.

gang der zentralen Passage vom *Inneren, Eigentlichen* der Schrift: „(...) alles Äußere hingegen, was auf uns unwirksam, oder einem Zweifel unterworfen sei, habe man der Kritik zu überlassen, welche, wenn sie auch im Stande sein sollte, das Ganze zu zerstückeln und zu zersplittern, dennoch niemals dahin gelangen würde, uns den eigentlich Grund, an dem wir festhalten, zu rauben.“[60]

Eine Grenzlinie zwischen „geglaubter, geschauter Ganzheit“ und „kritischer Zerstückelung, Zersplitterung“ (in *Teile*) oder zwischen der Wirksamkeit des *inneren Sehens* und der Unwirksamkeit des *äußeren Lesens* teilt spätestens seit der Mitte des 18. Jahrhunderts alle folgenden Gegenstandsbereiche und Epochen dieser Hermeneutik, zu denen auch die von Winckelmann angeregte Kunstgeschichtsschreibung gehört. Die Literaturgeschichtsschreibung ihrerseits zieht diese Grenzlinie später auf solche Art und Weise nach, daß sie zur gefährlichen Demarkationslinie wird: „Den kritisch-scharfen, den scheidenden, auflösenden Blick besaß Lessing wie keiner und vergaß darüber so oft das Ganze des Werks, das Winckelmann als Mystiker, als Eingeweihter durch Divination besaß. Lessing zum Beispiel sieht am Laokoon nur den Mund, Winckelmann sieht die ganze Gestalt in ihrem Schmerzzusammenhang.“[61]

Daß es nur die technische Innovation solcher Wiederholungslektüren ist, die auf das mühsame Lesen der *Stellen* das inspirierte *Schauen* von *Ganzheiten* folgen läßt, gerät schnell in Vergessenheit und die metaphorische Ersetzung des Lesens durch das *Sehen* breitet ihren verklärenden Zauber über immer neue Phänomene.[62] „Es ist offenbar“, greift dann eine Generation später Friedrich Schleiermacher Winckelmanns Anmerkungen systematisch wieder auf, „die bildenden Künste arbeiten nicht blos für das Gesicht, sondern für das Innere, was wir als ein unmittelbares Product der innern Begeistung und Besinnung sezen, ist ebenfalls ein inneres Sehen, so wie bei der Musik ein inneres Hören, ab-

60 Goethe, MA 16, 544f.

61 W. Rehm, Winckelmann und Lessing (1941), in: ders., Götterstille und Göttertrauer. Aufsätze zur deutsch-antiken Begegnung, München (1951), S. 183–201, hier: S. 190. Vgl. auch ders., Winckelmann. Gesetz und Botschaft, in: ders., Griechentum und Goethezeit. Geschichte eines Glaubens, Leipzig (1936), S. 24–58, hier: S. 29.

62 In etwas anderem, aber aufschlußreichem Zusammenhang thematisiert H.-G. von Arburg das Konzept der *Freundschaft* bei Winckelmann. Vgl. ders., Das Kunstwerk als Freund, in: F. van Ingen/C. Juranek (Hg.), Ars et Amicitia (= Chloe. Beihefte zum Daphnis, Bd. 28), Amsterdam (1998), S. 503–533.

geschlossen in dieser Productivität. (...) Das Sehen, indem es als das Vermögen von innen heraus, Gestalten hervorzubringen, eine eigenthümliche Productivität hat, ist das Fundament der bildenden Kunst.“[63]

„Eine Gestalt als Gestalt sehen,“ legt Hans Freyer 1925 fest, „heißt zunächst einmal: ihren Sinn wissen.“[64] Die sympathetisch erwärmte Evidenz der *Innigkeit* und des *Fühlens* wird nun nicht mehr bekräftigend in die religiöse Evidenz des *Schauens* gefaßt. Es ist die mit der Jahrhundertwende ästhetizistisch erkaltete Evidenz des *Sehens*, die von Hans Freyer in die profane (und modernere) Evidenz des *Wissens* überführt wird. Doch auch die martialisch von Ernst Jünger (und Hans Freyer) eingeforderte „volle und unbefangene Sehkraft“[65] der Augen und die (neu-) sachliche Zurückweisung jeder „Wertung“[66] bleiben topische Versatzstücke einer (lautstark bekämpften) empfindsam-romantischen Hermeneutik. Aus dem einfühlenden Nachvollzug der schönen Ganzheit am Ende des 18. Jahrhunderts wird zwar jenes „neusachliche“ *Sehen* auf die Wirklichkeit (wie in Jüngers *Der Arbeiter. Herrschaft und Gestalt* von 1932), doch die nur rhetorisch unterdrückte hermeneutische Erregung der Beobachter läßt die Sachen nicht unberührt.

Mit dieser neuen rigiden (und expliziten) Unterscheidung Innen/Außen (bzw. Oberfläche/Tiefe)[67] strukturiert der Wahrnehmungsakt im ausgehenden 18. Jahrhundert das Objekt nach dem höheren Begriff des zu enthüllenden *Ganzen* der „Gestalt“[68] und gegen den Anschein der

63 F. D. E. Schleiermacher, Sämmtliche Werke, III. Abt., 7. Bd.: Zur Philosophie, Berlin (1842), S. 92ff.

64 H. Freyer, Der Staat, Leipzig (1926; EA 1925), S. 10.

65 Jünger, Arbeiter, S. 7. Vgl. auch Lichtenbergs Eintrag in das Sudelbuch: „Philosophieren können sie alle, sehen keiner.“ Hinweis bei R. Konersmann, Kritik des Sehens, in: Neue Rundschau, 106. Jg. (1995), S. 137–153.

66 „Noch einmal wollen wir uns hier erinnern, daß unsere Aufgabe im Sehen, nicht aber in der Wertung besteht.“ Jünger, Arbeiter, S. 130.

67 Diese Operation geht sogar aus ihrer eigenen rhetorischen Zurückweisung gestärkt hervor und erweitert ihren Gegenstandsbereich: „Ein neues Prinzip weist sich durch die Schaffung neuer Tatsachen, eigentümlicher und wirksamer Formen aus, – und diese Formen sind tief, weil sie existentiell auf dieses Prinzip bezogen sind. Im Wesentlichen gibt es den Unterschied zwischen Tiefe und Oberfläche nicht.“ Jünger, Arbeiter, S. 155.

68 Vgl. dazu die Stationen des Begriffs: Winckelmann, Schiller, Goethe, von Müller, Wundt, Dilthey, von Ehrenfels, Driesch, Jünger, Freyer, von Weizsäcker, Portmann, Gadamer. Dazu: F. Rodi, Morphologie und Hermeneutik. Zur Methode von Diltheys Ästhetik, Stuttgart (1969), G. Mattenklott, Der übersinnliche Leib. Beiträge zur Meta-

Natur (der *Teile*): „Es bietet sich hier allezeit die Wahrscheinlichkeit von selbst dar", formuliert Winckelmann dieses Programm aus, „daß in der Bildung der schönen griechischen Körper, wie in den Werken ihrer Meister, mehr Einheit des ganzen Baues, eine edlere Verbindung der Teile, ein reicheres Maß der Fülle gewesen (...). Folget nicht daraus, daß die Schönheit der griechischen Statuen eher zu entdecken ist, als die Schönheit in der Natur, und daß also jene rührender, nicht so sehr zerstreuet, sondern mehr in eins vereiniget, als es diese ist? (...) Die Begriffe des Ganzen, des Vollkommenen in der Natur des Altertums werden die Begriffe des Geteilten in unserer Natur bei ihm läutern und sinnlicher machen."[69] Die langfristige, bis heute gültige Konsequenz aus einer im 18. Jahrhundert erstmalig im Namen eines Innern vereinfachten und radikalisierten Hermeneutik aber zieht Schleiermacher selbst: „Gesicht und Gehör sind nicht bloß Mittel (media), wodurch wir aufnehmen, sonst würde es auch von ihnen aus keine Kunst geben."[70] Wo ein Medium ist, kann keine Kunst, keine Poesie[71] sein.

Wo ein Medium ist, kann auch kein Leib sein, denn Gadamers Leiberfahrung gehorcht genau diesen Gesetzen der ästhetisch-hermeneutischen Kunsterfahrung. Ungeteilte leibliche Erfahrung[72] wird von sich verlierender, technisch-medialer Erfahrung geschieden: „Da haben wir

physik des Körpers, Reinbek b. Hamburg (1982), W. Strube/W. Metzger, Art. ‚Gestalt', ‚Gestaltqualität' u. ‚Gestalttheorie', in: J. Ritter (Hg.), Historisches Wörterbuch der Philosophie, Bd. 3, (1974) Sp.540–552, W. Hahl, Art. ‚Gestalt', in: K. Weimar (Hg.), Reallexikon der deutschen Literaturwissenschaft, Bd. 1 (1997), S. 720–722., Art. ‚Gestalt', in: Deutsches Wörterbuch von Jacob und Wilhelm Grimm, Bd. 5, München (1984; EA 1897), Sp.4177–4190.

69 Winckelmann, Gedancken, S. 36ff.

70 Schleiermacher, Philosophie, S. 93.

71 Jenes Wissen, das die Dichtung seit Platons ‚Ion' darstellt, – darauf weist G. Stanitzek hin –, läßt sich nicht differenziell steuern, es muß immer analog übertragen werden, um „bei sich" zu bleiben: die Einheit, die die Schönheit ist, soll sich „ungeschmälert fortpflanzen und erhalten." Vgl. G. Stanitzek, Fama/Musenkette. Zwei klassische Probleme der Literaturwissenschaft mit ‚den Medien', unveröffentl. Tagungsbeitrag, Köln (1997), S. 8ff.

72 „Dem Anti-Intellektualismus hilft fiktive Leibnähe zu den Phänomenen", so Adorno kurz und bündig. Außerdem setzt er den folgenreichen Transfer dieser Kategorie des ‚Ganzen' in seiner Geschichte der „deutschen Ideologie" erst in den 20er Jahren bei Scheler an. Vgl. T. W. Adorno, Jargon der Eigentlichkeit. Zur deutschen Ideologie, Frankfurt/M. (1967; EA 1964), S. 117 u. 120.

zum Beispiel die Auflösung der Person. Innerhalb der medizinischen Wissenschaft kommt sie durch Objektivierung der Vielheit von Daten zustande. Das bedeutet, daß man in der klinischen Untersuchung von heute sozusagen wie aus einer Kartothek zusammengesucht wird. (...) Aber die Frage ist dennoch, ob unser Eigenwert dabei auch vorkommt."[73] Ob nun *Datenbank* oder *Kartei*, beide mehr oder weniger explizit technischen Speichermedien können den „Eigenwert der Person" – und damit das „Schicksal der abendländischen Zivilisation" – nicht retten. Im Gegenteil: die wahl- und unterschiedslose *Vielheit*, *Zerteiltheit* oder *Streuung* und *Offenheit* einer Datenmenge unterläuft in beiden Fällen hermeneutische Hoheitsrechte einer interpretativen (Daten-) Verknappung[74], welche dazu auffordern, „Hauptgedanken zu erkennen an den darin vorkommenden Begriffen"[75] als dem (verkürzenden) richtigen *Verständnis des Ganzen.* Mit den Metaphern der *Streuung*, *Zerstükkelung* oder *Oberflächlichkeit* wird auf die Redundanz bloß empirischer Datenmengen (oder philologisch-hermeneutisch: *Nebengedanken*) hingewiesen. Mit dem unverdächtigen Terminus „Eigenwert" wird das Verständnis eines *Kerns*[76], eines *Rätsels*[77], eines *Innen*, eines *Geistes* oder einer *Tiefe* eingeklagt, dessen *Gehalt* oder *Gestalt* nie ganz auszuschöpfen, deutlich auszusprechen oder zu überblicken ist: *individuum, opus et*

73 Gadamer, Leiberfahrung, S. 108.

74 Dazu F. A. Kittler, Vergessen, in: U. Nassen (Hg.), Texthermeneutik. Aktualität, Geschichte, Kritik, Paderborn (1979), S. 195–221. Vergessen als Verstehen bedingender Verknappungsbefehl, Vergessen als positive Komponente der Verdichtung schon bei S. Kierkegaard, Entweder – Oder, Köln/Olten (1960; EA 1843), S. 340ff.

75 F. D. E. Schleiermacher, Hermeneutik. Nach den Handschriften neu hg. u. eingel. v. H. Kimmerle, 2. verb. u. erw. A., Heidelberg (1974), S. 102.

76 Zur Geschichte dieser für die Hermeneutik konstitutiven Unterscheidungen und ihrer wachsenden Bedeutung in ästhetischen und politisch-sozialen Debatten des 17. Jahrhunderts siehe u.a. A. Assmann, Die bessere Muse. Zur Ästhetik des Inneren bei Sir Philip Sidney, in: W. Haug/B. Wachinger (Hg.), Innovation und Originalität, Tübingen (1993), S. 175–195 und H.-U. Gumbrecht, Das Nicht-Hermeneutische. Skizze einer Genealogie, in: J. Huber/A. M. Müller (Hg.), Die Wiederkehr des Anderen, Basel/Frankfurt/M. (1996), S. 17–35, hier: S. 21f.

77 „Was für den rätselhaften Charakter der Bewußtseinsphänomene allgemein gilt, gilt auch für das Phänomen Schmerz. Unser Wissen darüber ist unvermeidlich fragmentarisch und bleibt angewiesen auf die phänomenologische Erkundung von Prozessen subjektiver Erfahrung (...)." List, Schmerz, S. 224. „Die Undefinierbarkeit von Schmerz ist vielleicht seine schrecklichste Eigenschaft." Morris, Geschichte, S. 110.

vita est ineffabile[78]. Das aber gelingt nur, weil jeder Leser/Interpret seine Unterscheidung von Haupt- und Nebengedanken, Eigenwert und (Neben-) Daten „wegen der Verschiedenheit menschlicher Fähigkeiten und Denkweisen“ neu ansetzt; „weshalb denn ja auch die Ausleger sich niemals vergleichen werden“.[79]

„Wie ist es möglich“, fragt deshalb Karl Kerenyi einen noch prominenteren Briefpartner, „daß gutgeschulte Philologen fähig sind, das nicht zu bemerken, was in den Texten steht?“ Ein „normales Nichtbemerken“, das Kerenyi „zum Teil sogar für die Fortsetzungsmöglichkeit unseres wissenschaftlichen Betriebes überhaupt“ verantwortlich macht, meint genau diesen Sachverhalt, „daß jeder“ - Kerenyi zitiert Jakob Burckhardt - „die tausendmal ausgebeuteteten Bücher wieder lesen muß, weil sie jedem Leser und jedem Jahrhundert ein besonderes Antlitz weisen und auch jeder Altersstufe des einzelnen.“[80] Die auswählende, selektive Paraphrase von Hauptgedanken produziert innerhalb einer Textmasse einen Datenabfall - randständige Stellen -, die nur vom Zentrum (weniger) *Kern*stellen mit Bedeutung aufgeladen werden können, für sich genommen aber bedeutungslos und zufällig bleiben.

Übertragen heißt dies: Das Gefälle zwischen *Person* und *Einzelbefund*, *Mensch* und *Datum*, *Haupt-* und *Nebengedanke* bringt erst den Wert des Oberbegriffs hervor. Erst die Datenerhebung der medizinischen Untersuchung, die Sammlung von isolierten Befunden schafft als eine Seite der Unterscheidung (Einzeldaten, Teile, Nebengedanken etc.) die Voraussetzung für die Behauptung einer höherrangigen Rückseite (Person, Mensch, Eigenwert, Hauptgedanke). Einer Idee vom Menschen geht die Registratur von (Neben-) Sächlichkeiten voraus und nur wo die Haut „wie an unsern Körpern, besondere und von dem Fleisch getrennete kleine Falten“ wirft, können diese Falten auch ein ideales „Ganzes, und zusammen nur einen edlen Druck machen“.[81] So ist die amorphe und noch *unverstandene* Textmasse das verleugnete Medium einer

78 Vgl. den Brief von Goethe an Lavater v. 20. 9. 1780: „Hab ich dir das Wort Individuum est ineffabile woraus ich eine Welt ableite, schon geschrieben?“ Goethe, Gedenkausgabe Bd. 18, Zürich (1951), S. 533.

79 Goethe, MA 16, 544.

80 T. Mann/K. Kerenyi, Gespräch in Briefen, München (1967; EA 1960), S. 115f.

81 Winckelmann, Gedancken, S. 36.

(höheren) Idee, ist die Menge der (medizinischen) Daten das verleugnete Medium der (zu schützenden) Person.

Philologie und Philosophie beleihen dieses Paradigma zu gleichen Teilen. Aus verdeckten Unterscheidungen innerhalb eines Nicht-Mediums geht ein unausschöpfbarer, intransparenter Mehrwert hervor, der deutlich abgewerteten *verstreuten* Einzelfakta entgegengesetzt wird. Gleiche Elemente, z.B. Sätze, heißen kraft einer selegierenden Machtgeste plötzlich anders, damit „unausschöpfbare Überfülle" aus der Trennung entsteht. Dem Philologen George Steiner soll nach dem Philosophen Gadamer das Wort erteilt werden: „Mag sein, daß in künftigen Jahrhunderten ein neuer Dostojewski oder ein neuer Faulkner Wege finden, zum Herzen dieser unaussprechlichen, unvorstellbaren, unerträglichen Wirklichkeit vorzudringen und Einblicke zu vermitteln. (...) Schlüsselthema ist hier der Sinn für das, was sich nicht analysieren oder erklären läßt. Ein ernstzunehmender Interpretationsvorgang nähert sich immer mehr dem Kern des Werkes und kommt ihm nie nahe. Die erregende Distanz einer großen Interpretation ist ihr Versagen, die Distanz, wo sie hilflos ist. Doch ihre Hilflosigkeit ist dynamisch, ist selbst suggestiv, beredt und klar. Die besten Lesevorgänge sind Akte der Unvollständigkeit."[82] Auch wenn hier das Eingeständnis eines „Versagens" der Lektüre den Rekurs auf *Ganzheit* oder *Vollständigkeit* scheinbar verabschiedet, ist es nur eine andere Fassung derselben hermeneutischen Operation. Die Unterscheidung von *Kern* und *Hülle* signalisiert nur noch deutlicher die produktive Vorgängigkeit und Valenz einer Substanz, die alle Auslegung notwendig zu umkreisen hat, und die damit vor-gewußt wird. Der unerreichbare, ‚nackte'[83] *Kern* des Werkes, den die Entscheidung für

82 R. A. Sharp, Gespräch mit George Steiner, in: Sinn und Form, 48. Jg. (1996), H.3, S. 349–381, hier: S. 358f.

83 Dazu ein Hinweis von H. Fink-Eitel: „So wirkt der ethnologische Diskurs neuzeitlicher Philosophie ein auf die Entstehung moderner Existenzphilosophie. Das ‚ursprüngliche', primitive Sein der Wilden stand Pate bei Kierkegaards Entwurf des Existenzideals ‚authentischen' Selbstseins, auf welches Heideggers Ideal ‚eigentlicher' Existenz zurückgeht. Diese Herkunft verrät eine Metapher, die Heidegger an entscheidender Stelle eines Gedankenganges für das verwendet, was das ‚Dasein' eigentlich ist: Nacktheit." H. Fink-Eitel, Die Philosophie und die Wilden. Über die Bedeutung des Fremden für die europäische Geistesgeschichte, Hamburg (1994), S. 303. Außerdem H. Blumenberg, Paradigmen zu einer Metaphorologie, Frankfurt/M. (1998; EA 1960), S. 62–76.

wenige Hauptstellen immer neu generieren kann, wird hier in einen „heiligen Schauer“ gehüllt.

Diese hermeneutische Topik – mit den Unterscheidungen von *Teilen* und *Ganzem*, *Oberfläche* und *Tiefe*, *Kern* und *Hülle* sicher nicht vollständig versammelt – organisiert auch das Wissen jenseits der Philologie, ein Wissen, das unbedenklich der Welt zugeschlagen wird. Der Schmerz, von der Phänomenologie ausgezeichnet als „Form des unmittelbaren, vorbegrifflichen, vordiskursiven Zur-Welt-Seins“[84], teilt so die entscheidende Eigenschaft des Interpretationsakts: den „Sinn für das, was sich nicht analysieren oder erklären läßt“ (G. Steiner), für das Unmittelbare. Der Verstehensakt und der Schmerz bedeuten eine intuitive Konzentration von zerstreuten Daten eines Textkörpers um mögliche Zentren, ein (immer neues) „gelungenes Versagen“, das die disparaten Medien des bloß Textuellen (der Signifikanten) und des bloß Körperlichen (der medizinischen Daten) aufhebt. Wie der disparate Text nach der Ordnung durch das Verstehen zur *Bedeutung* aufgestiegen ist, so adelt der Schmerz den aus Einzeldata gebildeten Körper zum *Leib*. Schmerz und Verstehen bringen den Sinn des jeweiligen Körpers zum Vorschein. Leiblichkeit und geschlossene Werkhaftigkeit legen den Makel der Medialität gleichermaßen ab, der dem Körper wie dem Text noch anhaftet. Schmerz ist so eine Weise des unmittelbaren Verstehens im *(Nichtmehr -) Medium der Leiblichkeit*. Der Schmerz besitzt wie das Verstehen als Erkenntnisinstrument und Erkenntnisobjekt eine kryptoreligiöse Verschlossenheit und „Verborgenheit“ (Gadamer). Als äußerste Erfahrungsweise am (rhetorischen) Rand des Versagens besitzen Schmerz und Verstehen, streng reziprok, die solcher Hoheit gemäße Un-Mittelbarkeit des intuitiven, d.h. Daten kurzschließenden Aktes.

Der philosophischen Leiblichkeit, die nach den hermeneutischen Prämissen der Phänomenologie also das „zumeist nicht wahrgenommene oder registrierte Medium unserer Äußerungen und Betätigungen“[85] ist, lassen sich offenbar leicht alle als *Technik* identifizierbaren Medien der Übertragung entgegensetzen. Leib und bedeutsamer Text sind „nicht wahrgenommene“ Medien, will sagen: sind keine Medien (mehr). Das Senkblei des unmittelbaren Verstehens ignoriert die Turbulenzen unterschiedlicher, aber immer entropischer Datenflüsse, zu

84 List, Schmerz, S. 234f.
85 Ebd., S. 227.

denen wir – und damit für einen Augenblick zurück in Montaignes Turmbibliothek oder Peter Kiens Arbeitszimmer – auch die schriftlich verfaßten Texte zählen wollen. Aber auch hier gilt: Erst wenn das offensichtlich *Mediale* der Schriftlichkeit überwunden ist, kann wirkliche Bedeutung stattfinden oder rekonstruiert werden: „Schriftlichkeit ist Selbstentfremdung. Ihre Überwindung, das Lesen des Textes, ist also die höchste Aufgabe des Verstehens."[86] Gerade in einer „byzantinischen, einer alexandrinischen Periode, in der Kommentar um Kommentar das Original überragen"[87], geraten die Originalwerke der Literatur als „Werk(e) einer einzigen Stimme"[88] in den Regalen außer Rufweite und die phonozentrische Metaphorik allein pariert die sich dramatisch verschlechternden Kommunikationsverhältnisse nicht mehr. Nach einem im Lärm von Kommentaren und Heavy Metal[89] untergegangenen „Ruf"[90] (einer vergeblich erhobenen Stimme) wird der Hermeneutik ein Aufschrei des Leibes zur letztmöglichen Instanz echter Mitteilung. Letztendlich richtet sich der Verdacht hermeneutischer Diskurse gegen *Kommunikation*, gegen *Normalität*, gegen *Alltag*[91], denn „Alltäglichkeit charakterisiert die Zeitlichkeit des Daseins (...) Zur Alltäglichkeit gehört eine gewisse Durchschnittlichkeit des Daseins, das

86 H.-G. Gadamer, Wahrheit und Methode. Grundzüge einer philosophischen Hermeneutik, Tübingen (1990; EA 1960), S. 394. Dazu insgesamt Kittler, Vergessen, S. 202ff.

87 Sharp/ Steiner, Gespräch, S. 353.

88 Ebd.

89 „Ich glaube zum Beispiel, Heavy Metal und Rock bedeuten die Zerstörung der menschlichen Stille und jeder Hoffnung auf menschliche Ruhe und Innerlichkeit." Ebd., S. 371.

90 „Dem Ruf als ursprünglicher Rede des Daseins entspricht nicht eine Gegenrede – etwa gar im Sinne eines verhandelnden Beredens dessen, was das Gewissen sagt." Heidegger, Sein und Zeit, S. 296. Abgesehen von einer konsequenten Mündlichkeitsmetaphorik, die auch bei Gadamer zu finden ist, setzt sich der Ruf an die Spitze der Kommunikationsmodi (Rede und Gerede bzw. Verhandeln), indem er das Gerede, dem er selbst entstammt, zum Schweigen bringt. Damit ist der Ruf im Medium des Sprechens zum Mehrwert geworden: „Das verstehende Hören des Rufes versagt sich die Gegenrede (...) weil es sich den Rufgehalt unverdeckt zueignet." (ebd.)

91 Vgl. G. Stanitzek, Kommunikation (Communicatio & Apostrophe inbegriffen), in: J. Fohrmann/H. Müller (Hg.), Literaturwissenschaft, München (1995), S. 13–30, hier: S. 24f.

‚Man', worin die Eigenheit und mögliche Eigentlichkeit des Daseins sich verdeckt hält."[92]

Der Schmerz aber, von der philosophischen Hermeneutik aufgefaßt als die konzentrierteste menschenmögliche Leiberfahrung, als *Grenzerfahrung*[93], *Radikal*[94], *Existenzialie*[95] oder *Intensität*[96], offenbart dem, der die Phänomene nach hermeneutischen Grundsätzen zu lesen vermag, auch den Kern einer der (vorbewußten) Ganzheit des Leibes im Reich des Bewußtseins korrespondierenden Subjektivität, denn „Schmerz ist immer gespürter Schmerz und damit ein subjektives Phänomen"[97] und „vielleicht ein Archetypus der Subjektivität"[98]. Diese die Phänomenologie ganz und die Philosophie teilweise begründende Tautologie nährt wenigstens hier die Hoffnung auf eine langersehnte Auferstehung: „Man kann nicht vom Schmerz reden ohne zur Kenntnis zu nehmen, daß da jemand ist, die oder der Schmerzen hat. Und dieses ‚jemand' ist das mittlerweile allseits totgesagte Subjekt"[99].

Einer so in der Hermeneutik verankerten Existenzialphilosophie oder Phänomenologie und der korrespondierenden Auffassung des Leibes als einem unhintergehbaren Erfahrungsgrund, dem verschiedene Formen und Stufen der *Entfremdung, Entfernung* oder *Vermitteltheit*[100] entgegengesetzt werden können, hat schon die avancierte Körpergeschichtsschreibung[101] differenziert widersprochen. Allerdings

92 Heidegger, Sein und Zeit, S. 86.

93 H.-G. Gadamer verweist bei der Benutzung dieses Begriffs auf K. Jaspers. Vgl. Gadamer, Leiberfahrung, S. 106.

94 Vgl. Bilz, Schmerzen, S. 104 u.ö.

95 Heidegger, Sein und Zeit, S. 14f., S. 44 und S. 160.

96 Vgl. List, Schmerz, S. 226.

97 Ebd., S. 232.

98 Morris, Geschichte, S. 26.

99 List, Schmerz, S. 231.

100 Diese Begriffsreihe bleibt unvollständig.

101 Literaturhinweise zur Konjunktur des Körpers gibt J. Tanner, Körpererfahrung, Schmerz und die Konstruktion des Kulturellen, in: Historische Anthropologie. Kultur. Gesellschaft. Alltag, 2. Jg. (1994), H.1, S. 489–502, hier: S. 489 (= Anm.3). Vgl. außerdem G. Braungart, Leibhafter Sinn. Der andere Diskurs der Moderne, Tübingen (1995), M. Ellmann, Die Hungerkünstler. Hungern, Schreiben, Gefangenschaft, Stuttgart (1994), C. L. Hart Nibbrig, Die Auferstehung des Körpers im Text, Frankfurt/M. (1985) und J. Starobinski, Kleine Geschichte des Körpergefühls, Frankfurt/M. (1991).

charakterisiert auch der bisher wohl wichtigste Versuch zur Schmerzthematik, Elaine Scarrys Studie von 1985[102], Kultur phänomenologisch korrekt als größere und kleinere „Entfernungen vom eigenen Leib".[103] Dieser Ausgangspunkt des Leiblichen aber ist, so der berechtigte Einwand, kein feststellbarer, sondern ein aufrückender schattenhafter Ort. „Weil sich dieses (Leibliche, H. C.) immer nur vermittels eines Zeichensystems, einer kulturellen Grammatik artikulieren kann, bleibt die Kluft zwischen dem Schweigen des realen Körpers und dem Sprechen über den symbolisch konstruierten Körper unüberbrückbar."[104] Zunehmende Gewißheit über die Konstruiertheit alles Kulturellen, sollte einen Leser nach der sinnvollen Einteilung der Körper(-kultur)historiker in Leibemphatiker und Leibaporetiker[105] nicht davon abhalten, ein auf anderer Ebene anzusiedelndes gemeinsames Drittes auszuspähen und damit neue Hypothesen zu bilden.

Die Entfaltung einer vorbewußten, leibhaften Individualitätssemantik aus der Phänomenalität des Körperschmerzes kann man mit Hinweisen auf anders angelegte Forschungsprojekte zur Geschichte des Körpers ablehnen.[106] Die Diskursivierung oder symbolische Aneignung von Schmerzempfindungen hat Implikationen, welche die Rede von der *Individualität* und *Einsamkeit* der Schmerzerfahrung unterminieren: Die „narrativen Repräsentationen" der von Schmerz begleiteten Erkrankungen seien „keineswegs ein subjektives Produkt, d.h. nicht einfach

102 E. Scarry, The Body in Pain. The Making and Unmaking of the World, New York (1985). Deutsch: Dies., Der Körper im Schmerz. Die Chiffren der Verletzlichkeit und die Erfindung der Kultur, Frankfurt/M. (1992).

103 Scarry, Körper, S. 86.

104 Tanner, Körpererfahrung, S. 499. Vgl. auch A. Hahn, Kann der Körper ehrlich sein?, in: H. U. Gumbrecht/K. L. Pfeiffer (Hg.), Materialität der Kommunikation, Frankfurt/M. (1988), S. 666–679, hier: S. 670 u. ders./R. Jacob, Der Körper als soziales Bedeutungssystem, in: P. Fuchs/A. Göbel (Hg.), Der Mensch – Medium der Gesellschaft?, Frankfurt/M. (1994), S. 146–188.

105 „Das Theoretisieren über den Körper ist so etwas wie die akademische Variante des Körpertrainings geworden. In der Literaturkritik dient der Kult des Körper dazu, sich gegen den Poststrukturalismus zur Wehr zu setzen, und er ist vor allem aus der Furcht heraus entstanden, daß ‚Geschichte' und ‚wirkliches Leben' zugunsten einer gefährlichen gallischen Bezauberung durch den ‚Signifikanten' übersehen werden." Ellmann, Hungerkünstler, S. 11.

106 J. Tanner referiert die Arbeiten des Medizinethnologen B. J. Good. Siehe J. Tanner, Körpererfahrung, S. 491ff.

eine Geschichte, die ein Individuum erzählt, um Sinn in sein oder ihr Leben zu bringen. Die pragmatisch gewählten Erzählformen sind vielmehr kulturell vorgeprägt, und die Individuen eignen sich im kommunikativen Handeln die intersubjektiv geteilte Lebenswelt an und evozieren so Deutungen, die ihre eigenen Erfahrungen für andere verständlich machen."[107] Ausgehend von der „Heterologie der Krankheit", d.h. von der potentiellen Mehrdeutigkeit und Unvergleichbarkeit empfundener und geschilderter Krankheitszustände und -bilder, werde zweitens die Krankheit und der Schmerz von „den Mitgliedern einer Gesellschaft in ein Set von Begriffen und Gefühlen übersetzt (...) und das symbolische Kondensat, das dadurch entsteht, ist auch von ästhetischen Bedürfnissen der interagierenden Menschen geprägt."[108]

Hier sollen nun diese Einwände in zugespitzter Form weiterverwendet werden. Eine phänomenologisch vorausgesetzte „intersubjektiv geteilte Lebenswelt" schiebt zwar das Problem der unbeobachtbaren Subjektivität auf, löst es aber nicht.[109] Festzuhalten bleibt dagegen die „kulturelle Vorgeprägtheit" der Rede über den Schmerz. Diese „Vorprägung" macht neugierig auf die dem Individuellen entzogene Instanz der Prägung, auf den Prägestock und sein Typenset. Die zu befriedigenden „ästhetischen Bedürfnisse" scheinen weiterhin anzudeuten, daß hier eine Einteilung der Rede über den Schmerz in wissenschaftlich-abstrakte, alltäglich-lebensweltliche und ästhetisch-autonome Teilstücke wenig Erfolg verspricht, wenn schon die Alltagskommunikation über Krankheit aus pragmatischen Gründen „ästhetisch" angereichert ist. Ein letzter Blick auf den Versuch, die vielen verschiedenen Beiträge zur Geschichte des Körpers aufgrund der Art des ausgewerteten Materials zu unterteilen, verstärkt diese Skepsis noch: Der Medizinethnologe (B. J. Good) praktiziert erwartungsgemäß eine „teilnehmende Beobachtung von Gegenwartskulturen", der Literaturwissenschaftler (D. B. Morris)[110] widmet sich „literarischen Quellen" und die engagierte Literaturwissenschaftlerin und Kulturanthropologin (E. Scarry) stützt ihre Studie auf „Aufzeichnungen von Amnesty International und literarische sowie philosophische Texte". Die implizite Suggestion einer

107 Ebd., S. 493.

108 Ebd.

109 Das gilt wohl ebenso für die „interagierenden Menschen" der Handlungstheorie.

110 Morris, Geschichte.

Unterscheidbarkeit von literarischer Erzählung und Folterprotokoll, kunstvoller Anekdote und Gefängnisbericht verschwimmt aber schon angesichts des Auftauchens von immer denselben Texten auf allen Seiten möglicher Unterscheidungen.[111] Die Möglichkeit einer „teilnehmenden Beobachtung“ des Ethnologen ist, so jedenfalls der Forschungsstand der letzten zehn bis fünfzehn Jahre, ein Problem des Beschreibens (*write-up*), das immer schon ein Abschreiben (*write-off*) ist.[112]

Ein Ausflug in die Praxis der Theorie und ihre Begrifflichkeit vervollständigt das Bild: In neueren Theorien und Literaturen erlangt der Schmerz „Autonomie“ oder wenigstens ein „Gedächtnis“[113] und versendet „Botschaften“. Mit der Stellung der Physiologie als Pionierwissenschaft des 19. Jahrhunderts fällt die Dominanz der sogenannten somato-sensorischen Spezifitäts- und Intensitätstheorien des Schmerzes zusammen. Die Spezifitätstheorie wie auch die Intensitätstheorie (oder Summationstheorie) interpretieren den Schmerz als selbständige Sinnesempfindung mit einem speziellen nervösen Apparat von Rezeptoren, Leitungsbahnen und Zentren. Die Spezifitätstheorie geht dabei von einer direkten Verbindung von Reiz, Rezeptor und Wahrnehmung des Schmerzes in einem bestimmten Hirnzentrum mit nachfolgender Schmerzreaktion aus. Die Intensitätstheorie setzt ebenfalls die Existenz spezieller Schmerzrezeptoren voraus, nimmt aber einen unspezifischen Reiz an, der erst bei übermäßiger Erregung der Rezeptoren wahrgenommen und mit spezieller Summation im Rückenmark weitergeleitet wird.[114]

111 Vgl. etwa Améry, Die Tortur.

112 Dazu E. Berg/M. Fuchs (Hg.), Kultur, soziale Praxis, Text. Die Krise der ethnographischen Repräsentation, Frankfurt/M. (1993). Das Verhältnis des ‚Wissenschaftlers‘ Malinowski zum ‚Schriftsteller‘ Conrad hat dieses komplizierte Problem wenigstens anekdotisch – biographisch auf den Punkt gebracht. Vgl. J. Clifford, Über ethnographische Selbststilisierung: Conrad und Malinowski, in: D. Bachmann-Medick (Hg.), Kultur als Text. Die anthropologische Wende in der Literaturwissenschaft, Frankfurt/M. (1996), S. 194–225 und C. A. Thompson, Anthropology's Conrad, in: Journal of Pacific History, Bd. 30 (1995).

113 Die Schmerz-Gedächtnis-Theorie nimmt ein durch Schmerzreizüberflutung (z.B. bei Amputationen) vom Körper eingerichtetes Schmerz-Langzeitgedächtnis an, das selbst dann noch Schmerzsignale aussendet, wenn der Auslöser längst fehlt.

114 Vgl. C. Hüper, Schmerz. Die kulturelle Deutung des chronischen Schmerzes und die politische Bedeutung seiner Behandlung, Frankfurt/M. (1994), S. 120ff. Außerdem F. Strian, Schmerz. Ursachen, Symptome, Therapien, München (1996), S. 8ff. und J.-M. Besson, Der Schmerz. Neue Erkenntnisse und Therapien, München (1994).

Diese Theorie wird in der Schulmedizin erst in den 70er Jahren dieses Jahrhunderts durch die *Gate-Control-Theorie*[115] eingeschränkt. Im Rahmen dieser, in der Untersuchung chronifizierter Schmerzen entwickelten Theorie können unter Annahme einer *Mehrdimensionalität* des Schmerzes nun auch Ergebnisse der älteren phänomenologisch-psychosomatischen Schmerzforschung integriert werden. In verspäteter, vor allem populärwissenschaftlicher Erfüllung einer Forderung Viktor von Weizsäckers[116] nach der „Einführung eines Subjekts" in die Schmerztherapie kann man mittels eines Dolmetschers gar mit ihm „Zwiesprache"[117] halten, um eventuell eine „Schmerzkarriere"[118] zu machen. Die gegenwärtige Forschung konzentriert sich immer mehr auf die sogenannten Neurotransmitter.[119] Das Schmerzgeschehen wird hier in Abhängigkeit von der Konzentration, Zirkulation und Produktion körpereigener „Botenstoffe" untersucht und gedeutet, wobei die funktionelle Plastizität des Nervensystems, d.h. eine die biologische hardware auszeichnende „Lernfähigkeit", die Komplexität der Vorgänge bestimmt. Die zentrale Bedeutung der Veränderungen unter den vom Körper produzierten Stoffen und ihr gefährdetes Gleichgewicht legen Assoziationen an die Balancemodelle der antiken Säftelehre immerhin nahe. Auch orientieren sich Therapiekonzepte zunehmend an den gedächtnisartigen Operationen innerhalb des Schmerzgeschehens und kehren damit zum Forschungsstand des ausgehenden 19. Jahrhunderts zurück. Sigmund Freud formuliert die anhaltenden Probleme dieser Forschung schon vor der Jahrhundertwende: „Eine irgendwie geartete psychologische Theorie muß eine Erklärung des ‚Gedächtnisses' lie-

115 Dazu die Veröffentlichungen von R. Melzack.

116 V. v. Weizsäcker, Individualität und Subjektivität, in: C. Adam/F. Curtius (Hg.), Individualpathologie. Die Konstitution des Einzelmenschen in ihrer Bedeutung für Entstehung und Verlauf von Krankheiten. Veröffentlichungen d. Berliner Akademie f. ärztliche Fortbildung, Bd. 5, Jena (1939), S. 51–59.

117 Ein Beispiel für unzählige Veröffentlichungen: M. Gessler/D. Kammerer, Die Botschaft des chronischen Schmerzes. Verstehen – Behandeln – Überwinden, München (1993).

118 Ebd., S. 99ff.

119 Zur Kritik an der Gate-Control-Theorie und konkurrierenden Modellen vgl. z.B. E. Geissner, Psychologische Modelle des Schmerzes und der Schmerzverarbeitung, in: E. Geissner/G. Jungnitsch (Hg.), Psychologie des Schmerzes. Diagnose und Therapie, Weinheim (1992), S. 25–41.

fern", fordert er 1895, um dann auf die folgende, immer noch bestehende Problematik hinzuweisen: „Nun stößt jede Erklärung auf die Schwierigkeit, daß sie einerseits annehmen muß, die Neuronen seien nach der Erregung dauernd anders als vorher, während doch nicht geleugnet werden kann, daß die neuen Erregungen im allgemeinen auf dieselben Aufnahmebedingungen stoßen wie die früheren. Die Neuronen sollen also sowohl beeinflußt sein als auch unverändert, unvoreingenommen. Einen Apparat, der diese komplizierte Leistung vermöchte, können wir vorderhand nicht ausdenken."[120]

Die Unterhaltung bekommt damit in der (Schmerz-) Praxis einen neuen Stellenwert. Das spielerisch herbeigeführte Vergessen erbringt in der Gegenwart die größten Therapieerfolge – Tanzen und Malen gegen den Schmerz.[121] Für die hier angesteuerte Sichtweise bringt der Ausflug in die Werkstatt folgende Erkenntnis: Auch das Geschäft mit unzähligen Ratgebern und Therapievorschlägen[122], mit Literatur zum Thema boomt. Die europäische Diskussion orientiert sich dabei an der amerikanischen Literatur und Praxis. Die umfangreichsten, auf dem deutschen Markt erhältlichen Darstellungen von Scarry (1992) und Morris (1994) erscheinen zuerst 1985 bzw. 1991 in den USA und England. Dazu zählt auch die breit rezipierte Studie Illichs *Limits to Medicine* (1974), deren deutsche Übersetzung schon ein Jahr später unter dem Titel *Die Enteignung der Gesundheit* erscheint. In den USA ist die Erforschung vor allem des chronischen Schmerzes seit den 60er Jahren forciert worden. Die Kulturgeschichtsschreibung hat größere Materialbestände zur Verfügung (z.B. ‚Schmerzprotokolle'), das Krankheitsbild ist klarer differenziert, es gibt also auch mehr Betroffene, mehr Medikamente, eine Art Schmerz-Industrie. Aber die Bundesrepublik hat aufgeholt: Medika-

120 S. Freud, Entwurf einer Psychologie (1895), in: ders., Aus den Anfängen der Psychoanalyse. Briefe an Wilhelm Fliess, Abhandlungen und Notizen aus den Jahren 1887–1902, London (0. J.), S. 371–468, hier: S. 383.

121 „So wie sie den Schmerz einst erlernt haben, so können überreizte Nerven in Ruhepausen auch wieder vergessen. Die zusätzlich gebildeten Rezeptoren schwinden, die Zelle beruhigt sich. Die Betroffenen selbst können das meist gar nicht fassen: ‚Für mich ist das ein Wunder', sagt Monika Tolk." Das Motto des Deutschen Schmerztages vom 20. – 23. Februar 1997 lautet ‚Schmerz und Kunst'. Vgl. den ausführlichen Bericht von R. Fochler, Schmerz laß nach!, in: Die Woche, Nr. 9, 21. 1. 1997, S. 26f.

122 Vgl. R. F. Schmidt/A. Struppler, Der Schmerz. Ursachen. Diagnosen. Therapie, München (1982).

mente-Bestsellerlisten für das Jahr 1992 führen schon ‚Schmerzlinderungsmittel' mit 97 Millionen Verordnungen[123] auf dem einsamen Spitzenplatz. Das Verkaufsvolumen bei Schmerzmitteln nur in den alten Bundesländern wird für das Jahr 1994 auf 1,1 Milliarden geschätzt.

Der Schmerz hat sich in der Bugwelle dieser Kulturgeschichtsschreibung des Körpers endgültig zum privilegierten Subjekt einer Geschichte[124] emanzipiert, deren unzählige Fassungen wie „die allgegenwärtige, triviale, psychologisierende und soziologisierende Beratungsliteratur" zu einem „Kosmos anonymer Sprachmassen"[125] anschwellen. Ein bedeutsamer Schritt dahin ist allerdings schon Ende des 18. Jahrhunderts zu verzeichnen. Die erheblich in Mißkredit geratene Beichttätigkeit eines gerade erst erschriebenen *aufrichtigen* Subjekts soll durch eine objektive Instanz, welche die starken Züge der Subjekt-Konstruktion beibehält, langfristig ersetzt werden. Die subjektive (Seelen-) Schmerzpersönlichkeit der Autobiographien weicht einem unter dem *objektiven* Diktat des (Körper-) Schmerzes stehenden Bewußtsein. Die Wissenschaft begnügt sich mit der naiven Rekonstruktion eines Gegenstandssubjekts Schmerz als zu akzeptierendem *Gegenüber* (und impliziten Helden ihrer Erzählung), um ihm daraufhin komplizierte Analyse- und Therapiekonzepte anzuhängen. Die Literatur beäugt dagegen von der gesicherten und mächtigen Warte einer wissenschaftlich gesättigten Fassung des Körperschmerzes aus die lädierten inkohärenten Psychen ihrer Protagonisten. Eine im 19. Jahrhundert naturwissenschaftliches Prestige erobernde Medizin und Psychologie bedient die schöne Literatur mit hartem Wissen über Helden- und Gesellschaftskörper; die Literatur liefert dieser Medizin Modelle für Erzählungen von Restidentitäten, damit ihre (Kranken-) Geschichten nicht ins Leere laufen und außer Stoffwechseln noch ein Thema finden. Am Ende desjenigen Jahrhunderts, das den Naturwissenschaften nahezu jeden Kredit einräumt,

123 Vgl. Stern 10 (1994), S. 193.

124 Nicht übersetzt wurde leider bisher T. Szasz, Pain and Pleasure. A Study of Bodily Feelings, New York (1975; EA 1957). Außerdem die zuerst 1993 auf französisch erschienene Studie von R. Rey, The History of Pain, Cambridge Mass./London (1995). Siehe insgesamt auch den glänzenden Essay von K. M. Michel, Über den Schmerz. Ein abendländisches Tableau, in: ders., Von Eulen, Engeln und Sirenen, Frankfurt/M. (1988), S. 379–406, hier: S. 394.

125 Groys, Text, S. 217. Darin wird diese Literatur verglichen mit den Texten der offiziellen Sowjet-Ideologie.

wartet mit Valérys *Monsieur Teste* von 1895 das unvergeßliche Porträt vom neuen *Schmerzensmann*: „Er litt Schmerzen. ‚Was fehlt Ihnen denn?‘ sagte ich zu ihm, ‚ich kann ...‘ ‚Ich habe‘, sagte er, ‚nichts Besonderes. Ich habe ... eine Zehntelsekunde zeigt sich ... Warten Sie ... Es kommen Augenblicke, wo mein Körper sich erleuchtet ... Das ist sehr merkwürdig. Ich sehe dann plötzlich in mir ... ich unterscheide die Tiefe der Schichten meines Körpers; ich spüre Schmerzzonen, Ringe, Pole, ganze Büschel von Schmerzen. Sehen Sie diese lebenden Figuren? Diese Geometrie meines Leidens? Es gibt da Blitze, die völlig den Ideen gleichen. Sie bewirken Verstehen, – von hier bis dort ... Und doch lassen sie mich ungewiß‘.“[126]

Das Porträt legt in seiner elektrisch-zonalen Feldmetaphorik einen Menschen nahe, dessen organische Dezentriertheit und mangelnde *Bildsamkeit* Wilhelm Dilthey noch zu Beginn des folgenden Jahrhunderts und in ausdrücklicher Opposition zu der ihm (aus eigenen Vorlesungen) bestens bekannten sinnesphysiologisch-experimentellen Psychologie[127] leugnen wird. Konsequenterweise ist aber die eine Zeit lang Genies oder Schreibsituationen anzeigende Rhetorik der *Stockung*[128], des *Verstummens* und auch der *Verrücktheit*[129] in einem Randphänomen wiederaufgefunden, von dem aus das Individuum erneut (exzentrisch) beschrieben werden kann. Das blockierte Innen und seine zur leeren Geste erstarrten Artikulationen tauschen den Platz mit eben dem Phänomen, das auch noch den ausdruckwilligsten Sprecher und Empfinder zum Schweigen bringt, indem die Vehemenz seines Auftretens die Empfindungsfähigkeit des nun unglaubwürdigen Zentrums neutralisiert.

126 P. Valéry, Der Abend mit Monsieur Teste (1895), in: ders., Werke. Frankfurter Ausgabe, Bd. 1: Dichtung und Prosa, Frankfurt/M./Leipzig (1992), S. 306–318, hier: 317. Dazu erschöpfend J. Starobinski, Herr Teste und der Schmerz, in: M. Frank/ A. Haverkamp (Hg.), Individualität (= Poetik & Hermeneutik 8), München (1988), S. 477–508.

127 Vgl. K.-J. Bruder, Zwischen Kant und Freud: Die Institutionalisierung der Psychologie als selbständige Wissenschaft, in: G. Jüttemann/M. Sonntag/C. Wulf (Hg.): Die Seele. Ihre Geschichte im Abendland, Weinheim (1991), S. 319–339, hier: S. 329. Vgl. Kap. IV.3.

128 Dazu M. Schneider, Liebe und Betrug. Die Sprachen des Verlangens, München (1992).

129 Vgl. W. Lange, Der kalkulierte Wahnsinn. Innenansichten ästhetischer Moderne, Frankfurt/M. (1992).

Im letzten Schritt wird diesem Phänomen dann ein Eigenleben, eine „Intellektualität"[130] zugebilligt, deren Evidenz das Bewußtsein (der Philosophen) und die Schwundstufen der Seele (der Dichter) gleichermaßen steuert. Ein literarisches Ich, das die Ausführungen seiner Geschichte zu beglaubigen hat, entwirft sich in Metaphern des Schmerzes, im Selbstversuch einer „wachen" Entäußerung an den Körper. Das wiederum ist ein besonders beliebtes Motiv der sado-masochistisch inspirierten Bekenntnis-Literatur der Gegenwart. Der Protagonist solcher Texte wird von seinen Peinigern „in den grenzenlosen lichtdurchzuckten Raum von Schmerz und Lust zurückgepeitscht" und wartet zitternd, „wo der doch nie vorherzuahnende Kontakt stattfände."[131]

Unter Umständen aber erweist sich diese Außenperspektive als eine vollständige Überführung der Semantik der Subjekt-Kategorie, des „Authentizitätssyndroms" (Bohrer) in eine physiologische Größe. Dem Schmerz scheint all das zu eignen, was der Subjekt-Kategorie aus den angeführten Gründen nunmehr vergeblich zugesprochen wird. Elaine Scarry nährt diese Spekulation, indem sie (als eingefleischte Leibemphatikerin hinreichend beschrieben) die produktiven Aporien ihrer Studie benennt: „Der Schmerz ist nicht Schmerz von oder nach etwas; Schmerz ist nur er selbst. Diese Objektlosigkeit, das Fehlen jeglichen referentiellen Gehalts, macht es nahezu unmöglich, ihn in Worte zu fassen"[132] – „nahezu", wie gesagt. Das für die Literatur der Selbsterkenntnis konstitutive Problem der Selbstentfernung als verläßliche, weil den Topos komplettierende Rückseite dieser Anstrengung, ist nach Scarry eine Problematik, die der Schmerz-Forscher uneingeschränkt teilt: „Die radikale Subjektivität von Schmerz anerkennen heißt, die schlichte und absolute Unvereinbarkeit von Schmerz und Welt anerkennen. Beide,

130 Nietzsche, KSA 12, 311.

131 Vgl. M. Kleeberg, Barfuß. Eine Novelle, Köln (1995), S. 128f. G. Goettle beschreibt die Utopie des Kontaktes und der Verzückung ganz ähnlich in ihrer Reportage ‚Das Masochistenseminar' (in: dies., Deutsche Sitten. Erkundungen in Ost und West, Frankfurt/M. (1994), S. 27–44, hier: S. 33 u. 43): „Plötzlich entdeckte ich im Stimmen- und Themengewirr so etwas wie einen roten Faden. Alles drehte sich letztlich um das ‚Echte', das ‚Reine'. (...) Zu Hause läßt sich die schreckliche Sehnsucht nur über den Umweg heftiger Schmerzen betäuben." Dazu jetzt auch J. Magenau, Der Körper als Schnittfläche, in: A. Erb (Hg.), Baustelle Gegenwartsliteratur. Die neunziger Jahre, Opladen (1998), S. 107–121.

132 Scarry, Körper, S. 242.

Schmerz und Welt, haben nur so lange Bestand, wie sie von einander getrennt bleiben. Wer sie zusammenbringt, wer den Schmerz in die Welt holt, indem er ihn in der Sprache objektiviert, der zerstört eines von beiden."[133] Auch die neuesten kulturgeschichtlichen Monographien schreiben also eine Mythologie des Körperschmerzes fort, die ihm den Platz eines Super-Subjektes freihält.[134] Der Schmerz ist danach totalitär in der Überwindung aller Widerstände, und identitär in der vollkommenen Bezugslosigkeit: „Der Schmerz ist der Schmerz".[135] Der Mensch wird zum Epiphänomen des Schmerzes und – das ist die erwünschte Pointe – von hier aus erneut beschreibbar. Die im Schmerz gefundene absolute Größe macht die individuelle Existenz überschaubar und entkleidet sie ihrer Heterogenität. Der Schmerz kann als das übermächtige Doppel des Individuums gefaßt werden, an dem es sich zu bewähren hat. Nach dem Bild dieses Schmerzes ist das Individuum geformt, an seinem Bild nimmt die *existenzialistisch* gelesene Literatur der Moderne mit alttestamentarischem Eifer Maß: „Mit primitivem Blick gesehen, ist die eigentliche, unwidersprechliche, durch nichts außerhalb (...) gestörte Wahrheit nur der körperliche Schmerz. Merkwürdig, daß nicht der Gott des Schmerzes der Hauptgott der ersten Religionen war, sondern vielleicht erst der späteren."[136]

Die verständliche Frage, ob diese Art Geschichtsschreibung und Literatur ihren Gegenstand überhaupt noch erkennen kann, und ob sie dabei „auf jegliche Erfahrung verzichten darf"[137], ist dann jedoch, wenn man den Schmerz einmal in den Reihen solcher Ersatz-Subjekte oder *Existenzialien* ausgemacht hat, problematisch. Vorausgesetzt *Existenzialien* sind Literatur, sind also *Text*, dann ermöglichen ihre (hermeneu-

133 Ebd., S. 77.

134 Die Arbeit von Morris fügt sich lückenlos in diese Schema: „Schmerz ist elementar – wie Feuer oder Eis. Wie die Liebe ist Schmerz eine jener menschlichen Grunderfahrungen, die uns zu dem machen, was wir sind." (Morris, Geschichte, S. 9) „Schmerz existiert, indem er sich zwischen den Extremen der völligen Sinnlosigkeit und absoluten Sinnhaftigkeit hin- und herbewegt." (Ebd., S. 54)

135 W. Sofsky, Traktat über die Gewalt, Frankfurt/M. (1996), S. 69f.

136 F. Kafka, Tagebucheintragung, 1. 2. 1922, in: ders., Tagebücher 1914–1923 (= Ges. Werke, Bd. 11), Frankfurt/M. (1994), S. 215.

137 M. Jeismann, Tut es nicht weh, liebt man es kreatürlich. Unter Anästhesie: Die Geschichte des Schmerzes in semantischen Zangen, in: Frankfurter Allgemeine Zeitung, 22.3. 1995, S.N5.

tisch) erhöhten Ausdeutungskapazitäten wenigstens eine gestraffte Lektüre von Texten als besondere Geschichte. *Existenzialien* zirkulieren dann eben als (baugleiche) *Grunderfahrungen*, die nach der prototypischen *Subjektivität*[138] des ausgehenden 18. Jahrhunderts in Serie gegangen sind, in den Texten: nur ihre Halbwertszeiten schrumpfen gefährlich. Indem für das Verstehen größere Zusammenhänge an derart exponierte Begriffe geknüpft werden, können im Anschluß daran beispielsweise *Erfahrungen* von *Grunderfahrungen*, *flüchtige* Eindrücke von *bleibenden* Eindrücken, *äußere* Bedingungen von *Bedingungen der menschlichen Existenz* unterschieden werden. Kurz: Die Einigung auf *Existenzialien* und ihre hierarchische Anordnung macht die Kultur (verstanden als das Archiv ihrer mannigfachen Texte) durch eine gezielte Differenzierung von Zeichen und *Zeichen*, durch das Versprechen einer scheinbar dauerhaften Unterscheidbarkeit von unüberschaubarer (*gleichförmiger*) Normalität und ins Auge springender, damit aufschlußreicher *Ausnahme* schneller oder überhaupt wieder lesbar. Lesbarkeit heißt hier aber auch, daß die unerläßliche „Stereotypie“[139], die in der Inszenierung solcher Unterscheidungen nur scheinbar durchbrochen wird, schließlich, um die Anschlüsse zu sichern, erhalten bleibt.

2. Intensität

Schmerz ist mit einer exklusiven semantischen Hypothek belastet: Weil im Schmerz „aus Wohltat Plage“ wird, weil *unmittelbar* Sinngebilde zerstört[1] oder Sinnbildungen verhindert werden, weil *Verständigung* in Frage steht, führt der Schmerz Medien dieser Verständigung an ihre Leistungsgrenzen. Wittgenstein entwickelt eine komplexe (gram-

138 „Schmerz ist zudem eine subjektive Erfahrung, vielleicht ein Archetypus der Subjektivität und nur in der Abgeschiedenheit eines individuellen Geistes erfahrbar.“ Morris, Geschichte, S. 26.

139 R. Barthes erläutert die „Logik des Bereits-Gelesenen: das (aus einer jahrhundertealten Kultur stammende) Stereotyp stellt die eigentliche Vernunft der narrativen Welt dar, die vollständig auf den Spuren aufbaut, die die (weitaus stärker angelesene als praktische) Erfahrung in das Gedächtnis des Lesers eingegraben hat und aus denen es besteht.“ R. Barthes: Die Handlungsfolgen (1969), in: ders., Das semiologische Abenteuer, Frankfurt/M. (1988; EA 1985), S. 144–155, hier: S. 151.

1 Vgl. dazu P. de Man, Allegorien des Lesens, Frankfurt/M. (1988; EA 1979), S. 159.

matische) Logik von Mitteilungs- und Ausdrucksparadoxien des sinnvollen Sprechens über körperliche Schmerzen.[2] Auch der ästhetizistische Jugendstil, der in der deutschen Literatur die Produktivität einer angeblichen *Sprachkrise*[3] vorführt, wählt sich das „dunkle Sinngrün“[4] der Schmerzen zum „Lager, Boden, Wohnort“[5] und läßt sich hier wortreich nieder. Mittlerweile aber weiß man, daß gerade die Rhetorik der Stimme und des Sprechens oder Sagens (und des komplementären Verstummens) eine systematische Verdrängung des technischen, bloß *äußerlichen* Mediums Text oder Schrift, einen „mythischen Transfer“[6] zur Voraussetzung hat. Anders gesagt, ein profanes Medium (Schrift/ Text) hat meistens ein emphatisches (Sprechen/Singen) zum Inhalt. Im Angesicht der Wahrheit des Schmerzes vergeht einem/einer (in diesem Fall Ingeborg Bachmann) also folgerichtig nicht Hören und Sehen, sondern Lesen und Schreiben: „So kann es auch nicht die Aufgabe des Schriftstellers sein, den Schmerz zu leugnen, seine Spuren zu verwischen, über ihn hinwegzutäuschen. Er muß ihn, im Gegenteil, wahrhaben und noch einmal, damit wir sehen können, wahrmachen. Denn wir wollen alle sehend werden. Und jener geheime Schmerz macht uns erst für die Erfahrung empfindlich und insbesondere für die der Wahrheit. Wir sagen sehr einfach und richtig, wenn wir in diesen Zustand kommen, den hellen, wehen, in dem der Schmerz fruchtbar wird: Mir sind die Augen aufgegangen. Wir sagen das nicht, weil wir eine Sache oder einen Vorfall äußerlich wahrgenommen haben, sondern weil wir begreifen, was wir doch nicht sehen können.“[7]

2 Mit der Auftaktfrage „Wie beziehen sich Wörter auf Empfindungen?“ gelangt Wittgenstein ab etwa 1929 erwartungsgemäß bei der populärsten Extremempfindung „Körperschmerz“ an. Vgl. z.B. L. Wittgenstein, Tractatus logico-philosophicus (= Werkausgabe Bd. 1), Frankfurt/M. (1984), S. 357ff.

3 Akademische Arbeiten mit den nahezu synonymen catchwords ‚Sprachkrise‘ und ‚Jahrhundertwende‘ im Titel füllen unerbittlich die Regale der Bibliotheken.

4 Vgl. R. M. Rilke, X. Duineser Elegie, in: ders., Duineser Elegien. Die Sonette an Orpheus, Wiesbaden: Insel (1950), S. 36.

5 Ebd.

6 Dazu F. A. Kittler, Ein Subjekt der Dichtung, in: G. Buhr/F. A. Kittler/H. Turk (Hg.), Das Subjekt der Dichtung. Festschrift f. Gerhard Kaiser, Würzburg (1990), S. 399–410, hier: S. 400.

7 I. Bachmann, Die Wahrheit ist dem Menschen zumutbar. Rede zur Verleihung des Hörspielpreises der Kriegsblinden, in: dies., Werke, Bd. 4, München (1978), S. 275.

Zerstörung oder *Verhinderung* der Kommunikation sind in diesem Zusammenhang zentrale Topoi, denn Zerstörung oder Verhinderung suggerieren eine Gefahr für das von der bloß äußerlichen, vermittelnden Schrift verborgene (Nicht-)Medium direkter Ansprache. In der Poetik des Schmerzes ist immer die „Rede von einem Schmerz, über den es keine Verständigung gibt, ja, der die Verständigungsmöglichkeit selbst, nämlich die Sprache, zerstört".[8] Mit dem Schmerz bricht der „Sprachnotstand"[9] aus, der ein Sprechnotstand ist, den der geschmähte Text realiter ruhig ausschreibt. Der Autor schafft neue Referenzen herbei und beschwört den Leser, daß (nur) „Literatur das Wiedereintreiben von Welt ist, die Rettung einer in Not geratenen oder schon zerrütteten Sprache, das Brechen eines Banns, der über dem Schmerz OHNE Welt liegt."[10] Im Angesicht solcher (Sprach-) Not spricht der Autor das rettende Wort und es wiederholt sich in der Poetik die asymmetrische Konstellation vom authentischen Leib (der Sprache) gegenüber der Technizität der Texte. Die versagende Stimme bleibt allerdings im härteren Medium des Textes kommunizierbar. Ergebnis: Die neuen Vorzeichen der simulierten Gefährdung heben diesen Text (des Schmerzes) aus der Menge der Texte hervor: als existenziell. Was hier verhandelt wird geht tief, dringt durch, wiegt schwer.

Diese rituelle Ausrufung des Sprachnotstandes im Namen des Schmerzes und die damit einhergehende Verhüllung der Schrift bleibt aber nicht die einzige hermeneutisch inspirierte Maßnahme der Literatur, um ihre ohnehin gut laufenden Geschäfte weiterhin wahrnehmen zu können. Der faktische Hintergrund gleichzeitig ergriffener Maßnahmen ist das schon Ende des 19. Jahrhunderts sich programmatisch und praktisch ausprägende poetologische Wissen um die Autonomie der Texte als nur vorläufige Variationen eines Textarchivs, das durch referentielle Anbindung an wie auch immer näher bestimmte verpflich-

8 B. Kirchhoff, Dem Schmerz eine Welt geben, in: ders., Legenden um den eigenen Körper. Frankfurter Vorlesungen. IV., Frankfurt/M. (1995), S. 133–172, hier: S. 136.

9 Vgl. Lenz, Schmerz, S. 8.

10 Kirchhoff, Schmerz, S. 143. Kirchhoffs Text ist eine Lektüre von Scarrys Studie. Die zentralen Thesen der *Frankfurter Vorlesung* vom Krieg als „einer Nachäffung der Schöpfung durch das Schaffen von Nichts" (137) und der Entreferenzialisierung des Subjekts durch den Schmerz (140) dokumentieren es. Die Vorlage wird von sogenannten ‚eigenen Erlebnissen' (des Autors) nur unzureichend abgedeckt.

tende Kontexte oder Großreferenzen (Wahrheit, Geschichte, Gesellschaft, Glaube etc.) nicht mehr länger von einer primär am (sprachlichen) Material orientierten unendlichen (Re-) Kombination abgehalten werden kann: Die Signifikanten sind (nach der poetologischen Revolution) freier als die zugehörigen Gedanken. Diese Not der Bezüglichkeit aus errungener Unabhängigkeit wird mit dem Konzept einer *reinen* Dichtung[11] zur positiven Kraft und bewirkt, daß schließlich das Signifikantenmaterial in Kolumnen angeschrieben[12] werden kann, ohne damit die letzte Ungewißheit, ob ein Gedicht oder ein Warenzettel vorliegt, beseitigen zu müssen: „Marseille, 9 novembre 1891 / Un lot: une dent seule. / Un lot: deux dents./ Un lot: trois dents. / Un lot: quatre dents. / Un lot: deux dents."[13] Das Verwirrspiel aus (Lotterie- oder Schicksals-) Los und (Lebens- und Waren-) Last, Zahn (der Zeit) und (Stoß-) Zahn aus Elfenbein, das Rimbaud, beinamputiert und sterbend, auf seinen letzten Briefzettel kritzelt, harrt keiner Auflösung mehr, sondern entzückt schon allein durch die schwerelose Präsenz und Wanderung der Silben.

Dieser Einschnitt zwischen 1860 und 1880[14] wird allerdings von der Geistesgeschichte als ein qualitativer gehandelt – der Wechsel von *Sein* zu *Schein*[15], von *Substanz* zu *Fläche* – und die Bedrohung, die von ihm ausgehen soll, gerne mit Namen wie Kierkegaard oder Nietzsche in Verbindung gebracht. Provokation durch *Relativität*, *Beliebigkeit* oder *Unverbindlichkeit* heißt nun im ausgehenden 19. Jahrhundert ideengeschichtlich diejenige Schwierigkeit, die das Archiv allein durch die Fülle seiner Texte und/als Kommentare immer schon bereit hält: „Derselbe

11 Dazu P. Fuchs, Vom schweigenden Aufflug ins Abstrakte: Zur Ausdifferenzierung der modernen Lyrik, in: N. Luhmann/P. Fuchs, Reden und Schweigen, Frankfurt/M. (1989), S. 138–177 und J. Derrida, Die zweifache Séance, in: ders., Dissémination, Wien (1995; EA 1972), S. 193–414.

12 Vgl. Kap. IV.3.

13 Vgl. die großartige Essay-Montage von R. G. Schmidt, Nomadenschrift, in: A. Rimbaud, Das poetische Werk, München (1988), S. 217–253, hier: S. 219ff.

14 Vgl. H. Blumenberg, Sprachsituation und immanente Poetik (1966), in: ders., Wirklichkeiten in denen wir leben. Aufsätze und Reden, Stuttgart (1986), S. 137–156, hier: S. 154.

15 „Das Sein, das in Schein verwandelt wird, ist die ästhetische Antwort auf die Frage, wie mit dem Verlust von Welt fertig zu werden sei." W. Lepenies, Melancholie und Gesellschaft, Frankfurt/M. (1969), S. 160.

Text erlaubt unzählige Auslegungen", notiert Nietzsche 1886, „es gibt keine ‚richtige' Auslegung."[16]

Wenn selektive Operationen wie das Festschreiben von Kanones oder Gattungen durch die (Werkgrenzen ignorierenden) Manipulationen am Material an Effektivität verlieren, oder die Pluralisierung von Einzelinterpretationen eine unabschließbare Flucht von Lesarten eröffnet, dann spätestens müssen sich alle Diskurse, die dem *Sitz im Leben* ihre Legitimität verdanken, auf neue Effekte besinnen. Dieser in gattungsgeschichtlichen Untersuchungen durch Gunkel etablierte theologisch-hermeneutische Topos markiert genau die Schwierigkeiten, welche das „ungeklärte Verhältnis von *Text* und *Leben*"[17] unentwegt produziert. Die Schwierigkeit läßt sich folgendermaßen beschreiben: Jene von der Hermeneutik verordnete Vorgängigkeit des Ganzen – „jedes Verstehen des Einzelnen ist bedingt durch ein Verstehen des Ganzen"[18] – ist nicht kompatibel mit der Ende des 18. Jahrhunderts gewonnenen Einsicht in die Historizität und kulturgeschichtliche Relativität der (kanonisch-heiligen) biblischen Texte.[19] Wenn also ein historischer Kontext („Gattung"), der verantwortlich gemacht wird für die historische Determiniertheit eines Einzelwerkes, in der Funktion des übergeordneten Ganzen in das dergestalt asymmetrisierte topische Schema Teile/Ganzes eingepaßt wird, dann darf dieses Ganze selbst an seinen Rändern nicht diffundieren, sprich: nicht von „peinlichen Mikrologen"[20] historisch betrachtet werden, „denn nichts ist unhistorischer als bloße Mikrologie ohne große Beziehungen und Resultate."[21] Das Ganze verliert sonst die dem Ganzen eigene und es erst zum höheren Wert qualifizierende Abgeschlossenheit. Dieser Notstand bricht

16 Nietzsche, KSA 12, 39.

17 G. Sellin, *Gattung* und *Sitz im Leben* auf dem Hintergrund der Problematik von Mündlichkeit und Schriftlichkeit synoptischer Erzählungen, in: Evangelische Theologie, 50. Jg. (1990), H.4, S. 311–331, hier: S. 312. Als ‚Erfinder' dieser Wendung wird H. Gunkel, Die israelitische Literatur (Kultur der Gegenwart Bd. I 7), 1906, S. 51–102, gehandelt.

18 F. D. E. Schleiermacher, Hermeneutik. Nach den Handschriften neu herausgegeben und eingeleitet von H. Kimmerle, Heidelberg (1959), S. 46.

19 Vgl. H. Schlaffer, Poesie und Wissen. Die Entstehung des ästhetischen Bewußtseins und der philologischen Erkenntnis, Frankfurt/M. (1990), S. 159–211.

20 Nietzsche, KSA 1, 258 (= *Vom Nutzen und Nachtheil der Historie für das Leben*).

21 F. Schlegel, Georg Forster. Fragment einer Charakteristik der deutschen Klassiker (1797), in: ders., Kritische und theoretische Schriften, Stuttgart (1990), S. 21–45, hier: S. 34.

aber spätestens dann aus, wenn die Entstehung der Gattung zum Problem wird. Denn hier kann keine Vorgängigkeit des Einzelnen, die eine historisch betrachtete und ‚gegenwärtig' nicht abgeschlossene Gattungsformation nach sich ziehen würde, zugegeben werden, ohne das topische Schema preiszugeben.[22] Um diesen Widerspruch aufzulösen, wird der Gattung nun ihrerseits mit der Rede vom ‚Sitz im Leben' eine höhere historisch-lebensweltliche Pseudo-Dimension zugewiesen und ihre ‚Geschlossenheit' vordergründig gerettet. Da ‚Leben' aber eine offen hermeneutische, und damit eine intransparente, der ständigen Ausdeutung bedürftige Kategorie ist[23], geht mit ihr der vermeintliche historische Differenzierungszugewinn der strukturell anders gebauten Gattungskategorie umgehend verloren.

Die zwischen Aphorismus und Abschrift oszillierenden Notizen Schleiermachers aus dem Jahr 1805 zu Johann August Ernestis Lehrbuch[24] fassen zusammen: „Das Ganze wird ursprünglich verstanden als Gattung – auch neue Gattungen entwikkeln sich nur aus einer größeren Sphäre, zulezt aus dem Leben."[25] Schleiermacher selbst aber weiß es besser: Die Einsicht, daß die Anstrengung, ein Einzeldata integrierendes Ganzes konstruktiv zu erstellen, mit dem im Medium der historischen Reflexion langsam ansteigenden Kontingenzbewußtsein[26] langfristig nicht vereinbar sein wird, eröffnet seine frühesten Aufzeichnungen zur Hermeneutik: „Ich verstehe nichts was ich nicht als nothwendig einsehe und construiren kann. Das Verstehen nach der lezten Maxime ist eine unendliche Aufgabe."[27]

22 Vgl. U. Japp, Beziehungssinn. Ein Konzept der Literaturgeschichte, Frankfurt/M. (1980), S. 49: „Es ist nicht nur die unbekannte Zukunft, die den Begriff der Ganzheit ambivalent macht, sondern auch die zum Teil unbekannte Vorvergangenheit – und die Unsicherheit darüber, wo wir es nun mit homogenen Zeitstrukturen zu tun haben. Diese Unsicherheit ist zugleich dieselbe, die es problematisch machte, in der noch nicht als solcher gedachten Geschichte die einzelnen Geschichten zu begrenzen."

23 Ortega betont, „daß die ursprüngliche und wesentliche Bedeutung des Wortes *Leben* nur an den Tag kommt, wenn man es im Sinn von Biographie, nicht von Biologie gebraucht." Ders., Der Aufstand der Massen, Stuttgart/Berlin (1931), S. 83.

24 J. A. Ernesti, Institutio Interpretis Novi Testamenti, Leipzig (1761).

25 Schleiermacher, Hermeneutik, S. 47.

26 Vgl. U. C. Steiner, ‚Können die Kulturwissenschaften eine neue moralische Funktion beanspruchen?' Eine Bestandsaufnahme, in: Deutsche Vierteljahrsschrift, 71. Jg. (1997), H.1, S. 3–38, hier: S. 11.

27 Schleiermacher, Hermeneutik, S. 31.

Der Staatsrechtslehrer Carl Schmitt schließt sich, ohne den Namen eigens zu nennen, an das für ihn genau in dieser Hinsicht bedeutsame Werk „eines protestantischen Theologen" des 19. Jahrhunderts an.[28] Der Text bietet ein Kierkegaard-Zitat auf, um die mögliche „vitale Intensität"[29] der theologischen Reflexion im 19. Jahrhundert unter Beweis zu stellen, an der die Staatsrechtslehre neuerlich Maß zu nehmen habe. In der Form dieses anonymen Zitats wird eine Antwort auf das Problem der (Un-) Haltbarkeit der Referenz versucht: „Die Ausnahme erklärt das Allgemeine und sich selbst. Und wenn man das Allgemeine richtig studieren will, braucht man sich nur nach einer wirklichen Ausnahme umzusehen. Sie legt alles viel deutlicher an den Tag als das Allgemeine selbst. (...) Gewöhnlich merkt man die Schwierigkeit nicht, weil man das Allgemeine nicht einmal mit Leidenschaft, sondern mit einer bequemen Oberflächlichkeit denkt. Die Ausnahme dagegen denkt das Allgemeine mit energischer Leidenschaft."[30] Schmitt geht es aber nicht um eine Wiedereinsetzung der Theologie, nicht um eine disziplinäre Option, sondern um die Dimension der „Reflexion", genauer: um die Reichweite und Wirkung theoretischer Texte, eben um ihre „vitale Intensität". Der Kommentar Schmitts zu dieser Passage fällt unmißverständlich aus und stellt sein eigenes Projekt vor: „Gerade eine Philosophie des konkreten Lebens darf sich vor der Ausnahme und vor dem extremen Falle nicht zurückziehen, sondern muß sich im höchsten Maße für ihn interessieren. Ihr kann die Ausnahme wichtiger sein als die Regel, nicht aus einer romantischen Ironie für das Paradoxe, sondern mit dem ganzen Ernst einer Einsicht, die tiefer geht als die klaren Generalisationen des durchschnittlich sich Wiederholenden. (...) In der Ausnahme durchbricht die Kraft des wirklichen Lebens die Kruste einer in Wiederholung erstarrten Mechanik."

Die Gefilde der nun gemäßigten (Universal-) Hermeneutik Schleiermachers bleiben zurück. Was aber erwartet einen, wenn das Verfahren sich ein zweites Mal (gegenüber der älteren Stellenhermeneutik) radikalisiert und welche Konsequenzen hat diese Radikalisierung für das Leib/Schmerz-Thema? Hier wie dort wird Allgemeinheit (oder: unspe-

28 C. Schmitt, Politische Theologie. Vier Kapitel zur Lehre von der Souveränität, München/Leipzig (1922), S. 15.

29 Ebd.

30 Ebd. Das Zitat entstammt Sören Kierkegaards Schrift *Entweder-Oder* von 1843.

zifische *normale* Datenstreuung) als Medium – in diesem Fall der Politik – abgelehnt und durch die Einführung einer internen Unterscheidung restrukturiert. Auch das Ergebnis ist vergleichbar: Die *Ausnahme*, ein Gegenbegriff, wird befördert und „erklärt das Allgemeine und sich selbst." Genauso aufschlußreich sind aber die Unterschiede: Daß der disqualifizierte Begriff diesmal das Allgemeine, das Ganze, also der Leitbegriff der traditionellen idealistischen Ästhetik-Hermeneutik selbst ist, macht die alte hermeneutische Konstellation um 1800 in verschiedenen Hinsichten unbrauchbar. Das Verhältnis von Teilen und Ganzem scheint gestört.

Die „energische Leidenschaft" oder Intensität der Ausnahme gegenüber der Regel bringt für dieses Denken eine (hierarchische) Ordnung, einen Haltepunkt (ein Katechon) in die in eine ‚ewige' und ‚ziellose' Bewegung geratene Masse der Ideen, Argumente, Worte, Buchstaben. Jenes Ungleichgewicht zwischen der Regel und der Ausnahme wird von Schmitt von nun an in immer neuen begrifflichen Anläufen, mit der immer gleichen Pointe reproduziert: „Freund und Feind", „Gesetz und Befehl", „Spiel und Ernst", „Abstraktheit und Konkretheit" oder „Diskussion und Entscheidung" heißen die Variationen. Der entsprechende (gefährdete) Oberbegriff – das *Politische*, das *Volk* oder die *Souveränität* – regeneriert sich dabei in der Orientierung an der (behaupteten) Substanz der bevorzugten Ausnahme-Komponente, die nicht mehr mit dem Oberbegriff identisch ist. Der *leidenschaftliche*, *intensive*, *energische* Begriff ist jetzt wichtiger als der Oberbegriff, der das alte *Ganze* der gemäßigten Hermeneutik repräsentiert. Wenn sich das Politische an der Einführung der Feindschaft wiederbelebt, dann wird der Begriff der *Feindschaft*, welcher hier den Zustand unstrukturierter, eventuell falscher Freundschaft eskalierend zu beenden vermag, wichtiger als der im Verhältnis etwas altbacken daherkommende (Ober-) *Begriff des Politischen.* Der gleichbleibende Vorzug des jeweils die Ausnahme repräsentierenden Begriffs soll eben, wiederum ist Kierkegaard ein wichtiger Kronzeuge[31], seine *Intensität* sein, die der Strukturierungskraft der tra-

31 „Was er an Umfang verlöre, das gewönne er vielleicht an intensiver Innerlichkeit. Nicht jeder Mensch nämlich, dessen Leben das Allgemeine mittelmäßig ausdrückt, ist darum schon ein ungewöhnlicher Mensch, denn das wäre ja eine Vergötterung der Trivialität; damit er in Wahrheit so heiße, muß auch nach der intensiven Kraft gefragt werden, mit der er es tut." S. Kierkegaard, Entweder-Oder, Köln (1960; EA 1843), S. 912f.

ditionellen Hermeneutik fehle. In der zweiten Hälfte des 18. Jahrhunderts wird *Intensität* die entscheidende Qualität der *dichten* Empfindungen gegenüber der *oberflächlichen* (politischen) Rhetorik: „Es giebt eine Intensität in unsern Empfindungen", schreibt Johann Georg Hamann am 23. November 1777 aus Königsberg an Johann Friedrich Reichardt, „daß selbst die Hyperbeln der Sprache sich blos wie Schattenbilder zum Körper der Wahrheit verhalten."[32]

Um nun diese Intensität als entscheidende Qualität näher zu untersuchen und ihre Funktion zu präzisieren, spüren wir eine vergleichbare, anschließbare Differenz in einem anderen, schon genannten Text auf: „Ich weiß nur zu gut", schreibt Hans-Georg Gadamer im Jahre 1986, „wie die Krankheit, dieser Störungsfaktor in etwas, das sich in seiner Ungestörtheit uns fast ganz entzieht, uns unsere Leiblichkeit bis zur Aufdringlichkeit präsent macht. Wir haben es hier mit einem methodischen Primat der Krankheit gegenüber der Gesundheit zu tun. Ihm steht ohne Zweifel der ontologische Gegenprimat des Heil-Seins, die Selbstverständlichkeit des Lebendigseins gegenüber, in der man, so weit sie empfunden ist, am ehesten von Wohlsein reden möchte. Aber was ist Wohlsein, wenn es nicht genau dies ist, daß man nicht auf es hingerichtet ist, sondern unbehindert offen und bereit für alles?"[33]

Wenn es nun aber genau „Ungestörtheit", „Selbstverständlichkeit" und „Offenheit für alles" als Stellvertreter der Regel sind, die unter Anklage stehen, und nichts mehr Not zu tun scheint als eine *Entscheidung*, ein „Auf-etwas-hingerichtet-sein", ein *Kriterium*, eine *Halt* bietende Anbindung, dann wird der *Ausnahme* der Vorzug vor der *Regel* gegeben. Statt Ontologie „mit zeitlosen Wesensbestimmungen"[34] sucht man eine Methode, „um den Stoff und die Situation nicht aus den Augen zu ver-

32 Beachte den Kontext der Stelle: „Wider all mein Vermuthen, sag ich, und trotz mancherley Zerstreuungen wurde ich den 19. huj. von meinem Briefe an den HE Geheimen Finanzrath von Morinval entbunden, der mir seit dem April wie ein Nierenstein alle meine Eingeweide wund gemacht, daß mir Luft und Muth zu leben darüber vergieng. Es giebt eine Intensität in unsern Empfindungen, daß selbst die Hyperbeln der Sprache sich blos wie Schattenbilder zum Körper der Wahrheit verhalten." J. G. Hamann, Briefwechsel. Dritter Band 1770–1777, Frankfurt/M. (1957), S. 382.

33 Gadamer, Leiberfahrung, S. 98f.

34 Schmitt, Theologie (1922), S. 15.

lieren"[35]. Das Kriterium ist nicht länger „vorgefaßt", sondern siedelt unmittelbar am Stoff: „Das können Sie phänomenologisch nennen."[36] Heidegger nennt es in einer Wendung seiner Freiburger Vorlesung von 1923 „Explizieren der Faktizität"[37]. Die Konsequenzen und Ursachen für die Gültigkeit dieses Modells bei so verschiedenen Autoren verdienen ein gesteigertes Interesse. Deutlich wird schon jetzt, daß ganz unterschiedliche philosophische Diskurse periodisch die Lücke zwischen Bibliothek und Welt zu schließen versuchen. Gemeinsam ist ihnen dabei die Einführung immer neuer (aber eben funktionell gleicher) Begriffe und die Abhängigkeit von der hermeneutischen Topik.

In der 1927, zeitgleich mit dem ersten Entwurf des *Begriff des Politischen* von Carl Schmitt[38] und Heideggers *Sein und Zeit* erscheinenden programmatischen Schrift *Die Schmerzen. Stücke zu einer medizinischen Anthropologie*[39] von Viktor von Weizsäcker „wird die Wahrnehmung des Schmerzes verwandelt in eine Kritik der Wirklichkeit, in ein Instrument der Scheidung von echt und unecht in der Erscheinung des Lebendigen."[40] Die Intensität des jeweils als Ausnahme bevorzugten Phänomens liegt also in der Kraft zur Unterscheidung, in seiner Eignung als Kriterium „in der Erscheinung des Lebendigen". Ein solcher Begriff soll den Kontakt der Reflexion zur Wirklichkeit, zum Lebendigen wiederherstellen, indem er die Beliebigkeit und Menge der mit ihr assoziierten Eindrücke und Phänomene ordnet und begrenzt. Genau in diesem Sinn begrüßt Hans-Georg Gadamer im Jahr 1935 an Kurt Hildebrandts Studie *1933: Platon. Der Kampf des Geistes um die*

35 C. Schmitt, Vorwort (1963), in: ders., Der Begriff des Politischen. Text von 1932 mit einem Vorwort und drei Corollarien, Berlin (1979), S. 9.

36 J. Schickel, Gespräche mit Carl Schmitt, Berlin (1993), S. 11.

37 „Der Ausdruck Hermeneutik soll die einheitliche Weise des Einsatzes, Ansatzes, Zugehens, Befragens und Explizierens der Faktizität anzeigen." M. Heidegger, Ontologie (Hermeneutik der Faktizität), in: ders., Gesamtausgabe, II. Abt., 63. Bd., Frankfurt/M. (1988), S. 10. Vgl. T. Adorno, Zur Metakritik der Erkenntnis, Frankfurt/M. (1972; EA 1938), S. 190ff.

38 Vgl. C. Schmitt, Der Begriff des Politischen, in: Archiv f. Sozialwissenschaft und Sozialpolitik, hg. v. E. Lederer, Tübingen (1927), Bd. 58, S. 1–33.

39 V. v. Weizsäcker, Die Schmerzen. Stücke zu einer medizinischen Anthropologie, in: Die Kreatur. Eine Zeitschrift / Viermal im Jahr erscheinend/ Berlin: Lambert Schneider, hg. v. M. Buber/J. Wittig/V. v. Weizsäcker, 1. Jg. (1926/27), S. 315–335.

40 Ebd., S. 323.

Macht[41] ausdrücklich „die Verleiblichung von Platos politischer Gestalt“[42], welche die jetzt für uns schon einschlägigen Schwächen der älteren neuhumanistisch geprägten Platon-Auslegung beenden helfen soll. Schon ein Jahr früher fungiert die platonische Paideia als „eine Gegenbewegung gegen den auflösenden Zug des von den Mächten der Aufklärung ergriffenen staatlichen Wesens“.[43]

Sind für Gadamer mit der „Verleiblichung“ die Gefahren der Auflösung und Zersetzung, der *Zer-Teilung* des Politischen gebannt, endet für Carl Schmitt (vorerst) ein „Prozeß ohne letzte Instanz und ohne definitives disjunktives Urteil“[44]. Das Kriterium, also der so als *intensiv* qualifizierte Begriff innerhalb einer Disjunktion, stellt der Kritik „ein Maß“ zur Verfügung, um „sich über die Relativitäten (zu) erheben“. Dies geschieht, indem der kritische Begriff, die benannte konkrete Ausnahme „eine besonders entscheidende und den Kern der Dinge enthüllende Bedeutung hat.“[45] Was zu verstehen oder zu retten ist, wird, wie in José Ortega y Gassets *Don-Quijote*-Meditationen von 1914, mit einem *Begriffs-spot* herausgehoben: „Jene plötzliche, reine Erleuchtung, die das Kennzeichen der Wahrheit ist, verbindet sich mit ihr nur in dem Augenblick ihrer Entdeckung“[46] – und „der Feind“, den Carl Schmitt viele Jahre später angemessen nur in einem bei Franz Kafka in Auftrag

41 H.-G. Gadamer, Rez. K. Hildebrandt, ‚1933: Platon. Der Kampf des Geistes um die Macht‘, in: Deutsche Literaturzeitung, 3. Folge, 6. Jg. (1935), H.1, Sp.4–13, hier: Sp. 12f.

42 Alle Zitate aus T. Orozco, Platonische Gewalt. Gadamers politische Hermeneutik der NS-Zeit, Hamburg (1995).

43 H.-G. Gadamer, Plato und die Dichter, Frankfurt/M. (1934), S. 22. Den Leipziger Kollegen J. Volkelt lobt Gadamer in den Leipziger Neueste Nachrichten (1938/7) als „unerbittlichen Warner angesichts der Zersetzung dieses Erbes (der deutschen Klassik und Romantik, H. C.) durch die materialistische Denkweise und ihre marxistischen Wortführer.“

44 C. Schmitt, Die geistesgeschichtliche Lage des heutigen Parlamentarismus, in: Bonner Festgabe für Ernst Zitelmann zum fünfzigjährigen Doktorjubiläum, München/Leipzig (1923), S. 413–473, hier: S. 453.

45 C. Schmitt, Der Begriff des Politischen. Mit einer Rede über das Zeitalter der Neutralisierungen und Entpolitisierungen, (= Wiss. Abhandlungen u. Reden z. Philosophie, Politik u. Geschichte X), München/Leipzig (1932), S. 23. (Nicht nachweisbar in der Ausgabe von 1927).

46 J. Ortega y Gasset, Meditationen über Don Quijote, Stuttgart (1959; EA 1914), S. 75.

gegebenen Roman beschrieben wissen will[47], ist dieser auf den Begriff gebrachte Blitzauftritt der unter der *Normalität* verborgenen politischen Substanz. Die Entdeckung und Bestimmung des *Feindes* (oder sein Auftritt und die damit einhergehende *Klärung des Frontverlaufes*) arbeiten nicht mehr als langsamer konstruktiver Nachvollzug eines erahnten schönen Ganzen, sondern in der Form einer scharfen Abgrenzung und Ein-Teilung. Die Wiedergewinnung der ästhetisch-politischen Form – Politik als autonomes *Sachgebiet* – und die Integration der Teile bzw. Überwindung der Zer-Teilung werden beschleunigt. Damit ist auch der Ausgangspunkt der hermeneutischen Leitdifferenz (substanzhaftes *Ganzes*/zeitweilig dissoziierte *Teile*) unter umgekehrten Vorzeichen (*Teil* als substanzhafte *Ausnahme*/ *Ganzes* als dissoziierende *Regel*) wieder in den Gesichtskreis getreten.[48] Doch es geht jetzt nicht mehr um die einfache Reklamation der „Fülle"[49] für eine der Oberflächlichkeit entgegengesetzten Tiefe. Die selektive hermeneutische Operation der Scheidung von Haupt- und Nebenphänomenen wird noch zugespitzt, indem die aufwendige Konstruktion eines neuen Ganzen[50] durch die Sogwirkung des einen Teils ersetzt wird: Die bereitgehaltene Erkenntnis ist ein Akt blitzartiger „Enthüllung" – ein Kurzschluß der besonderen Art, der nur für Augenblicke gelingt. Das Politische wandelt sich von einer Idee vom Ganzen zur Vorstellung seiner Suspendierung – seine Substanz verlagert sich in den Teil/Moment – ohne seine Topik wirklich aufzugeben.

Eine Unterscheidungsmöglichkeit von *Freund* und *Feind*, die aufgrund der reinen Gegensätzlichkeit des Feindes, seiner „Andersheit"[51],

47 Schmitt, Glossarium, S. 148.

48 Schon die Metapher der ‚Enthüllung' weist auf die anhaltende Verborgenheit des Kerns. Die Anthropologie dieser Existenzialphänomenologie führt den Menschen entsprechend als „in seinem Wesen unbestimmt, unergründlich und ‚offene Frage'". Schmitt zitiert hier zustimmend H. Plessner (ders., Macht und menschliche Natur, Berlin [1931]). Vgl. Schmitt, Begriff (1932), S. 47.

49 Vgl. dazu A. Assmann, Einleitung: Metamorphosen der Hermeneutik, in: dies. (Hg.), Texte und Lektüren. Perspektiven in der Literaturwissenschaft, Frankfurt/M. (1996), S. 7–26, besonders das Kapitel *Verstehen: Die Prämisse von der unerschöpflichen Bedeutungsfülle*, ebd., S. 12–14.

50 Vgl. U. Japp, Hermeneutik. Der theoretische Diskurs, die Literatur und die Konstruktion ihres Zusammenhanges in den philologischen Wissenschaften, München (1977), S. 15ff.

51 „Der politische Feind (...) ist eben der andere, der Fremde, und es genügt zu seinem Wesen, daß er in einem besonders intensiven Sinne existenziell etwas anderes und Fremdes ist". Schmitt, Begriff (1932), S. 14. Wichtig ist in unserem Zusammenhang fol-

möglich ist, hat somit ihre Pointe, wie schon oft festgestellt, im Moment der Dissoziation, nicht der Assoziation. Sie rettet gerade den Urtext des Politischen, weil sie ihn auf diesen *Höhepunkten der Sichtbarkeit* (des *Feindes*)[52] zum *sichtbaren*, nicht mehr nur *lesbaren* Text transformiert: „Und Sachen sind nur da, wo Augen sind."[53] Texte, welche die Wirklichkeit erreichen möchten, sind spätestens nach 1920 da, wo die Metaphorik des *Sehens* ist. Kriterienhafte Begriffe, die das jeweilige Phänomen zu retten vermögen, durchlaufen die Datenmenge nicht mehr, sondern leuchten sie ohne den mühsamen cursus aus, schließen sie kurz, leisten (mit Ortega) „eine maximale Erhellung"[54]. Wie aber ist dieser Metaphorik – und damit dem Phänomen – beizukommen?

Christian Meier wendet gegen Schmitts Begriff des Politischen vor allem ein, daß „*politisch* einfach mit *intensiv* gleichgesetzt"[55] werde. Diese Vermutung ist richtig – das bestätigt Carl Schmitts Antrittsvorlesung in Köln aus dem Jahr 1933: „Bleiben wir uns also auch hier bewußt, daß wir in der unmittelbaren Gegenwart des politischen, das

gender Zusatz: „Die Begriffe Freund und Feind sind in ihrem konkreten, existenziellen Sinn zu nehmen, nicht als Metaphern oder Symbole, nicht vermischt und abgeschwächt durch ökonomische, moralische und andere Vorstellungen (...) Hier handelt es sich nicht um Fiktionen und Normativitäten, sondern um seinsmäßige Wirklichkeit und die reale Möglichkeit der Unterscheidung." Vgl. insgesamt dazu H. Bielefeldt, Politischer Existentialismus bei Carl Schmitt, Helmuth Plessner und Karl Jaspers, Würzburg (1994), S. 20ff. u. S. 31ff., F. Balke, Die Figur des Fremden bei Carl Schmitt und Georg Simmel, in: Sociologica Internationalis, 30. Jg. (1992), S. 35–59, E. Vollrath, Politik und Existenz, in: V. Gerhardt/H. Ottmann/ M. P. Thompson (Hg.), Politisches Denken. Jahrbuch 1991, S. 156–169, ders., Wie ist Carl Schmitt an seinen Begriff des Politischen gekommen?, in: Zeitschrift f. Politik, 36. Jg. (1989), H.2, S. 151–168, hier: S. 153ff.

52 „Politisches Denken und politischer Instinkt bewähren sich also theoretisch und praktisch an der Fähigkeit, Freund und Feind zu unterscheiden. Die Höhepunkte der großen Politik sind zugleich die Augenblicke, in denen der Feind in konkreter Deutlichkeit als Feind erblickt wird." Schmitt, Begriff, S. 54.

53 Heidegger, Ontologie, S. 5.

54 „(...) wird einem d(ies)er gesamte Bedeutungsreichtum mit einem Schlage begreiflich, und mit einem Schlage sieht man das ganze ungeheure Panorama der Welt sich erhellen. Diese maximale Erhellung ist das, was ich Verstehen genannt habe." Ortega, Meditationen, S. 44.

55 C. Meier, Zu Carl Schmitts Begriffsbildung, in: H. Quaritsch (Hg.), Complexio Oppositorum. Über Carl Schmitt, Berlin (1988), S. 537–556, hier: S. 546.

heißt des intensiven Lebens stehen!“[56] Aus dem undifferenzierten, unbegrenzten, entropischen Medium (der *Gesellschaft*, der *Verständigung*, des *Geredes*, der *Worte*, der *Gesetze*[57], des *Allgemeinen* oder einfach der *Gegenwart*[58]), kurz: aus dem Zustand vor jeder wirklichen Strukturierung, wird durch eine Verdichtung, „Abstandnahme“ (Plessner) oder „Einteilung“[59] erst das wirkliche *konkrete* und *intensive* Phänomen „des Staates als einer in sich befriedeten, territorial in sich geschlossenen und für Fremde undurchdringlichen, organisierten politischen Einheit“[60]. Dieses Intensivierungsprojekt der *Undurchdringlichkeit* wird auf allen Ebenen der sachlich-politischen Erörterung wiederholt. Die positive Identität des Undurchdringlichen, seine *Kernhaftigkeit* bezieht ihre Energie dabei direkt aus der Schärfe der Unterscheidung, wie Schmitt in der *Verfassungslehre* von 1928 erläutert: „Jede Gleichheit bekommt ihre Bedeutung und ihren Sinn durch das Korrelat einer möglichen Ungleichheit. Sie ist um so intensiver, je größer die Ungleichheit gegenüber denen ist, die nicht zu den Gleichen gehören.“[61]

56 C. Schmitt, Positionen und Begriffe, Hamburg (1940), S. 198.

57 Dazu sehr gut H. Lethen, Der Habitus des Horchens. Carl Schmitts ‚Glossarium‘: Die Welt als akustischer Raum, Mskt. (o.J.), S. 9f.: Es geht um das problematische Medium der Gesetze, in denen die Stimme entstellt, absorbiert oder gelöscht wird und nur diffus oder vieldeutig an die Empfänger gelangt. „Schmitts „Haßverhältnis“ gegenüber dem „Gesetzesbegriff“, der für ihn den Kern des Judentums ausmacht, thematisiert R. Gross: Carl Schmitts ‚Nomos‘ und die ‚Juden‘, in: Merkur, 47. Jg. (1993), S. 410–420. Außerdem das Buch von N. Sombart, Die deutschen Männer und ihre Feinde. Carl Schmitt. Ein deutsches Schicksal zwischen Männerbund und Matriarchatsmythos, München (1991).

58 Vgl. J. Baudrillard, Die magersüchtigen Ruinen, in: D. Kamper/C. Wulf (Hg.), Rückblick auf das Ende der Welt, München (1990), S. 89: „Wir sind nur Epigonen. Die entscheidenden Ereignisse, Entdeckungen, Visionen waren die der Jahre 1920/30. Wir leben nur noch als müde Glossatoren dieser furiosen Epoche (...) Das Intensitätsmaximum liegt hinter uns, das Minimum an Leidenschaft und intellektueller Eingebung vor uns. Wie in einer verallgemeinerten entropischen Bewegung des Jahrhunderts zerfällt die anfängliche Energie langsam in immer feinsinnigere Verzweiflungen strukturaler, pikturaler, ideologischer, linguistischer, psychoanalytischer Umwälzungen.“

59 „Das theologische Grunddogma von der Sündhaftigkeit der Welt und der Menschen führt (...) ebenso wie die Unterscheidung von Freund und Feind zu einer Einteilung der Menschen, zu einer ‚Abstandnahme‘ und macht den unterschiedslosen Optimismus eines durchgängigen Menschenbegriffes unmöglich.“ Schmitt, Begriff, S. 51f.

60 Ebd., S. 34.

61 C. Schmitt, Verfassungslehre, Berlin (1983; EA 1928), S. 227.

Im Feld des Politischen und seiner Subjekte sind Freunde lediglich gleichwertige, nicht-spezifizierte Subjekte (*Teile*), deren Stellenwert (als Gegner oder Kombattant) intransparent bleibt. Der gleiche (höfliche) Abstand oder auch die (aufdringliche) Nähe verraten lediglich die ausgebliebene Formierung nach den wahren Interessen. Die militärische Unterscheidung Freund/Feind wiederholt dabei die taktisch verkürzte hermeneutische Operation und weist einen Mehrwert auf einer Seite aus, den ihr die Topik dieser Theorie immer schon vorgibt. Die verborgene Kraft der Feindschaft, welche die Operation zu Tage fördert, ist der (umstrittene) Wert dieses Diskurses und seiner Begründer[62]. Solche radikalen Texte über Völker, Leiber und Epochendenker übererfüllen den immergleichen Befehl einer gut vor dem Benutzer verborgenen hermeneutischen Theorie-software, deren Topik noch geruhsam an den *klassischen* Werken eingeübt wurde.

Intensität entsteht in dieser Lesart aus einer einmaligen Belichtung, nicht in einer ausgewogenen Darlegung. Der Staatskörper entsteht aus einer scharfen Unterscheidung, einer blitzhaften Verdichtungsleistung: der wiedergewonnene Staat oder Leib als ein *shot*, ein *snap-shot*, ein *Bild*? So abwegig diese Pointe zunächst erscheint, ist sie doch Quintessenz dieser dezisionistischen Hermeneutik. Hans-Georg Gadamer führt (bedauernd) eine vermeintliche Implikation der alphabetischen Schriftkultur an, welche ziemlich genau das Feindbild aller Spielarten der Hermeneutik wiedergibt: „Es war eine gewaltige Abstraktionsleistung, die das Alphabet forderte, und sie brachte in unsere Kommunikationsformen eine geradezu unmenschliche Entfernung von allem Bildhaften.“[63] Die ersehnte Überwindung von Entfernungen (zwischen den Signifikanten), für die hier das Bildhafte einsteht, leistet seit den Anfängen die Verwerfung eines Mediums durch ein anderes: das *Feuer*,

62 „Zu dem großen Schriftsteller des 19. Jahrhunderts gehört in der prägnantesten Weise gleichfalls die Stummheit. Am intensivsten und äußersten ist das bei Kierkegaard inkarniert. Er ist der Schriftsteller des schweigenden Redens und stellt damit überhaupt die große Form des Schriftstellers im 19. Jahrhundert dar.“ C. Schmitt, Franz Blei, in: Frankfurter Zeitung, Literaturblatt, 22. 3. 1931, 64. Jg., Nr. 218, S. 1 f.

63 H.-G. Gadamer, Kultur und Medien, in: A. Honneth u.a. (Hg.), Zwischenbetrachtungen. Im Prozeß der Aufklärung. Jürgen Habermas zum 60. Geburtstag, Frankfurt/M. (1989), S. 713–732, hier: S. 720.

der *Funke*, der *Blitz*, der *Schlag*, das *Blitzlicht* ersetzen seitdem immer jeweils langsamere Medien.

Karl Kerenyi schreibt Thomas Mann dazu in einem bemerkenswerten *Gespräch*, was er einem Kollegen letztlich nicht zu schicken vermag[64]: „Ich darf Ihnen vielleicht etwas verraten. Es gibt ein jahrzehntelanges Zusammenleben mit den antiken Überlieferungen und Denkmälern selbst, wobei man keiner Spekulation bedarf: ‚Wenn man sich gerade damit beschäftigt und sich vertraut gemacht hat, entsteht es plötzlich wie ein Feuer, das von einem springenden Funken entfacht wird, in der Seele, und von nun an nährt es sich weiter.' Das sind Platons Worte, den sogar Wilamowitz als einen wissenschaftlichen Geist anerkennt."[65] Diesen historischen Exkurs zum ‚zündenden Gedanken' übersetzt Kerenyi dann in die wissenschaftlichen Verhältnisse der Gegenwart – und man sieht sofort klarer: „Es gab in der Geschichte unserer Wissenschaft abwechselnd Perioden der Extensität und der Intensität. Ebenso ist es in unserem Forscherleben. Solange wir sammeln und suchen, sind wir extensiv, unser Ideal ist die ‚Vollständigkeit' die unerreichbare. Sobald wir etwas wahrlich ‚finden', sind wir innerlich genötigt, intensiv zu werden. Und da die leicht erlernbaren Methoden die der Extensität sind, müssen wir die nicht weniger wissenschaftliche Methode der Intensität erfinden. Wer nicht den gleichen Grad der Intensität hat, merkt kaum, wie streng eine solche Methode sein kann, da er ja meistens selbst dem Objekt der Methode verschlossen bleibt."[66]

Dieses Spezialproblem innerhalb der philologischen Hermeneutik ist das gemeinsame Projekt der hier versammelten Diskurse: die methodische Herbeiführung bzw. Auffindung der Intensität. Da es sich dabei strukturell um eine notwendige Modifikation der hermeneutischen Topik handelt, die für das gesamte 19. Jahrhundert verbindlich ist, kann

64 T. Mann/K. Kerenyi, Gespräch in Briefen, München (1967; EA 1960), S. 118f.: „So schrieb ich, doch befürchte ich sehr, daß es umsonst geschah. Denn groß ist die Macht der Erziehung. Wahrscheinlich werde ich diesen Brief an eine bestimmte Person überhaupt nicht verschicken. Es geht heute nicht um Personen, sondern um das Erkennen der Situation des Geistes, der vor allem freie Forschung fordert." (Brief Kerenyis an Mann v. 3. 2. 1945).

65 Ebd., S. 116.

66 Ebd., S. 115.

‚Intensität' gleichermaßen in der Theologie, Reizphysiologie, Philosophie[67], Staatsrechtslehre[68] und Philologie zum Schlüsselbegriff werden. „Sobald wir etwas wahrlich ‚finden'", stellt sich nach Kerenyi *Intensität* ein. Carl Schmitt, dessen Karriere als Philologe nur die bescheidenen finanziellen Verhältnisse des Elternhauses verhindern[69], traktiert das Politische, so gesehen, von der Philologie aus und *findet* mit der Aussetzung und Beschleunigung der traditionellen hermeneutischen Lektüre und Topik. Schon kurze Paraphrasen von Schmitts politisch-ästhetischer Utopie der Verborgenheit und Undurchdringlichkeit neuer politischer Entitäten machen hermeneutische Herkunft und Konstruktion endgültig transparent: Ein „Wille des Volkes (...) demokratisch geäußert als selbstverständliches, unwidersprochenes Dasein"[70] oder eine „vorausgesetzte durchgehende, unteilbare Homogenität", die den Abstimmungsmodus bloß eine „Einmütigkeit feststellen" läßt, „die in einer tieferen Schicht immer vorhanden sein muß"[71], benennen ein Paradox, das im hermeneutischen Zirkel methodisch institutionalisiert vorliegt:

67 Das gilt auch für die gegenwärtige Medien- und Zeitphilosophie. Gegen die Implikationen des „vulgären Zeitbegriffs, für den Dauer an Identität gebunden ist", führt M. Wetzel das „Werden" der Photographie als *Entwicklung* ins Feld: „Die ‚membra disiecta' der historischen Zeit werden in die Potenz ‚intensiven' Werdens erhoben, in das von Spannung gesättigte Oszillieren zwischen gewesenem Nicht-mehr und ankommendem Noch-nicht: Die Zeit wird aufgehoben in die Zeit als ‚Intensität'." M. Wetzel, Die Zeit der Entwicklung. Photographie als Spurensicherung und Metapher, in: G. C. Tholen/O. Scholl (Hg.), Zeit-Zeichen. Aufschübe und Interferenzen zwischen Endzeit und Echtzeit, Weinheim (1990), S. 265–280, hier: S. 275.

68 Vgl. G. Jellinek, Allgemeine Staatslehre, Bad Homburg (1960; EA 1900), S. 179: „Die Intensität des Verbandes ist eine verschiedene nach Stärke und Bedeutung der den Verband konstituierenden Zwecke. Sie ist minimal bei den privaten Verbänden, sie steigert sich bei den öffentlichen Verbänden, sie erreicht ihren höchsten Grad im Staate, da der Staat unter allen Verbänden die größte Fülle konstanter Zwecke und die ausgebildetste und umfassendste Organisation besitzt. Der Staat ist die alle anderen einschließende und zugleich die notwendigste Verbandseinheit." Dazu Vollrath, Begriff, S. 151–168.

69 „Ich habe vor, Philologie zu studieren." C.Schmitt, Schlußsatz des undatierten Gesuchs um Zulassung zur Reifeprüfung (1907), Archiv des derzeitigen Rivus-Gymnasiums Attendorn, zit. n. P. Tommissen, Bausteine zu einer wissenschaftlichen Biographie, in: H. Quaritsch (Hg.), Complexio Oppositorum. Über Carl Schmitt, Berlin (1988), S. 71–100, hier: S. 73.

70 C. Schmitt, Die geistesgeschichtliche Lage des heutigen Parlamentarismus, 1926, S. 22.

71 C. Schmitt, Legalität und Legitimität, Berlin (1980; EA 1932), S. 43.

„Die konsistente Interpretation wiederholt (*nur*, H. C.) die Kohärenz des Werkes, indem sie sie expliziert.“[72]

Was *um 1800* dem prozeßhaft-integrativen Vorgang der Wiederholungslektüre angerechnet wird – ein Ausblick auf das Ganze – wird jetzt (und bis heute[73]) dem *Teil* bzw. der *Stelle* gutgeschrieben: ein Blick über den Gesamttext. Der entschiedene Stop in der Lektüre, die Entscheidung für eine (bestimmte) Stelle, rettet als stilisiertes Katechon die politische Welt. Schon in der zweiten wichtigen Publikation Carl Schmitts wird die ältere Einfühlungshermeneutik selbst zur Zielscheibe seines Spotts.[74] Doch die „Einfühlung“ der alten Hermeneutik steht Pate für die blitzhafte Intensität als entscheidender Qualität des restrukturierten politischen Verbandes, mit dem Unterschied, daß das „Gefühl“ nun jeder Privatheit und Subjektivität programmatisch enträt[75]: „Je stärker die Kraft des demokratischen Gefühls, um so sicherer die Erkenntnis, daß Demokratie etwas anderes ist als ein Registriersystem geheimer Abstimmungen. Vor einer, nicht nur in technischen, sondern auch im vitalen Sinne *unmittelbaren* Demokratie erscheint das aus liberalen Gedankengängen entstandene Parlament als eine künstliche Maschinerie, während diktatorische und zäsaristische Methoden nicht nur von der acclamatio des Volkes getragen, sondern auch unmittelbare Äußerungen demokrati-

72 Japp, Hermeneutik, S. 67.

73 „Denn nichts ist schockhaft entblößender, bloßstellender als das ‚blow up‘ des isolierten Details, die Entwicklung des aus dem sukzessiven Kontext gerissenen Moments.“ Wetzel, Zeit, S. 274.

74 „Es ist z.B. folgender Vergleich in einem Lehrbuch der iuristischen ‚Hermeneutik‘ (Anm. 1) gebraucht worden: Wenn jemand einen unleserlichen Brief bekommt und ihn zu entziffern sucht, so denkt er sich in die Seele des Absenders; vielleicht kennt er dessen Charakter, dessen Art und Weise zu reden, seine Handschrift, den Zweck des Briefes und andere nützliche Anhaltspunkte für die Entzifferung, und es gelingt ihm so, den Brief zu lesen. In dieser Lage sollen sich der Gesetzesinterpret und der Richter einem unklaren Gesetz gegenüber befinden. Es käme also dahin, in dem Mienenspiel eines Abgeordneten bei der Beratung eines Gesetzes, dem Ton seiner Stimme und seinen Gebärden ernstgemeinte Interpretationsmittel zu finden.“ („Anm. 1: Lang, Beiträge zur Hermeneutik des römischen Rechts, 1857, S. 64, der sich dabei auf den ‚geistreichen theologischen Hermeneuten‘ Germar beruft und dem theologische und iuristische Interpretation ohne weiteres dasselbe ist.“). C. Schmitt: Gesetz und Urteil. Eine Untersuchung zum Problem der Rechtspraxis, München (1969; EA 1912), S. 24.

75 Dazu K.-H. Bohrer, Intensität ist kein Gefühl, in: ders., Nach der Natur. Über Politik und Ästhetik, München (1988), S. 87–97.

scher Substanz und Kraft sein können."[76] Die gewissermaßen objektivierte Einfühlung bringt den hermeneutischen Zirkel um die problematische, weil prozeßhafte Dimension der Integration der Teile, ohne daß der Akt des (Ein-) Verständnisses damit wie in Gustav Droysens *Historik* von 1857 als einziges Analogon die (indiskrete) Privatheit zurückbehält: „Der Akt des Verständnisses (...) als unmittelbare Intuition, als tauche sich Seele in Seele, schöpferisch wie das Empfängnis in der Begattung."[77]

Die als *Intensität* und *Vitalität* benannte Modifikation des zirkulären Verstehensprozesses versucht eine Antwort auf die Problematik einer zu langsamen Hermeneutik: Die nicht mehr zu belebende quälende Gleichförmigkeit des Kontextes nimmt dem Text selber die Wirkungsmöglichkeit einer glaubhaften Referenz, weil der beabsichtigte qualitative Sprung (aus der Bibliothek) im übermächtigen Kontext verschwindet. Diese Gefahr des „Abundierens", erläutert Schleiermacher, „besteht darin, wenn ein Teil nichts beiträgt zum Ganzen."[78] Die kontextuelle Masse der (Nicht-) Ereignisse, des Biographischen, des Gesamtwerkes oder der Textstücke kann nicht mehr ein Schritt für Schritt errichtetes Spalier für das Verständnis des zwar im voraus erahnten, aber erst im Prozeß der Deutung erarbeiteten transzendenten Ganzen (über der Bibliothek) bilden. „Ist der Gedankenkomplexus nur eben ein Aggregat von Einzelheiten", warnt schon Schleiermacher, „so verschwindet das Interesse."[79] Schon das Spalier wird zum Potemkinschen Dorf, zu einer Irrealitätserfahrung. Der Prozeß des Verstehens muß neu zur Erfahrung des evidenten Augenblicks verdichtet werden, der Kontext als Menge der potentiell zu integrierenden Einzelheiten verliert seine Relevanz. Die neue Losung lautet: „Man engagiert sich, und dann erst sieht man, was los ist."[80] Die Anstrengung der Lektüre verlagert

76 Schmitt, Vorbemerkung, 1926, S. 22f.

77 Zit. n. J. Hörisch, Die Wut des Verstehens. Zur Kritik der Hermeneutik, Frankfurt/M. (1988), S. 66.

78 F. D. E. Schleiermacher, Hermeneutik (1819), in: ders., Schriften, hg.v. A. Arndt, Frankfurt/M. (1996), S. 945–991, hier: S. 983.

79 Schleiermacher, Werke, Bd. 4, S. 193.

80 C. Schmitt, Im Gespräch mit Dieter Groh und Klaus Figge (1972), in: P. Tommissen (Hg.), Over en in zake Carl Schmitt. Deel II: Unveröffentlichte Dokumente, in: Eclectica, 5. Jg. (1975), H.2, S. 89–109, hier: S. 109. Vgl. auch Jünger, Arbeiter, S. 53: „Es ist unnötig geworden, sich noch mit einer Umwertung der Werte zu beschäftigen, – es genügt, das Neue zu sehen und sich zu beteiligen."

sich dabei von der minutiösen Auslegung auf ein kontrolliertes „Abwarten“[81], das die selbstevidenten Schlüsselsätze empfängt und den hypersynthetisierenden, verknappenden Sprung im Archiv (z.B. in die eigene Epochenproblematik) mit der Aktivität der (passiven) Zurückweisung der „Umgebung“ leistet. Diese Phänomenologie antwortet auf die Krise einer ermüdenden Auslegungspraxis mit einer alternativen philologisch-hermeneutischen Operation, die sich gegen ‚Verständnis‘ im überkommenen Sinne richtet. In Gadamers Konzept taucht dieser Kontext (*lebensweltlich* gewendet) wieder in seiner alten Funktion auf. Anders als die dezisionistische Hermeneutik wird das Einfühlungsmoment ad personam nicht aufgegeben, so daß der komprimierende Zugriff auf *Wirklichkeit* sich immer wieder in der dialogischen Struktur von *Mensch zu Mensch* verlangsamt: „Angesichts der unendlichen Vermittlung, die unser ganzes Leben beherrscht, möchten wir, so sehr es nur möglich ist, die Unmittelbarkeit schützen, die als Spontaneität unmittelbaren Zugang zur Wirklichkeit und vor allem Zugang zur Andersheit des anderen, des Mitmenschen, erlaubt.“[82]

Carl Schmitts Lektüre von Donoso Cortés, Sören Kierkegaard und Friedrich Nietzsche inszeniert dagegen „Unzeitgemäßheit“ als „Unmittelbarkeit“ durch die Einebnung geistesgeschichtlicher Epochenzäsuren, die lektüretechnisch durch eine Verkehrung der Auslegungsprämissen geleistet wird: „Es sind blitzhafte Ausbrüche, die oft aus einer Wolke ganz anders gearteter, traditioneller Rhetorik kommen. Freilich muß man ihn (Donoso Cortés, H. C.) lesen lernen. Man darf seine eruptive Art nicht als aphoristischen Stil kennzeichnen. Es wäre ein Mißverständnis, sein Werk in eine Anthologie gesammelter Kraftsätze zu verwandeln. Das entscheidende Wort, der wesentliche Satz erscheint oft plötzlich in langen, ermüdenden, wohl auch theologisch anfechtbaren Darlegungen, oder in einem Brief, aber es läßt sich nicht arrangieren oder herauspräparieren. Wer es hört, erkennt es als Signal einer konkreten Wirklichkeit und geschichtlichen Wahrheit. Wir haben gelernt, Nietzsche trotz des Phosphoreszierens seiner Impressionen rich-

81 „Ich habe eine Methode, die mir eigentümlich ist: die Phänomene an mich herankommen zu lassen, abzuwarten und sozusagen vom Stoff her zu denken, nicht von vorgefaßten Kriterien. Das können Sie phänomenologisch nennen.“ J. Schickel, Gespräche mit Carl Schmitt, Berlin (1993), S. 11.

82 Gadamer, Kultur und Medien, S. 719.

tig zu verstehen, nicht als Theorie und System, sondern als Leben und ungeheuerliches Schicksal."[83]

Der Weg zwischen Leben und Werk, auf dem es nach überlieferter hermeneutischer Praxis seit Schleiermacher[84] beständig hin und her zu eilen gilt, verkürzt sich entscheidend durch den *Sprung*, *Blitz* oder *Funken*, den ein *ungeheuerliches Schicksal* oder ein unter ständiger *Bedrohung* geführtes Leben des Auszulegenden dem Ausleger ermöglicht. An die Stelle der zu ermittelnden Autorintention tritt eine situative Korrespondenz. Die mentale Koinzidenz der Subjekte wird ersetzt durch eine suggerierte Übereinstimmung im Medium *konkreter* historischer Ereignisse. Der Altphilologe Wilamowitz-Moellendorff ist schon durch einen einzigen biographischen Umstand als Interpret vollkommen diskreditiert: „Der große Gelehrte", schreibt Carl Schmitt 1947, „war selber niemals, nicht eine Sekunde lang, in der Gefahr gewesen, in der CICERO sein ganzes Leben verbrachte."[85] Damit aber hat diese Form der Gelehrtheit ihren Bezug zur *Wirklichkeit* verloren, in deren Namen man jetzt aufzutreten hat, um Gehör zu finden.

Die Intensität des Kraftsatzes, die im Temporalmodus des „plötzlichen Erscheinens" oder „blitzhaften Ausbruchs" wirkt, gehört als „Signal" schon einer „konkreten Wirklichkeit" an. Daß ein Satz diese neue Dimension der Signalwirkung - eine *Intensität*, die Bücher und Wirklichkeit verbindet - erlangt, läßt sich weder anhand seines jeweiligen Inhalts noch in seinem Auftreten selbst analysieren. Beschreibbar bleibt einzig die Verschärfung der hermeneutischen Operation als von „inhaltlicher Vergegenwärtigung unabhängige Form"[86]. Indem die im

83 C. Schmitt, Donoso Cortés in gesamteuropäischer Interpretation. Vier Aufsätze, Köln (1950), S. 109.

84 „Der Gegenstand muß einmal im Gesamtgebiet des literarischen Volkslebens und des Zeitalters betrachtet werden, sodann im Gebiet der Art und Weise der Komposition, und endlich im Gesamtgebiet der Eigentümlichkeiten des einzelnen Schriftstellers." F. D. E. Schleiermacher, Hermeneutik, in. ders., Werke, Leipzig (1911), Bd. 4, S. 199.

85 „Der grosse Gelehrte, der so wohlwollend liberal über das Jahr 1848 und so anerkennend über CICERO sprach, war selber niemals, nicht eine Sekunde lang, in der Gefahr gewesen, in der CICERO sein ganzes Leben verbrachte. Er war niemals in den Bereich jenseits der Freundschaftslinie hineingeraten." C. Schmitt, Berlin 1907 (1947), in: Tommissen, P. (Hg.): Schmittiana I, in: Eclectica, 17. Jg. (1988), H.71-72, S. 11-21, hier: S. 19.

86 Bohrer, Intensität, S. 95.

zirkulären Verstehensprozeß gehaltene und behauptete Verbindung zwischen den *Teilen* und dem *Ganzen* scheinbar gekappt wird. Der aus Teilstücken, aus Details bestehende Kontext wird als (zu) „lang" oder „ermüdend" diffamiert, so daß ein *Ganzes* nicht mehr aus einer kontrollierten Annäherung als eine Art synthetischer Mehrwert entsteht, sondern jedes Teilstück Ort eines gesteigerten Wissens sein kann, dessen Aufspüren keine Abfolge bestimmter Arbeitsschritte, kein Prozeß erst garantieren muß. Auffällig ist, daß die Genres der Lektüre – „Briefe", „lange, ermüdende, wohl auch theologisch anfechtbare Darlegungen" etc. – den ungeordneten, „brutalen" Umgang mit den Texten zu provozieren scheinen.

Alexander Kluge formuliert innerhalb der Möglichkeiten solcher Topik (im Namen Theodor Fontanes) die schärfste Gegenposition zu dieser Praxis. Die Zurückweisung „der falschen Konzeption Politik sei ein *Sachgebiet*", weist ihn als Schmitt-Kenner aus und bestimmt sein Gegenprogramm: „daß es (das Politische, H. C.) ein besonderer Intensitätsgrad von allem und jedem ist, jedem alltäglichen Gefühl, jeder Praxis."[87] Der Kontext (der Teile) wird in seiner unabsehbaren Differenziertheit und Alltäglichkeit belassen – und gerade dadurch zum (hoffnungsfrohen) Ort des Politischen.

Die dezisionistische Hermeneutik aber wird zur emphatischen Variante einer *um 1800* perhorreszierten, eben „unzeitgemäßen" Lektürepraxis. Durch das „Herausreißen einer Stelle aus ihrem Zusammenhang"[88], das „Blümeln", ist die „affizierende Stelle nicht in ihrem ‚Stellenwert': als vom Sinn (des Textes) insgesamt relativierten zu erkennen"[89], oder, um es noch einmal mit Schleiermacher zu reformulieren: „Die Emphase besteht darin: (...) wenn das Wort in dem größten Umfang zu nehmen ist, in welchem es gewöhnlich nicht vorkommt."[90] Der Zuschlag der Intensität, den schließlich ein bestimmter Satz erhält,

87 A. Kluge, Das Politische als Intensität alltäglicher Gefühle. Theodor Fontane (1979), in: ders., Theodor Fontane. Heinrich von Kleist und Anna Wilde. Zur Grammatik der Zeit, Berlin (1987), S. 7–18, hier: S. 16.

88 „Durch Herausreißen einer Stelle aus ihrem Zusammenhange in der Nachahmung wird sie Blume, Manier. Alles Blümeln ist Product einer nachahmenden Unfähigkeit, das Individuelle aufzufassen." Schleiermacher, Hermeneutik, S. 45.

89 Dazu insgesamt G. Stanitzek, Brutale Lektüre, um ‚1800' (heute), unveröffentl. Tagungsbeitrag, Köln (o.J.), S. 12.

90 Schleiermacher, Hermeneutik (1819), S. 983.

ist damit abhängig von der gesteigerten Aufmerksamkeit der einmaligen Lektüre, die sich in dieser Zuweisung an Stellen entlädt und regeneriert.[91] Carl Schmitt weist den Verdacht einer Anthologie von Kraftsätzen zurück, weil damit die belebende Geste der Zurückweisung des bloß „Ermüdenden", der neue Umgang mit dem alten Kontext unmöglich gemacht würde. Einen Hinweis auf die (auf *Sachen*) durchschlagende Wirkung des Epigrammatischen hätte er wiederum bei Schleiermacher finden können: „In der modernen Form des Epigramms ist die Spitze die Hauptsache. Diese aber ist eben die Beziehung auf das Gegebene in möglichster Schärfe. Sie entsteht wie ein Blitz im Moment."[92]

Das Verhältnis des „konkreten Begriffs" zu den ihn umlagernden „Worten", seine schlagende Wirkung soll sich auf der Phänomenebene wiederholen. Das durch die intensive Wirkung des Begriffs *Feindschaft*[93] konturierte, konkret gewordene Phänomen des damit undurchdringlich-substanzhaften Staates revitalisiert die politische Welt und ihre Einsätze. Damit aber ist das Hauptziel dieser dezisionistischen Existenzialhermeneutik, die – selbst im klaren Bewußtsein der nivellierenden Macht der Ismen – genau dies eben nicht zu sein vorgibt[94], erreicht. Der Graben zwischen Theorie und Leben, Text und Körperwelt, Archiv und kultureller Phänomenwelt ist geschlossen.

In diesem Sinne resümiert Carl Schmitt sein Engagement als Staatsrechtslehrer im Entscheidungsjahr 1933: „Ich glaube nicht, dass man auf meinem Wissensgebiet Theorie und Praxis, oder Denken und Sein so voneinander trennen und einander so gegenüberstellen kann (...)

91 Die Sprunghaftigkeit als Methode im Umgang mit dem Archiv bestätigt Schmitts Selbsteinschätzung als „intellektueller Abenteurer" während der Vernehmung als Zeuge in Nürnberg vom 3. 4. 1947. Vgl. Das Dritte Reich im Kreuzverhör. – Aus den unveröffentlichten Vernehmungsprotokollen des Anklägers Robert M. W. Kempner, München – Esslingen (1968), S. 293–300.

92 F. D. E. Schleiermacher, Hermeneutik, in: Werke, Bd. 4, S. 191.

93 Dazu F. Balke, Weimarer Intellektuelle und die neue Ordnung des ‚Zivilverstandes'. Das Beispiel Carl Schmitts, in: W. Bialas u.a. (Hg.), Intellektuelle in der Weimarer Republik, Frankfurt/M. (1996), S. 71–90, hier: S. 71.

94 „Und wenn ich früher, vor 20 Jahren, öfter das Wort ‚existenziell' gebrauchte, so geschah das eben existenziell und noch nicht existenzialistisch. Es war noch näher dem Zimmer Sören Kierkegaards als dem bei seinen heutigen Verwertern, näher bei Barbey und Villiers als bei den heutigen profiteurs de Léon Bloy." Schmitt, Glossarium, S. 158.

Die Art von Recht und Gesetz, mit der ich zu tun habe, ist im höchsten geistigen Sinne immer gegenwärtig, und gehört so unmittelbar zum Leben jedes Volkes, wie seine Sprache, sein Glaube, sein konkretes politisches Schicksal. (...) Positives Recht (...) hat seine Vernunft und Rationalität nicht in sich selbst, sondern nur abgeleitet aus einem Kern substanzhafter Gerechtigkeit. (...) Am schlimmsten, wenn es seinen Zusammenhang mit der konkret wirklichen Existenz unseres Volkes verliert."[95]

Ganz analog ermöglicht die Kraft des Schmerzes mit der Unterscheidung von *Gesundheit* und *Schmerz*, *Regel* und erleuchtender *Ausnahme*, eine Rettung des Leibes, der als Sammlung gleichgültiger medizinischer Fakten bloßes Medium bleibt, das es kraft der Ausnahmequalität des Schmerzes als primäres Medium der Welterfahrung wiederzuentdecken gilt. *Feindschaft*, *Schmerz* oder *Entscheidung* überspringen in einem riskanten Manöver ein Archiv von Einzeldaten, Einzelfakten, Einzelinterpretationen, das mit seiner bloßen Ausdehnung schon alle Hoffnung auf „Kontakt", „Zusammenhang" oder „Unmittelbarkeit" zunichte macht. Intensität „wird plausibel als Äquivalent für die fehlende Kontaktgewißheit im Verhältnis zur wirklichen Welt."[96] Gelesen wird öffentlich (und privat) daraufhin, was die Tradition als *steinbruchartig*, *sperrig* oder *unzugänglich* immer schon für Plünderungen, d.h. für *brutales* alternatives Lesen bereithält: „In Zuständen der Erschöpfung schlage ich die Tagebücher von Léon Bloy auf", bekennt Carl Schmitt im Augenblick von Hitlers Machtübernahme sein *tolle lege* und „finde dort meistens den Kontakt, den ich suche."[97] Die von der traditionellen Hermeneutik ausdrücklich angestrebte „Wirkung" wird durch diese Lektüren zur zentralen Kategorie: „Es ist doch besser", wird Thomas Bernhards Musikphi-

95 C. Schmitt, Ein Rundfunkgespräch vom 1. Februar 1933 (mit Veit Rosskopf), in: P. Tommissen: Over en in zake Carl Schmitt. Deel II: Unveröffentlichte Dokumente, in: Eclectica, 5. Jg., Nr. 2 (1975), S. 113–119, hier: S. 114f.

96 N. Wegmann, Bibliotheksliteratur. Suchen und Finden im alexandrinischen Zeitalter, unveröffentl. Habilitationsschrift, Köln (1998), S. 251.

97 C. Schmitt, Brief an Franz Blei v. 13. 1. 1933, zit. n. F. Blei, Zeitgenössische Bildnisse, Amsterdam (1940), S. 21. Vgl. auch E. Jünger, Strahlungen, Tübingen (1949), S. 80: „Paris, 10. Januar 1942. Im Raphael noch gelesen. Beendete den Roman der Gräfin Podewils, sodann die Beichte von Kanne, eine bedeutende Schrift, die mir Carl Schmitt als ihr Herausgeber vermittelte. Kannes Erfahrung im Beten. Er fühlt, wenn seine Gebete ‚durchdringen'."

losoph und Ganzheitshasser *Reger* von dem Privatgelehrten *Atzbacher* zitiert, „wir lesen alles in allem nur drei Seiten eines Vierhundertseitenbuches tausendmal gründlicher als der normale Leser, der alles, aber nicht eine einzige Seite gründlich liest“[98], denn „nur die Bücher lieben wir in Wahrheit, die kein Ganzes (...) sind.“[99]

Obwohl die Struktur der Argumentationen und Begriffe Schmitts genauen Aufschluß bietet über die Prämissen des existenzialhermeneutischen Schmerzdiskurses, hat er Leiblichkeit nur selten zum Thema seiner Überlegungen gemacht.[100] Eine Frage allerdings, die ihn über dreißig Jahre später, am 10. Oktober 1947 beschäftigt, kann von hier aus klar beantwortet werden: „Ist diese Rückkehr zum eigenen Körper, zum einzigen Eigentum bei mir individuelle Veranlagung, ‚antike‘ Unfähigkeit zur modernen Auflösung in Kräfte, Wellen und Strahlungen, oder ist sie eine zeithafte Strömung, an der ich teilnehme?“[101] Das Pochen auf die Undurchdringlichkeit der (Volks-, Staats- usw.) Körper ist eine „zeithafte Strömung“, deren Macht Carl Schmitt mit vielen anderen seine Macht verdankt, denn wie der in diesem Sinne ältere Hans-Georg Gadamer sieht er im ruhigen Funktionieren des Körpers, in seiner mit entsprechender Sorgfalt durchdringbaren Kompliziertheit einen Mangel lauern: „Der ‚Grund‘ unseres Seins ist unser Körper, in seinem komplizierten Funktionieren, wie der ‚Grund‘ des Geigentones die Reibung und Schwingung von Schafs- oder Katzendarm, Roßhaarbogen und Fichten-, Ahorn- und Ebenholzkasten ist; oder der Grund ist eine Reizung wie eine Wunde.“[102]

Schmerz erscheint an diesem Punkt in einer Reihe von *intensiven* Phänomenen. Deren Intensität resultiert aus der Zurückweisung eines als *Datei*, *Entropie*, *Vermittlung*, *Allgemeinheit*, funktionelle *Normalität* (hier konvergieren Staats- und Menschenkörper), als bloße Ansamm-

98 T. Bernhard, Alte Meister, Frankfurt/M.: Suhrkamp (1985), S. 39.

99 Ebd., S. 43.

100 „Wenn nämlich einmal Rücksicht genommen wird auf den Menschen und seine Leiblichkeit, dann muß auch berücksichtigt werden, daß diese Schwachen vor allem wissen müssen und wissen wollen, woran sie sind. Sind sie einem in leiblicher Gestalt erscheinenden Obern untergeben, so haben dessen Anordnungen dieselbe konkrete Leiblichkeit.“ C. Schmitt, Der Wert des Staates und die Bedeutung des Einzelnen, Tübingen (1914), S. 81.

101 Schmitt, Glossarium, S. 31.

102 Ebd., S. 16f.

lung gedachten Kontextes. Einem Feindbild *Normalität* wird eine radikalisierte, brutalisierte Hermeneutik entgegengehalten, welche die Zeit für einen ‚vorschriftsmäßig' herbeigeführten Verstehensakt einspart und stattdessen durch an Schlüsselstellen gehängte Szenarien der Bedrohung *Texte* und *Leben* zu existenziell korrespondierenden Situationen zusammenschließt. Schmerz als philosophisch-anthropologisches Intensivum par excellence gehorcht somit der Logik einer gewendeten hermeneutischen Topik, deren Grundzüge gegen Ende des 18. Jahrhunderts ausgeprägt und gegen Ende des folgenden erfolgreich verschärft werden. *Wirkung statt Wohlgestalt* könnte das Motto lauten. So erklärt sich eine Konjunktur des Schmerzes in den 20er und 30er Jahren und ihre grundsätzliche Nähe zur älteren Subjektivitätssemantik.

3. *Topik*

Das Jahr 1934 ist das Zentrum eines *Schmerz-Hochs* in der europäischen Literatur. Jüngers Essay ist von einer ganzen Bibliothek des Schmerzes umgeben. Neben *philosophischen*[1] und *literarischen* Texten wird zunehmend *Fachliteratur*[2] publiziert. Das macht wenigstens populär-phänomenologisch Sinn, denn Schmerz ist aus solcher Perspektive eine „Unterbrechung des Stetigen"[3], und der Tod schließlich sein „Abbruch". Wenn es Ahnungen in der Literatur gibt, dann sind sie in die-

1 V. v. Weizsäcker, Die Schmerzen. Stücke einer medizinischen Anthropologie, in: Die Kreatur, hg. v. M. Buber/J. Wittig/V. v. W., Berlin, 1. Jg., 1926/27, S. 315–335; v. Zumbusch, Über den Schmerz (1933); Sauerbruch/Wenke, Wesen und Bedeutung des Schmerzes, Berlin (1936); Knipp, Die Sinnwelt der Schmerzen. Ein psychologisch-philosophischer Grundriss, Frankfurt/M. (1937) usw.

2 Feilchenfeld, Über das Wesen des Schmerzes, in: Zeitschrift f. Sinnesphysiologie, Bd. 42 (1907); Alrutz, Die verschiedenen Schmerzqualitäten (1909); Becher, Über Schmerzqualitäten, in: Archiv f. d. ges. Psychologie, Bd. 34 (1915); Michel, Das Schmerzproblem und seine forensische Bedeutung (1926); seit 1928 erscheint: Der Schmerz. Deutsche Zeitschrift für Erforschung und Bekämpfung des Schmerzes; Cannon, Bodily changes in pain, hunger, fear and rage (1929).

3 In Anlehnung an einen Ausdruck Christian Wolffs formuliert. Vgl. C. Wolff, Psychologica Empirica, § 539. Fundstelle ist die schöne Zusammenstellung unter dem Lemma *Schmerz* in: R. Eisler (Hg.), Wörterbuch der philosophischen Begriffe, 4. völlig neu bearb. Aufl., 2. Bd., Berlin (1929), S. 771–73.

ser Periode der Geschichte am Platz[4]: Die willkürliche Macht, die mit dieser Definition dem Schmerz schon über die noch Vertrauen einflößende „Stetigkeit“ verliehen wird, ebnet den Weg an anderen Existenzialien vorbei. Wie Alfred de Musset[5] gibt Hermann Hesse den Menschen im Jahr 1934 zu einem übermächtigen und ungeliebten Meister in die Lehre: „Schmerz ist ein Meister, der uns klein macht / Ein Feuer, das uns ärmer brennt, / Das uns vom eigenen Leben trennt, / Das uns umlodert und allein macht./ Weisheit und Liebe werden klein, Trost wird und Hoffnung dünn und flüchtig: / Schmerz liebt uns wild und eifersüchtig, / Wir schmelzen hin und werden Sein. / Es krümmt die irdne Form, das Ich, / Und wehrt und sträubt sich in den Flammen. / Dann sinkt sie still in Staub zusammen / Und überläßt dem Meister sich.“[6]

Jüngers Text *Über den Schmerz* erscheint als Erstdruck in der Anthologie *Blätter und Steine*[7], die schon 1934 „eine der Vorarbeiten für die Gesamtausgabe“ seiner Schriften darstellt, die der Autor „noch unter Dach zu bringen hoffe, ehe die Entwicklung der Dinge andersartige Ansprüche stellt.“[8] Hier finden sich, ebenfalls als Erstdrucke, eine längere Vorrede *An den Leser*[9], die Reisebeschreibung *Dalmantinischer Aufenthalt*[10], das *Lob der Vokale*[11] und ein *Epigrammatischer Anhang*[12]. Wiederaufgenommen werden der *Sizilische Brief an den Mann im Mond* (1930)[13], *Feuer und Bewegung oder Kriegerische Mathematik* (1930)[14], *Die Totale Mobilmachung* (1931)[15] und die Kubin-Studie *Die Staubdämonen* (1931)[16]. Die schon festgestellte Beschaulichkeit des Titels „erklärt sich“,

4 Diese Qualität einer „Wahrnehmungs-Ästhetik des ‚Schreckens‘“ betont die wichtige Studie von K.-H. Bohrer. Vgl. ders., Die Ästhetik des Schreckens. Die pessimistische Romantik und Ernst Jüngers Frühwerk, München (1978).

5 Vgl. Morris, Geschichte, S. 14.

6 H. Hesse, In Schmerzen, in: Die Neue Rundschau, XLV/1 (1934), S. 629.

7 E. Jünger, Blätter und Steine, Hamburg (1934), S. 154–213.

8 Ebd., S. 7.

9 Ebd., S. 7–13.

10 Ebd., S. 15–46.

11 Ebd., S. 47–85.

12 Ebd., S. 215–226.

13 Ebd., S. 107–121.

14 Ebd., S. 86–98.

15 Ebd., S. 122–153.

16 Ebd., S. 99–106.

so Jünger, „aus stilistischen Gründen; der ‚Sizilische Brief' dürfte als ein Blatt, ‚Feuer und Bewegung' als ein Stein zu betrachten sein"[17], – also weniger aus einer Vorliebe für das Botanisieren[18]. Die Texte bieten nach Einschätzung Michael Rutschkys „Beobachtungen über die sich ankündigende Barbarei an Nebensachen gewonnen"[19]. Sie erinnern an Friedrich Schlegels „Kette oder Kranz von Fragmenten"[20], welche nichts weniger als „Randglossen zu dem Text des Zeitalters"[21] sein wollen, nicht an naturkundliche Studien. Auch für Jünger handelt es sich „hier um mehr als um literarische Stimmungen."[22] Die Splitter repräsentieren nach dem Willen ihres Autors die Wirklichkeit, – nicht die Bibliothek: Ich „suche das Göttliche *in herbis et lapidibus*", schreibt Goethe am 09. Juni 1785 an Jacobi.

In der Vorrede *An den Leser* werden die Einzeltexte chronologisch und systematisch im bisherigen Gesamtwerk verortet: Den *Sizilischen Brief an den Mann im Mond* von 1930 kennzeichnet demnach eine „Fähigkeit der Figurenbetrachtung"[23]. Sie wird dann im Rückblick zur Hauptschrift dieses Jahrzehnts, *Der Arbeiter. Herrschaft und Gestalt* von 1932, ins Verhältnis gesetzt: „Für eine Zehntelsekunde wurde mir deutlich, daß wir uns wieder einem Punkte nähern, von dem aus gesehen Physik und Metaphysik identisch sind. Es ist dies der geometrische Ort, an dem die Gestalt des Arbeiters zu suchen ist. Das Buch, das diesen Titel trägt, stellt eine zweijährige Anstrengung dar, die der Wiederentdeckung dieser Zehntelsekunde gewidmet ist."[24]

17 Ebd., S. 7.

18 Den Ausdruck „Blätter" benutzt Jünger durchgehend für Kubins Werk. Vgl. *Die Staubdämonen*, zuerst als *Alfred Kubins Werk*, in: Hamburger Nachrichten. Hamburg, 140. Jg., Nr. 606, 30. 12. 1931, S. 1 f. Zu allen Nachweisen liegt jetzt die (überarbeitete) hervorragende *Bibliographie der Werke Ernst Jüngers* von H. Mühleisen u. H. P. Des Coudres, Stuttgart (1996) vor.

19 M. Rutschky, Die Ästhetik des Schreckens. Zu Karl Heinz Bohrers Untersuchung, in: Neue Rundschau 89 (1978), S. 457–464, hier: S. 460. Vgl. auch ders., Erfahrungshunger. Ein Essay über die siebziger Jahre, Frankfurt/M. (1982; EA 1980), S. 145–149.

20 F. Schlegel, „Athenäums"-Fragmente (1798), in: ders., Kritische und theoretische Schriften, Stuttgart (1990), S. 76–142, hier: S. 85.

21 Schlegel, Fragmente, S. 109.

22 Jünger, Blätter, S. 162.

23 Ebd., S. 11.

24 Ebd.

Figur oder *Gestalt* als Formen der Ganzheit sind nun schon geläufige hermeneutische Termini. Augenscheinlich geändert haben sich die Umstände, unter denen man ihrer ansichtig werden kann. Zur Erinnerung zitieren wir Schleiermacher: „Denken wir uns ein Gedicht von etwas größerem Umfange, so ist gar nicht anzunehmen, daß es im ersten Willensakt vollständig vorbedacht ist. Die Gedanken sind in dem ersten Willensakte nur punktiert. Sie müssen bei der Komposition umgeworfen werden. Darum ist eben die Komposition nicht der Zeit nach, sondern nur der unmittelbaren Beziehung nach ein Akt.“[25] Daß also Ausführung wie Rekonstruktion der „Punktierung“ zwei Jahre in Anspruch nehmen ist philosophisch-hermeneutisch korrekt. Unbefriedigend aufgelöst bleibt aber die Metapher der „Zehntelsekunde“. Vielleicht bietet die Fortsetzung der Jüngerschen Passage Aufschluß darüber, welches Medium an die Stelle eines „ersten Willensaktes“ tritt: „Wie im Traum erblickt man für einen Augenblick den wunderbaren Teppich der Welt mit seinen magischen Figuren; aber es bleiben nur wenige Fäden zurück, die man mühsam zu verknüpfen sucht. Der Brief freilich entstand unmittelbar im Anschluß an die Erscheinung; er gleicht einem jener Fähnchen, mit dem ein Prospektor das Feld zu bezeichnen pflegt, auf dem er fündig geworden ist.“[26]

Was aber findet sich, wenn man die poetologischen Metaphern des Traums (assoziative Bildlichkeit), des Teppichs (textuelle Verknüpfung) und des Schürfens (Tiefendimension) fortläßt? Ein weiteres Referenzmedium wird sichtbar: in *Zehntelsekunden* ereignet sich der *snap-shot.* Der *Brief an den Mann im Mond* von 1930 gibt verschlüsselte Auskunft: „Lautlos und regungslos standen die Dinge im fremden Medium.“[27] Das fremde Medium, das hier (in der Novellensammlung *Mondstein. Magische Geschichten*) „Mond“ und nicht Photographie heißen muß, wird auf eine besondere Art in Anschlag gebracht und demgemäß heißt es über ein beliebiges Großstadtviertel: „Aus einer so großen Höhe jedoch gewinnen diese riesigen Speicher organischer und mechanischer Kräfte ein anderes Bild. (...) dafür tritt etwas hervor, was man ihr Muster nennen könnte, – die gemeinsame kristallinische Struktur, in

25 F. D. E. Schleiermacher, Werke. Auswahl in 4 Bänden, Bd. 4, Leipzig (1911), S. 190f.

26 Jünger, Blätter, S. 11.

27 E. Jünger, Sizilischer Brief an den Mann im Mond, in: F. Schauwecker (Hg.), Mondstein. Magische Geschichten. 20 Novellen, Berlin (1930), S. 7–21, hier: S. 7.

der sich der Grundstoff niedergeschlagen hat. Auch von der unermeßlichen Mannigfaltigkeit der Zwecke und der Bewegungen, die sie hervorrufen, nimmt das Auge nichts mehr wahr."[28] Die große Höhe und Entfernung des Mond-Objektivs leistet die zentrale hermeneutische Operation scheinbar wie von selbst. Aus dem Medium der bloßen Details, der „unermeßlichen Mannigfaltigkeit", tritt ein „Muster", eine „Struktur", der „Grund" hervor. Haupt- und Nebenlinien trennen sich, anders als Haupt- und Nebengedanken, wie von Geisterhand. Die zeitaufwendige Mehrfach-Lektüre fällt hier in den Augenblick der Aufnahme. Zwei Jahre später, im *Arbeiter* von 1932, wird diese *poetisch-magische* Perspektive zum Vehikel einer umfassenden soziologischen Gegenwartsanalyse: „Stellen wir uns nun diese Stadt aus einer Entfernung vor, die größer ist, als wir sie bis jetzt mit unseren Mitteln zu erreichen vermögen, – etwa so, als ob sie von der Oberfläche des Mondes aus teleskopisch zu betrachten sei. Auf eine so große Entfernung schmilzt die Verschiedenheit der Ziele und Zwecke ineinander ein. Die Anteilnahme des Betrachtenden wird irgendwie kälter und brennender zugleich, auf jeden Fall aber anders als die Beziehung, die der Einzelne dort unten als Teil zum Ganzen besitzt. (...) Einem Blicke, der durch kosmischen Abstand vom Spiel und Gegenspiel der Bewegungen geschieden ist, kann es nicht entgehen, daß hier eine Einheit ihr räumliches Abbild geschaffen hat."[29]

Kein Zweifel, was im Mäntelchen einer aktualisierten Gestalt-Metaphysik daherkommt, ist eine spezielle (photographische) Hermeneutik: Die *Gestalt* ist nämlich „keine neue Größe, die zu den bereits bekannten hinzu zu entdecken wäre, sondern von einem neuen Aufschlag des Auges an erscheint die Welt als ein Schauplatz der Gestalten und ihrer Beziehungen."[30] Der Augenaufschlag gibt nur „die gestählten Augen"[31] von Spezialkameras frei. Die „Luftbilder"[32] verkörpern in extremer

28 Ebd., S. 17.

29 Jünger, Arbeiter, S. 62.

30 Ebd., S. 32.

31 „Aber es sind neue Spannungen, neue Geheimnisse, die der Strom in sich verbirgt und für die es die Augen zu stählen gilt." Ebd., S. 89.

32 „Man ist sehr wohl imstande, etwa bei der Betrachtung von Luftbildern, zu entscheiden, wo ein neuer und andersartiger Wille seine Linien in die Landschaft einzuzeichnen beginnt. Ein höheres Maß an Kälte, an Mathematik, an Bestimmung ist hier nicht zu übersehen." Ebd., S. 215.

Weise, was alle Arten von Objektiven und ihre technischen Bilder der Literatur versprechen: Distanz. Das Photographieren als (chemischer) Vorgang einer Abnahme von Umrissen verkörpert die andere Verheißung der Schrift: Unmittelbarkeit. Die hermeneutische Prozedur der zur Besinnung gebrachten Intuition wird zur blitzartigen Aufnahme aus großer Höhe. Die Flughöhe ersetzt den Akt der Bewußtwerdung. Die Photographie liefert ein überlegenes „zweites Bewußtsein“[33] und vor allem (in Politik und Kunst) „Ganzheiten“.[34]

Hier knüpft die Ankündigung des neuen Textes *Über den Schmerz* an. Es soll „die im ‚Arbeiter‘ als optisches Hilfsmittel eingeführte Terminologie noch einmal zur Anwendung“[35] kommen: Die bei Heidegger in die Metapher der (den „Sachen“ korrespondierenden) „Augen“ gefaßte Philosophie einer „Hermeneutik der Faktizität“ wird jetzt in eine Poetik der „Sachlichkeit“, des „unempfindlichen und unverletzlichen Auges“[36] eingebracht. Der *Dalmantinische Aufenthalt* ist deshalb eine „Übung im Sehen“[37]. Das liegt bei einer Reisebeschreibung noch im Rahmen der traditionellen poetologischen Metaphorik, weil hier die Ausrichtung an der Bildlichkeit der Stiche, Gemälde und Photos bekannt ist. Die Poetik des Essays, das klassische Genre der moralischen Betrachtung wird zunächst als „teleskopisch“ gekennzeichnet, denn „den moralischen

33 Jünger, Blätter, S. 203.

34 „Einheitliche Raumgestaltung gehört zu den Kennzeichen jedes Imperiums, jeder unbestreitbaren und unbezweifelbaren Herrschaft, die die Grenzen der bekannten Welt umfaßt. Es ist dies eine Feststellung d i m e n s i o n a l e r Natur, aber insofern wichtig, als das Auge auf das Ganze gerichtet werden muß. Die Kunst ist nichts Besonderes, nichts, was an den Teilen zur Darstellung gebracht und etwa auf Einzelgebieten wiederhergestellt werden kann. Als Ausdruck eines mächtigen Lebensgefühles gleicht sie der Sprache, die man spricht, ohne sich ihrer Tiefe bewußt zu sein. Das Wunderbare trifft man entweder überall oder an keiner Stelle an. Es ist, mit anderen Worten, eine Eigenschaft der Gestalt.“ Jünger, Arbeiter, S. 218.

35 Jünger, Blätter, S. 12. Die entsprechende Passage im *Arbeiter* lautet: „Alle diese Begriffe sind notabene zum Begreifen da. Es kommt uns auf sie nicht an. Sie mögen ohne weiteres vergessen oder beiseite gestellt werden, nachdem sie als Arbeitsgrößen zur Erfassung einer bestimmten Wirklichkeit, die trotz und jenseits jedes Begriffes besteht, benutzt worden sind. Auch ist diese Wirklichkeit durchaus von ihrer Beschreibung zu unterscheiden; der Leser hat durch die Beschreibung wie durch ein optisches System hindurchzusehen.“ Jünger, Arbeiter, S. 296.

36 Jünger, Blätter, S. 201.

37 Ebd., S. 7.

Proportionen ist das Fernrohr angemessener als das Mikroskop."[38] Fernrohr und Mikroskop aber bieten beide einen problematischen Ausschnitt. Die eigentliche poetologische Referenzmetapher des Jahres 1934 ist wiederum die Luftaufnahme: „Wenn man Bilder betrachtet, die aus der Höhe des Fluges den Anblick der riesigen Aufmärsche festgehalten haben, denen man jetzt immer häufiger und an immer zahlreicheren Stellen der Erde begegnet, so sieht man in der Tiefe die regelmäßigen Vierecke und Menschensäulen, magische Figuren, deren innerster Sinn auf die Beschwörung des Schmerzes gerichtet ist. Visionen dieser Art besitzen etwas unmittelbar Einleuchtendes; man hat denselben Eindruck, wenn man eine Stadt überfliegt, in der sich der geometrische Aufriß eines alten Forts inmitten des Straßengewirrs erhalten hat."[39] An dieser an der Luftaufnahme ausgerichteten Poetik kehren nun allerdings alle konstitutiven Begriffe der Hermeneutik, also alle binär strukturierten Topoi von *Tiefe* und *Oberfläche*, (äußerlicher) *Figur* und *innerstem Sinn*, *Geometrie* und *Gewirr* etc., aus welchen sich die hermeneutische Topik zusammensetzt, wieder.

Die Lage wird kompliziert: Die Textpoetik ersetzt den angestammten, gegen die *entfremdende* Schrift gerichteten medialen und damit metaphorischen Anlehnungskontext der Rede/Mündlichkeit (bzw. den der nur dem *inneren Sehen* zugänglichen *Bilder*) durch ein anderes technisches Medium (Photographie) im Namen der *Sachen* und reproduziert damit ausnahmslos ihre alten Leittopoi und -metaphern. Bevor aus diesem Befund die Konsequenzen gezogen werden, schalten wir noch einmal zurück zum Text *Über den Schmerz*: „Unter meinen Arbeiten steht diese ‚am weitesten vorn'. Sie springt aus der im Arbeiter festgelegten Stellung wie ein Laufgraben vor, und führt durch ein, gewiß nicht ungefährliches, Gelände an einen Beobachtungspunkt heran, von dem aus eine wiederum veränderte Landschaft einzusehen ist."[40] Auch hier wird ein Gelände programmatisch in Augenschein genommen. Die vorsichtige Frage nach einem „Gesamtgeist der Zeit"[41], einem „Zentrum"[42] schließt sich an. Dieser Fragestellung aber genügt kein vorgeschobener

38 Ebd., S. 222.
39 Ebd., S. 180f.
40 Ebd., S. 13.
41 Ebd., S. 207.
42 Ebd., S. 203.

Beobachtungspunkt, keine exponierte (Scherenfernrohr-) Stellung zu ebener Erde, denn „eine Kampfstellung war in demselben Augenblicke unhaltbar geworden, in dem sie aus dem Lichtbild des Beobachtungsfliegers herauszulesen war."[43] Wer die *Oberfläche der Zeit* lesen will, gewissermaßen das *Grabensystem Gegenwart* erkennen will, muß sich folglich wie der „Beobachtungsflieger" in schwindelnde Höhen wagen.

Die Verschiebung, welche nur die exakte Reformulierung der hermeneutischen Topik im neuen medialen Anlehnungskontext bedeutet, wird auf überraschende Weise doch noch als Unterschied, genauer: Umdrehung sichtbar. Die Hermeneutik, die die alte Metaphorik im neuen Medium bloß wiederholt, reagiert auf das Dauerproblem der Literatur, die mangelnde Kontaktgewißheit zur Wirklichkeit. Weil die eine Seite der Unterscheidung Ganzes/Teile nicht mehr identisch ist mit dem Wirklichen – das (Hegelsche) Ganze ist (nicht mehr) das Wahre(/Wirkliche)[44] – wird nicht etwa die Hermeneutik aufgegeben, sondern die verdeckt symmetrische Qualität der topischen Unterscheidungen aktiviert und durch eine einfache terminologisch-relationale Umdrehung eine geistesgeschichtliche Zäsur simuliert. Das *Symptom, Detail* (die *Linien*führung, die Schmerz signalisiert) taucht im *Kern* wieder auf. Das Interesse an einem Signifikat im Sinne der klassischen Hegelschen (hermeneutischen) Gesellschaftsphilosophie ist geschwunden. Alles ist bedeutsam im Hinblick auf eine „Tendenz", „Bewegung", den „Durchbruch"[45], einen „Übergang"[46], eine „Zwischenzeit"[47] oder

43 Ebd., S. 202.

44 Vgl. Japp, Beziehungssinn, S. 48. Ein schöner Kommentar dazu von T. W. Adorno, Für Anatole France (48.), in: ders., Minima Moralia. Reflexionen aus dem beschädigten Leben (1951), Frankfurt/M. (1994), S. 93–96.

45 „Wie sehr auch diese Anstrengungen im einzelnen zu begrüßen sind, so müssen wir doch feststellen, daß ein wirklicher Durchbruch noch keineswegs gelungen ist." Jünger, Blätter, S. 172.

46 Ebd., S. 180. Außerdem: „Es wird binnen kurzem keine politische Größe mehr geben, die nicht durch den Appell an den Sozialismus und an den Nationalismus zu wirken sucht, und es muß gesehen werden, daß diese Phraseologie jedem offensteht, der den Gebrauch der vierundzwanzig Buchstaben beherrscht. Diese Tatsache gibt zu denken, sie deutet daraufhin, daß es sich hier nicht um Prinzipien handelt, die zu ‚verwirklichen' sind, sondern daß sich hinter diesen Bestrebungen jener dynamisch-nivellierende Charakter verbirgt, der für die Übergangslandschaft kennzeichnend ist." Jünger, Arbeiter, S. 237. Vgl. auch ebd. S. 165.

47 Nietzsche, KSA 12, 351.

die „Nullpunkt-Passage“. Doch die „Linie“, „Wand“, „Grenze“ oder „Richtung“ bleibt unexpliziert, denn das Fragment ist gleichermaßen das Objekt der Begierde und das Medium der Reflexion. Das Ganze wird (wie vormals die Teile) indirekt diffamiert durch das Anzeigen seiner Vagheit. Die Hegelsche List der Geschichte tritt in die Anonymität zurück und macht der List des Symptoms Platz: „Wo an Schmerz gespart wird, stellt sich das Gleichgewicht nach den Gesetzen einer ganz bestimmten Ökonomie wieder her, und man kann unter Abwandlung eines bekannten Wortes von einer ‚List des Schmerzes‘ sprechen, die ihr Ziel auf allen Wegen erreicht.“[48] Die Gräben, die der Schmerz durch eine Landschaft zieht, sind mit ihrem *innersten Sinn* – eben der „Beschwörung des Schmerzes“ – identisch.

Der Vorgang selbst ist alles und reproduziert in jeder Phase und in jeder Form die Phänomenalität des Fragments: „Die Archäologie ist recht eigentlich eine Wissenschaft, die dem Schmerze gewidmet ist“[49], denn sie rekonstruiert beispielsweise die „blitzartige Zerstörung der südamerikanischen Kulturen.“[50] Ist einmal der historische Vorgang oder Zustand unabweisbar prozeßhaft und zeitlich gedehnt wie die Herrschaft des Bürgertums im 19. Jahrhundert, dann weckt „dieser breite Zustand der Sicherheit“ das Interesse durch die Art, „wie er etwa Dostojewski bei seinem kurzen Pariser Aufenthalt blitzartig einleuchtete.“[51] Die (Gesellschafts-) Geschichte wird in eine *Reihe von snap-shots* gebracht und darin angemessen repräsentiert. Was schließlich in snapshots aus großer Höhe zerlegt wird, ist also das alte *Ganze* der Hermeneutik.[52]

48 Jünger, Blätter, S. 167.

49 Ebd., S. 160.

50 Ebd.

51 Ebd., S. 165.

52 Vgl. auch S. Kracauers zentralen Aufsatz *Das Ornament der Masse* von 1927: „Das Ornament wird von den Massen, die es zustande bringen, nicht mitgedacht. So linienhaft es ist, keine Linie dringt aus den Massenteilchen auf die ganze Figur. Es gleicht darin den ‚Flugbildern‘ der Landschaften und Städte, daß es nicht dem Innern der Gegebenheiten entwächst, sondern über ihnen erscheint.“ Ders., Das Ornament der Masse. Essays, Frankfurt/M. (1977), S. 50–63, hier: S. 52. Auch der kulturkritische Grundton dieser Anverwandlung der *Flugbilder* wird noch abgelegt. In seinem Großessay *Die Angestellten. Aus dem neuesten Deutschland* von 1930 heißt ein Kapitel lapidar *Von oben gesehen.* Ders., Die Angestellten, Frankfurt/M. (1971), S. 102ff.

Schleiermacher hat die „Frage, woher denn die Ahndung des Ganzen kommen soll"[53], mit der irritierenden Bemerkung kommentiert, daß es sich oft nur um eine „freie Aneinanderreihung von kleineren Ganzen"[54] handelt. Aufgehoben wird dieser Hinweis auf die mögliche Fiktivität, d.h. Symmetrie einer solchen Unterscheidung (Ganzes/Teile) bei Schleiermacher noch in der Rückbindung an „den Begriff der Gattung" (*Sitz im Leben*) oder den „Urheber" (*Sitz in der Psyche*). Das jedoch gelingt nur, solange die Texte des *Bewußtseins* und der *Geschichte* bzw. des *Lebens* noch nicht mit den gleichen Fragen konfrontiert werden. Schon Gustav Theodor Fechner aber schreibt vier Jahre vor Schleiermachers Rede an Jean Paul, daß er „überall im Einzelnen gern ein Ganzes finden oder es dazu verarbeiten möchte."[55]

Sehen wir genauer auf die Unterschiede: Die das Ganze um 1800 präfigurierende „Ahndung", die „Punktierung" ist ein intuitiver Vorgang, der prozessual zu Bewußtsein gebracht werden muß. Die Luftaufnahme, die ebenfalls eine (*blitzartige*) Offenlegung des Ganzen sein soll, materialisiert es auf andere Weise: Punktierung und Prozeß fallen zusammen. Dem Kunstwerk wird kein immaterieller Geist mehr abgelauscht oder eingehaucht, sondern es materialisiert sich als (gebannter) Partikelfluß. Rudolf Kayser zitiert 1931 Paul Valéry: „Die Werke werden eine Art Allgegenwärtigkeit erobern. (...) Wie Wasser, wie Gas, wie elektrischer Strom in unsere Wohnungen kommen."[56] Die Trennung von Haupt- und Nebengedanken wird zur ornamentalen Struktur von Haupt- und Nebenlinien, Ernergieflüssen und -zentren: „Riesige Speicher organischer und mechanischer Kräfte." Der Text *Über den Schmerz* kreist, so die weiterführende These, um drei spezifisch zusammenhän-

53 F. D. E. Schleiermacher, Über den Begriff der Hermeneutik mit Bezug auf F. A. Wolfs Andeutungen und Asts Lehrbuch (1829), in: M. Frank (Hg.), Schleiermacher. Hermeneutik und Kritik, Frankfurt/M. (1977), S. 309–346, hier: S. 332.

54 Ebd.

55 G. T. Fechner, Brief an Jean Paul, 6. 10. 1825, zit. n. G. Mattenklott, Nachwort, in: G. T. Fechner, Das unendliche Leben, München (1984), S. 169–190, hier: S. 170. Es bedarf allerdings zu diesem Vorsatz keiner existenziellen Lebens- bzw. Sehkrise –, wie etwa Mattenklott meint. Vgl. ders., Blindgänger. Physiognomische Essais, Frankfurt/M. (1986), S. 154.

56 R. Kayser, Die Eroberung der Allgegenwärtigkeit, in: Neue Deutsche Rundschau, 42./1. (1931), S. 713f.

gende Themen: den Schmerz als „unveränderlichen Maßstab“[57], die „im höchsten Maße revolutionäre Tatsache der Photographie“[58] und das Fragment, bzw. die kulturkritische Feststellung, „daß es dem Leben eigentlich an einem befriedigenden Abschluß fehlt“[59]. Der poetologisch motivierte Mediendiskurs über die Photographie rückt ein in die schon vorhandene hermeneutische Topik und reagiert auf die Krise der Unterscheidbarkeit von Teilen und Ganzem.[60]

Am Beispiel der Epigrammatik hat Schleiermacher diese mögliche Umkehrung oder Auflösung der *Ganzes/ Teile*-Unterscheidung durchgespielt. Die in der Genie- bzw. Fragment-Ästhetik poetologisch schon aufgewertete „Blitzartigkeit“ (des Epigrammatisch-Fragmentarischen) kann schon von Schleiermacher nur mit dem Hinweis abgewehrt werden, daß es sich um einen „Einfall“ handelt, „in dem das Versmaß noch nicht ist“, d.h. in dem es ohne „Maaß und Regel“[61], „bewußtlos“[62] zugeht. Die Aussicht auf einen „Kranz von Fragmenten“ (F. Schlegel) oder auf „Sprichwörter“, die „ganz bestimmt erst werden, je nachdem der Zusammenhang es mit sich bringt, in welchen man sie einführt“[63], läßt ihn schaudern. Diese wären „zwar analog und verwandt, aber doch ohne Realzusammenhang.“[64] Den Zusammenhang stiftet merkwürdigerweise ein Bild. Es ist kein Luftbild, sondern eine Art *Inbild.* Nach Vilem Flusser taucht hier das Medium der Bilder wieder auf, das von der Schrift zerrissen wird.[65] Doch unsere These geht in eine andere

57 Jünger, Blätter, S. 155.

58 Ebd., S. 201.

59 Ebd., S. 158.

60 Mit anderem Ansatz zu vergleichbaren Ergebnissen kommt A. Haverkamp, Repräsentation und Rhetorik. Wider das Apriori der neuen Medialität, unveröffentl. Tagungsbeitrag, Köln (1996), S. 1–18.

61 F. D. E. Schleiermacher, Über den Begriff der Kunst, Hamburg (1984; EA 1831/32), S. 162.

62 „Das ‚Kunstlose‘ ist die unmittelbare ‚Identität der Erregung und der Aeußerung‘. Beide sind schlechthin gleichzeitig, durch ein bewußtloses Band geeinigt, eins mit dem andern beginnend und verlöschend, weshalb man auch sagt, die Erregung erlösche in der Aeußerung, so daß sie nicht andre That werde.“ F. D. E. Schleiermacher, Ästhetik (1819/25), Hamburg (1984), S. 11.

63 Schleiermacher, Begriff, S. 330.

64 Schleiermacher, Ästhetik, S. 11.

65 Vgl. z.B. V. Flusser, Eine neue Einbildungskraft, in: V. Bohn (Hg.), Bildlichkeit. Internationale Beiträge zur Poetik, Frankfurt/M. (1990), S. 115–126.

Richtung: „Wo aber Maaß und Wechsel ist, da ist ein innerer Typus, Urbild, der der Ausführung vorangeht und zwischen die Erregung und sie tritt“[66], denn „die Erregung für sich“ (– oder können wir sagen: der *Auslöser*? –) „weiß nichts von Maaß und Regel“. Erst „ein Moment der Besinnung schlägt gleichsam trennend ein“, „der Moment der Conception, in welchem was hernach äußerlich hervortritt sich innerlich vorbildet.“[67]

Hier wird ein Argument von Schleiermacher vorgebracht, das Georg Simmel in seiner *Rembrandt*-Studie von 1916 gegen die Photographie und für das „Kunstwerk“ aufbietet: „Daß die Gestalt nicht, wie die Photographie, der Erscheinung unmittelbar entnommen ist, sondern ihrerseits die Schöpfung einer Seele ist.“[68] Simmels Begründung wirkt allerdings langfristig in die entgegengesetzte Richtung. Schon auf den ersten Seiten des *Rembrandt*-Buchs wird nach einer Alternative zu jener mächtigen hermeneutischen Unterscheidung gesucht: „Nun glaube ich“, schreibt Simmel einleitend, „aber noch an eine andere mögliche Betrachtungsweise des Lebens, die das Ganze und seine Teile nicht derart voneinander sondert, für die überhaupt die Kategorie von Ganzem und Teil auf das Leben nicht anwendbar ist.“[69] Das *Leben* ist – und das ist vorderhand inkompatibel mit der Kategorie der *Ganzheit* – für Simmel eine „absolute Kontinuität, in der es zusammensetzende Stücke oder Teile nicht gibt.“[70] Diese Kontinuität ist zwar „in sich Einheit, aber eine solche, die in jedem Augenblick sich als ganze in einer anderen Form äußert.“[71] Das *Leben* ist nach dieser Beschreibung „eine fundamentale, unkonstruierbare Tatsache (...). Jeder Augenblick des Lebens ist das ganze Leben.“[72] Daß hier allerdings faktisch Ganzes und Teile schon vertauscht werden, konstatiert der Simmel-Schüler Ortega y Gasset bereits in seinem zweiten Buch von 1914: „Denn in Wirklichkeit gibt es nichts weiter als Teile.“[73] Man könnte auch sagen: „Einzelbilder“,

66 Schleiermacher, Ästhetik, S. 11.

67 Schleiermacher, Kunst, S. 162f.

68 G. Simmel, Rembrandt. Ein kunstphilosophischer Versuch, Leipzig (1917; EA 1916), S. 25.

69 Ebd., S. 2.

70 Ebd.

71 Ebd.

72 Ebd.

73 J. Ortega y Gasset, Meditationen über ‚Don Quijote‘, Stuttgart (1959; EA 1914), S. 51.

„Energiepartikel". Henri Bergson benutzt (wie schon Dilthey[74], Freud[75] und Husserl[76]) die Cinematographie und die Elektrizität als Modelle seiner Philosophie. Von hier aus wird die Hermeneutik schließlich folgenreich zur *Lebensphilosophie* bzw. zur *Phänomenologie* umgerüstet. Die von ihm untersuchte Fähigkeit des (Umrisse oder Punktierungen erstellenden) assoziativen Gedächtnisses wird in einer ersten Annäherung als „geistige Photographie"[77] umschrieben, und dem Unterbewußtsein zugeordnet. Das Anlehnungsmedium seiner Gedächtnistheorie, um den „aprioristischen Assoziationismus" (Bergson) zu widerlegen, ist der Film.

Der Wechsel in der Hermeneutik zu den *Teilen* wird mit einer weiteren Aufwertung der Momentaufnahme in den zwanziger Jahren endgültig vollzogen. Was Simmel gegen die Logik seiner hermeneutisch-topischen Konstruktion und auf Kosten einer offenen Paradoxie (*Leben*) noch dem *Kunstwerk* und nicht der Photographie gutschreibt, wandert unaufhaltsam in die *Teile* und damit in die photographischen *Bilder* ab. Mit dieser Entwicklung oder Umstellung bleibt die Hermeneutik epistemologisch im Rennen. Forciert wird die Umstellung schließlich durch die Paradoxierung, Leugnung oder Verdunkelung der jeweiligen Ganzheitskategorie. Schließen sich bei Simmel noch die paradoxen Ganzheiten („Leben als Kontinuität", „Kunstwerk" etc.) und technisches Bild aus, übersetzt Ortega nur acht Jahre später schlicht das eine in das andere: „Historie, so wie sie sein soll, ist eine Art Filmproduktion. (...) sie setzt (...) an die Stelle jener Reihe statischer Einzelbilder, deren jedes in sich geschlossen ist, das Bild eines Bewegungsablaufs. Nun zeigt es sich, daß die bisher unzusammenhängenden ‚Ansichten' auseinander hervor- und ohne Unterbrechung in-

74 „Das geistige Leben leistet über eine photographische Abbildung dessen, was in den physiologischen Reizen liegt, zweierlei. Es vertieft das Bild, und es bringt das Bild mit anderen in Zusammenhang, es assoziiert das Bild." W. Dilthey, Gesammelte Schriften, Bd. XXI, S. 107 (1878).

75 Dazu Wetzel, Zeit, S. 277ff.

76 Vgl. I. Därmann, Husserls Extrablatt: Bild special, in: H. Wolf/M. Wetzel (Hg.), Der Entzug der Bilder, München (1994), S. 67–77 und W. Konitzer, Sprachkrise und Verbildlichung, Würzburg (1995).

77 H. Bergson, Materie und Gedächtnis. Eine Abhandlung über die Beziehung zwischen Körper und Geist, Frankfurt/M./Berlin/Wien (1982; EA 1896), S. 77.

einander übergehen."[78] Nun zeigt sich auch, daß die Technik der bewegten (Einzel-) Bilder das neue Maß der hermeneutischen Dinge werden kann.

Daß nun jedes Einzelbild das *Ganze* potentiell enthält, ist eine alte Position der Hermeneutik in neuem Gewand, die es ihr sogar erlaubt, den Diskurs über die *neuen Medien* zu organisieren: Die Beförderung der neuen Medien zur Kunstform befördert vor allem die Hermeneutik. Sie schmiegt sich ihnen mit einer einfachen topischen Umdrehung an. Man sieht rückwirkend, daß die Bedeutung des (In-) Bildes bei Schleiermacher (als Alternativ-Medium zur Schrift) ganz von der Zuordnung in der Unterscheidung *Ganzes/ Teile* abhängt. Die Schnelligkeit und Unmittelbarkeit ist kein Attribut des Bildes, sondern seiner um 1900 gewandelten Funktion auf der Seite der aufgewerteten *Teile.* Das jeweils neue *schnelle(re)* Medium steigt auf dieser Seite in den Diskurs ein und die Verhältnisse ändern sich durchaus auch innerhalb eines Autor-Oeuvres, das den mächtigeren topischen Verhältnissen untersteht: Die Gleichsetzung des platonischen In- oder Ur- *Bildes* mit dem *Typus* in der Schleiermacher-Lesart begegnet in Jüngers Werk spätestens wieder nach 1938[79] – „Stoizismus" nennt es die ideengeschichtliche Jünger-Forschung, „Desinvolture"[80] der Autor selbst: „Ich liebe diese Abweichungen, bei denen doch der Typus erhalten bleibt. Das sind die abenteuerlichen Reisen der Idee durch Archipele der Materie."

Die Differenz zwischen *Ganzem* (Gedicht/ Conception/ Kunst) und *Teilen* (Erregung/ Blitz/ Epigramm) läßt sich nun leicht umformulieren in die Differenz von *Verstehen* (Urbild) und *Photographieren* (Blitzhaftigkeit). Was man „einleuchtend" findet, bleibt Geschmacks- bzw. Dis-

78 J. Ortega y Gasset, Über den Blickpunkt in der Kunst (1924), in: ders., Gesammelte Werke, Bd. 3, Augsburg (1996), S. 307–325, hier: S. 307. Anders als der *konservative* Ortega argumentiert der *progressive* Sklovskij (in diesem Sinne konservativer): „Die Welt der Kunst, die Welt der Kontinuität (...) Die kontinuierliche Welt ist eine Welt des Sehens. Die diskontinuierliche Welt ist eine Welt des Erkennens. Das Kino ist ein Kind der diskontinuierlichen Welt." V. Sklovskij, Literatur und Kinematograph (1923), in: A. Flaker/V. Zmegac (Hg.), Formalismus, Strukturalismus und Geschichte, Kronberg/ T. (1974), S. 22–41, hier: S. 35.

79 Jünger, Strahlungen, S. 82.

80 Diese Umkehrung der hermeneutischen Topik kennzeichnet und motiviert auch die Unterschiede zwischen den beiden Fassungen von ‚Das Abenteuerliche Herz' aus den Jahren 1929 und 1938.

kurssache. Diese Differenz aber trennt den Schmerz um 1800 vom Schmerz um 1900: „Wie eben auch so der Schmerz ohne Maaß und Regel seufzt und schreit, sich in kläglichen Windungen umherwirft, und so die Tonleiter auf- und abläuft und alle barokksten willkührlichen Bewegungen am häufigsten wiederholt: so ist bei diesen Aeußerungen an ein Kunstwerk nicht unmittelbar zu denken.“[81] Was „in der modernen Form des Epigramms (...) entsteht wie ein Blitz im Moment“[82] als *Einfall* (Schleiermacher), ist um 1900 keine unliebsame poetologische Alternative mehr, sondern als *Anfall* uneingeschränkt erkenntnis- und damit kunstfähig: „Er litt Schmerzen. (...) ‚ich spüre Schmerzzonen, Ringe, Pole, ganze Büschel von Schmerzen. Sehen Sie diese lebenden Figuren? Diese Geometrie meines Leidens? Es gibt da Blitze, die völlig den Ideen gleichen. Sie bewirken Verstehen, – von hier bis dort ... Und doch lassen sie mich ungewiß‘.“[83]

„Maaß und Regel“ der aus Besinnung hervorgegangenen Kunst münden in die Geometrie der Schmerzen (vormals „Windungen und Willkühr“), deren Bedeutung „ungewiß“ bleibt. Was jetzt im Blitz (-licht) oder als Partikelfluß eines elektrischen *Feldes* erscheint, ist nach Nietzsches Diktum „oberflächlich aus Tiefe“[84]. Ein Feld, das sich illuminiert oder belichtet wird, offenbart keine räumliche „Tiefe“, keinen „Kern“, also keine Wegstrecke der Explikation, sondern Strukturen, *Figuren, Geometrie, Magie*: Die Photographie ist „eine Form des bösen Blicks“, „magische Besitzergreifung“[85], weil sie wiederum *Felder* und keine *Reihen* aufnimmt[86] und (*verzweigte* statt *gerundete*) Gestalten im kalten Auge hat.

81 Schleiermacher, Kunst, S. 162.

82 Schleiermacher, Werke, Bd. 4, Leipzig (1911), S. 191.

83 P. Valéry, Monsieur Teste, S. 317.

84 Nietzsche, KSA 3, 352 (= Die Fröhliche Wissenschaft. Vorrede zur zweiten Ausgabe [1886]): „Oh diese Griechen! Sie verstanden sich darauf, zu leben: dazu thut Noth, tapfer bei der Oberfläche, der Falte, der Haut stehen zu bleiben, den Schein anzubeten, an Formen, an Töne, an Worte, an den ganzen Olymp des Scheins zu glauben! Diese Griechen waren oberflächlich – aus Tiefe!“

85 Jünger, Blätter, S. 202. Dazu Mattenklott, Leib, S. 53–59.

86 In umgekehrten topischen Verhältnissen „um 1800“ ist es die ‚Weisheit der Gasse‘, die sich schon elektrisch (aber noch kunstlos) artikuliert: „Es giebt also Lehren, mußte ich zu mir sagen, deren Wahrheit plötzlich trifft, deren Gewißheit schnell einleuchtet, deren innewohnende Klarheit alle weitere Erklärung überflüßig macht, deren Anwend-

Die „Ungewißheit" der *Teste*-Person zeigt es an: Der hermeneutische Zirkel wiederholt sich im Studium der *Oberfläche* schon allein deshalb, weil er aus dem *Inneren* nur verdrängt wurde. Wie die Wiederholungslektüre die Trennung von Haupt- und Nebengedanken (*Verstehen*) hervorbringt, kommt auch die *Struktur* des Aufgenommenen erst in der Betrachtung, im trennenden Blick auf Haupt- und Nebenlinien zustande. Schrift ist in genau diesem Sinne ornamental.[87] Die zwischen Lavater und Lichtenberg entbrannte Debatte um das „Physiognomieren" und ihre mehr oder minder trivialen hermeneutischen Trugschlüsse kehrt mit der poetologischen Salvierung der Photographie wieder. Jünger formuliert 1930, was man vom Lichtbild erwarten darf: „einen feinen Abdruck des äußeren Geschehens"[88]. Robert Musil zitiert zustimmend Bela Balazs' Physiognomik des Film, „daß das Bild jedes Gegenstands eigentlich einen inneren Zustand bedeutet."[89] Auch *Bilder* schütteln die hermeneutische Topik nicht ab. Die Konsequenzen für die Photographie formuliert Dolf Sternberger im Erscheinungsjahr des Jüngerschen *Schmerz*-Essays: „Das gleichförmige Ornament, die ‚Faktur' einer Flachlandschaft vom Flugzeug aufgenommen – und das System von Licht- und Schattenpunkten auf der Oberfläche eines menschlichen Gesichts – aus fünfzig Zentimeter Entfernung photographiert – sind beide von einerlei Ursprung und Art: ein freilich genußreiches Flächenwerk – genußreich aber nur für eine Weile! –, das die Gegenstände

barkeit so kunstlos als ausgebreitet ist. (...) Denn Sprichwort in engster Bedeutung ist ein Wort, das von Vielen in Einerley Verstand bey mancherley Anlässen wiederholet wird. Wie sich der elektrische Schlag der ganzen geschlossenen Reihe der Verbundenen mittheilet: so trifft die Wahrheit des Sprichwortes mit ihrem Blitze alle Gemüther, denen sie sich in wiederkommenden, oder ähnlichen Ereignissen offenbaret – wie im Wiederscheine." J. M. Sailer, Die Weisheit auf der Gasse oder Sinn und Unsinn deutscher Sprichwörter (1810), Frankfurt/M. (1996), S. 6 und 35.

87 Dazu G. von Graevenitz, Locke, Schlange, Schrift. Poetologische Ornamente der Lyrik (Zesen, Klopstock, Goethe, Handke), in: S. Kotzinger/G. Rippl (Hg.), Zeichen zwischen Klartext und Arabeske, Amsterdam (1994), S. 241–260.

88 E. Jünger, Krieg und Lichtbild, in: ders. (Hg.), Das Antlitz des Weltkrieges. Fronterlebnisse deutscher Soldaten, Berlin (1930), S. 9-11, hier: S. 11.

89 R. Musil, Ansätze zu neuer Ästhetik. Bemerkungen über eine Dramaturgie des Films (März 1925), (= Rez. Bela Balazs, Der sichtbare Mensch, Wien – Leipzig), in: ders., Prosa und Stücke. Kleine Prosa, Aphorismen. Autobiographisches. Essays und Reden. Kritik, Reinbek b. Hamburg (1978), S. 1137–1154, hier: S. 1142.

ganz ebenso zudeckt und unsichtbar macht wie ehedem der verfließende Nebel.“[90]

Im Nebel wird, weil alles sich wie bei einer grobkörnigen Auflösung zur Teilchenmasse verflüchtigt, herumgestochert: Ein *Teil*, eine Nebensache, ein *punctum* wird zum Zentrum des wahrgenommenen Bildes. Aber „die Einstellung auf Vieldeutigkeit“, schränkt Heidegger in seiner *Anzeige der hermeneutischen Situation* von 1922 ein, „ist kein bloßes Herumstochern in isolierten Wortbedeutungen, sondern Ausdruck der radikalen Tendenz, die bedeutende Gegenständlichkeit selbst zugänglich (...) zu machen.“[91] Roland Barthes hängt seine *Bemerkungen zur Photographie* an diesem Detail auf: „So blitzartig das punctum auftauchen mag, so verfügt es doch, mehr oder weniger virtuell, über eine expansive Kraft.“[92] Schließlich erfüllen die erstarkten *Teile*, der *Blitz*, das autonome *punctum*, die utopische Mission der traditionellen Hermeneutik auch im neuen Medium der Photographie: „Sich als Medium aufzuheben, nicht mehr Zeichen, sondern die Sache selbst zu sein.“[93]

Wir erinnern uns: Die Befürchtung, daß es nur lauter „kleine Ganze“ gibt, wird von Schleiermacher ausgeräumt mit dem wenig überzeugenden Hinweis auf „solche Werke des schöpferischen Geistes, welche

90 D. Sternberger, Über die Kunst der Photographie, in: Neue Deutsche Rundschau (1934), S. 412–435, hier: S. 432. Dieser Gedanke Sternbergers, daß gerade die sachlich-distanzierte Genauigkeit zur Auflösung des Wahrgenommenen, zur Desorientierung führt, findet sich schon im *Arbeiter* von 1932: „Es ergibt sich eine verblüffende Identität der Vorgänge, die wiederum nur durch das Auge eines Fremdlings in ihrem vollen Umfange zu erfassen ist. Dieses Treiben gleicht den wechselnden Bildern einer Laterna magica, die eine konstante Lichtquelle erhellt. Wie soll Ahasver unterscheiden, ob er bei einer Aufnahme im photographischen Atelier oder bei einer Untersuchung in einer Klinik für innere Krankheiten zugegen ist, ob er ein Schlachtfeld oder ein Industriegelände überquert (...).“ Jünger, Arbeiter, S. 99.

91 M. Heidegger, Anzeige der hermeneutischen Situation (= Einleitung zu: ders., Phänomenologische Interpretationen zu Aristoteles, 1922), in: Dilthey-Jahrbuch, 6. Jg. (1989), S. 235–274, hier: S. 240.

92 R. Barthes, Die helle Kammer. Bemerkungen zur Photographie, Frankfurt/M. (1985; EA 1980), S. 55. Vgl. dazu A. Haverkamp, Das Bildgedächtnis der Photographie: Roland Barthes und Augustinus, in: ders. (Hg.), Memoria (= Poetik & Hermeneutik XV), München (1993), S. 47–66.

93 Ebd.

ins Unendliche gegliedert und zugleich im einzelnen unerschöpflich"[94] sind. Nimmt man Schlegels gleichartige Charakterisierung des Fragments hinzu, daß nämlich ein Fragment „gleich einem kleinen Kunstwerke von der umgebenden Welt ganz abgesondert und in sich selbst vollendet"[95] sein muß, wird eines deutlich: Die Unterscheidung *Ganzes/Teile* ist fiktiv, d.h. symmetrisch. Die hermeneutische Topik aber realisiert sich asymmetrisch und das „Unendliche" muß jeweils bestimmt werden: „Das einzig unendliche ist der Schmerz."[96] Doch eine Unendlichkeit, die dem Teil entstammt, kann sich nicht im Modus des Ganzen, nämlich prozessual, äußern, sondern wirkt im Aufflackern, punktuell, blitzartig, als Störung. Das ist es, was 1934 für Emil Cioran die „Wirklichkeit des Leibes" auszeichnet: „Des Leibes Wirklichkeit gehört zu den schrecklichsten. Ich möchte sehen, was der Geist ohne die Gärungen des Fleisches bedeuten würde, oder das Bewußtsein ohne eine überspannte nervöse Empfindlichkeit."[97] Die Wirklichkeit des Leibes und die Wirklichkeit der Kunst treffen sich hier. „Die Gleichgewichtsstörung des Wirklichkeitsbewußtseins, welche jedes Kunstwerk ausmacht", schreibt Robert Musil 1924, hängt mit „Vorgängen zusammen, welche die Psychologie Verdichtung und Verschiebung nennt"[98]. Im Falle der *Verdichtung* tritt „ein einzelnes Bild (Teil) als Repräsentant eines Komplexes" auf und erscheint „mit dem unerklärlich hohen Affektwert des Ganzen geladen (Magische Rolle von Haaren, Fingernägeln, Schatten, Spiegelbild u.dgl.)."[99]

94 Schleiermacher, Begriff, S. 334.

95 Schlegel, Fragmente, S. 99.

96 E. Canetti, Die Provinz des Menschen. Das Geheimherz der Uhr. Aufzeichnungen 1942–1985, Frankfurt/M. (1989), S. 333.

97 E. M. Cioran, Auf den Gipfeln der Verzweiflung, Frankfurt/M. (1991; EA 1934), S. 66. Vgl. auch M. Eliade, Das verlöschende Licht (rumän., *Lumina se stinge*, 1934). Deutsche Übersetzung: *Der besessene Bibliothekar*, Frankfurt/M. (1998), S. 224f.

98 Musil, Ansätze, S. 1139. Vgl. auch E. Jünger, Die Staubdämonen. Eine Studie zum Untergang der bürgerlichen Welt (1931), in: ders., Blätter, S. 100f.: „Der erste Eindruck, den die Betrachtung eines solchen Blattes erregt, ruft einen gewissen Taumel, eine Störung des inneren Gleichgewichtes hervor, die in der Wahrnehmung begründet liegt, daß hier die gewohnte Ordnung, das Gefüge unserer Welt in seiner Festigkeit getroffen ist. Die Mittel, durch die dieses Erschrecken hervorgerufen wird, sind verschiedener Art. Sie beruhen einmal darauf, daß der sichtbare Zusammenhang dieser Welt in einer zunächst fast unmerkbaren Weise zerrissen wird."

99 Musil, Ansätze, S. 1139.

Diese Möglichkeit liegt schon lange bereit: Wie sich das *Ganze* des Leibes (bzw. des Geistes[100]) nur in der *Störung* des Schmerzes zu Bewußtsein bringt, realisiert sich die Ganzheit des Werks für Friedrich Schlegel um 1800 (gänzlich unzeitgemäß) im kongenialen Leser, denn „eine bloße Darstellung des Eindrucks würde (...) den kürzern ziehen müssen (...) gegen den Gedanken des Lesers (...) den das Rechte trifft wie der Blitz."[101] Damit aber ist die Realität des Werks als Organon und Totalität befristet und die Autonomie der Splitter, die Utopie der Kontextlosigkeit[102] *(pars pro toto)* auf den Weg gebracht, welche, so die Pointe, die Totalität unmittelbarer zur Geltung bringen kann. Schmerz, Photographie, Epigramm und Fragment konvergieren in diesem Punkt. Der zeitraubende Akt der Lektüre verschwindet buchstäblich im Dunkeln zwischen den Belichtungen, im „verfließenden Nebel."

Die schmerzhafte Seite des Blitzes, das Getroffen-werden und seine vermeintlich *verdichtenden*, den Kontext überspringenden, *intensivierenden* Effekte, sind für Rolf Dieter Brinkmann Anlaß zu dem Versuch, *Kunst und Leben* erneut in Einklang zu bringen. Zunächst wird „der Teil eines Augenblicks" geschildert, „da in einer Unterhaltung ein Teil des Gedankens, den man gerade sagen will, stark lautlos in einem aufleuchtet und zu einer rasch bewegten Szene wird mit Farben, Farbnuancierungen, differenzierten, klaren Bewegungen", welche in „einer beziehungsreich geordneten Nähe und Tiefe, in durchgehender, einheitlicher Dynamik verklammert"[103] sind. In diesem Teil ist dann „jede Einzelheit stark & intensiv vorhanden jenseits der Sprachebene/"[104]. Der Teilgedanke überspringt das alte lineare Medium („Sprache") und erlangt neue Aussagekraft: „ein Gesamteindruck von dem, was gesagt werden möchte, flammt im Blitzlicht an einem Schnittpunkt auf/ die starre

100 „Damit das Bewußtsein einen gewissen Intensitätsgrad erreicht, muß der Organismus leiden, ja sogar sich auflösen." E. M. Cioran, Über die Krankheit (1964), in: ders., Der Absturz in die Zeit, Stuttgart (1980), S. 89–102, hier: S. 89.

101 Schlegel, Fragmente, S. 151.

102 Vgl. H. Küntzel, Essay und Aufklärung, München (1969), S. 60: „Der Aphorismus ist gewissermaßen der autarke, der in Verteidigungszustand gesetzte Einfall." Außerdem: G. Steiner, Das totale Fragment, in: L. Dällenbach/C. L. Hart Nibbrig (Hg.), Fragment und Totalität, Frankfurt/M. (1984), S. 18–29: hier: S. 25.

103 R. D. Brinkmann, Notizen, S. 280.

104 Ebd.

Fixierung in den Abstraktionen der Gegenwart zerreißt/ ein intensiver Vorgang läuft ab, der eine physische Dichte besitzt, dem dann nur noch" – die Ernüchterung und damit die Rückkehr in das Ausgangsmedium – „die mühsame Fortsetzung des einmal begonnenen Satzes folgt."[105]

Hat sich nun im Sog der Fragment-Ästhetik das Epigramm, der Blitz, der Schmerz, das Photo, der Schnitt (cut) als Trägerseite des Mehrwerts durchgesetzt, bricht die Problematik der Kaschierung der tatsächlichen Symmetrie nicht wieder auf, solange der kurze Auftritt eines nebulösen *Ganzen* in der Kette der Blitze befriedigt oder die Ornamentik des Ausschnitts schon für den Sinn genommen wird, den man erst unter den immergleichen Bedingungen der (Wiederholungs-) Lektüre herauszulesen hätte: *Das Ganze ist das Rätsel*[106]. Wenn das Ganze aber seine (nebulösen) Konturen verliert, in seiner Konstruiertheit transparent wird (und sich in kleine Ganze auflöst), gerät die hermeneutische Grundoperation der Trennung (Nebenlinien/Außen, Hauptlinien/Innen) ins Trudeln und der Erzähl- oder Schreibfluß ins Stocken. Der Schreiber Joseph Conrad legt seinem Erzähler Charles Marlowe die Geschichte dieser Wende 1900 an der Londoner Themse in den Mund und benennt die Eckdaten der modernen Romanpoetik: „Die Geschichten der Seeleute haben eine schlichte Direktheit, ihr ganzer Sinn liegt in der Schale einer Nuß. Aber Marlowe war nicht typisch (...) und für ihn lag der Sinn einer Begebenheit nicht im Inneren wie ein Kern, sondern außerhalb und umhüllte die Erzählung, die ihn nur offenbar werden ließ, wie die Glut einen Dunst erzeugt, ähnlich jenen Nebenhöfen, die manchmal sichtbar werden durch das gebrochene Licht des Mondscheins."[107]

105 Ebd.

106 Über Kubins Arbeiten schreibt Jünger zuerst 1931: „Leben und Tod, Gesicht und Maske, Traum und Wirklichkeit fließen seltsam ineinander ein; das Bewegliche scheint erstarrt und das Starre irgendwie beweglich zu sein. Den Häusern, Bäumen, Gerätschaften und selbst dem Gerümpel haftet ein menschlicher und oftmals tückischer Charakter an, während der Mensch stumpf, tierisch oder automatenhaft im Bilde steht. Daher kommt es, daß das Auge diesen Anblick als eine Aufforderung zum Suchen empfindet; es sieht sich vor das Bild als vor ein R ä t s e l gestellt." Jünger, Blätter, S. 99–106, hier: S. 101.

107 J. Conrad, Herz der Finsternis, Frankfurt/M. (1992; EA 1902), S. 11.

Das Mondlicht als „fremdes Medium“ (zer-) bricht die Gegenstände wie jene „Gegenstände, die man unter einem Vorhang von Algen am Grunde des Wassers erblickt“.[108] Doch die Blicke auf den Grund, die die schaukelnden Algenteppiche im fremden Medium gewähren, haben für Jünger und Conrad denselben Effekt, denn „seine Bemerkung war durchaus nicht überraschend. Sie war ganz Marlowe.“[109] Die solcherart ausgeleuchteten ‚disiecti membra poetae‘, – um die andere Poetik der Nuß[110] wenigstens indirekt ins Spiel zu bringen –, prägen von nun an den Blick auf Zukunft und Vergangenheit gleichermaßen. Hören wir Marlowe zuende an: „‚Ich dachte an Zeiten, die weit zurückliegen, als die Römer zum ersten Mal hierher kamen, vor neunzehnhundert Jahren – neulich ... seitdem war dieser Fluß eine Quelle der Erleuchtung – (...) es ist wie ein Feuersturm auf einer Ebene, wie ein Blitz im Gewölk. Wir leben im Aufflackern – möge es dauern, solange die alte Erde sich dreht!‘“[111]

Das Aufflackern, „die Blizesschnelle, Blizeshelle, Blizeskraft, Blizeswirkung“[112], die Lavater schon 1793 dem Genie zuschreibt, bezeichnet für Martin Heidegger im Wintersemester 1943/44, dem Jahr der dritten Auflage der *Blätter und Steine*, immerhin den „Anfang des abendländischen Denkens“. Seine gleichnamige Vorlesung über Heraklit berührt das Fragment Nr. 64: „Das Weltall aber steuert der Blitz.“[113] „Den *Blitzkrieg* hat er damit nicht gemeint“[114], befindet Heiner Müller im Gespräch. Wie wichtig die Lektüre der *Blätter und Steine* als „eine seltsame

108 E. Jünger, Sizilischer Brief an den Mann im Mond (1930), in: ders., Blätter, S. 7.

109 Conrad, Herz, S. 11.

110 „Wir haben an der Natur nichts als Turbatverse und disiecti membra poetae zu unserm Gebrauch übrig. Diese zu sammlen ist des Gelehrten; sie auszulegen, des Philosophen; sie nachzuahmen – oder noch kühner! – sie in Geschick zu bringen, des Poeten bescheiden Theil.“ J. G. Hamann, Aesthetica in nuce (1762), in: ders., Sokratische Denkwürdigkeiten. Aesthetica in nuce, Stuttgart (1968), S. 87.

111 Conrad, Herz, S. 11.

112 J. K. Lavater, Talent und Genie, in: Urania für Kopf und Herz (1793), hg. v. J. L. Ewald, Hannover, 3 Stk., S. 254ff., hier: S. 255, zit.n. G. Stanitzek, ‚0/1‘, ‚einmal/zweimal‘ – der Kanon in der Kommunikation, in: B. J. Dotzler (Hg.), Technopathologien, München (1992), S. 114.

113 Hier zitiert nach W. Kranz (Hg.), Die Fragmente der Vorsokratiker. Griechisch und deutsch von H. Diels, Erster Band, Berlin (1934), S. 165.

114 A. Kluge/ H. Müller, ‚Ich bin ein Landvermesser‘. Gespräche mit Heiner Müller. Neue Folge, Hamburg (1996), S. 114.

Mischung aus so ästhetischer Theorie mit literarischen Texten“[115] für diesen Autor war, hat er schon dem vorangegangenen Gespräch anvertraut. Jünger selbst erhielt als Geschenk im März 1933 eine „kleine, zweisprachige Heraklit-Ausgabe“[116] von Carl Schmitt. Im Jahr seiner *Blätter und Steine* erscheint die von Walther Kranz Wilhelm Dilthey zugeeignete aufwendige Neuedition der *Fragmente der Vorsokratiker.* Hier lesen wir: „(Wie) ein Haufen aufs Geratewohl hingeschütteter Dinge (?) die schönste (Welt) ordnung.“[117] Müller interpretiert bündig: „Der Kosmos als Schrotthaufen.“[118] Was Ordnung schaffen könnte in einem solchen Haufen[119], erfahren wir in Heideggers pathetischer Lesart des Fragments Nr. 64: „Das Feuer als der Blitz ‚steuert‘, überblickt und überscheint im voraus das Ganze und durchfährt vorleuchtend das Ganze dergestalt, daß je in dem, was nur ein Blick des Auges zumal erblickt, jedesmal das Ganze in sein Gefüge sich fügt und facht und scheidet.“[120]

Der Blitz als augenblickhaftes Ereignis hat eine aktive, das Ganze bestimmende Potenz, „denn die allerinnerlichste, tiefste Geburt im Kern“, schreibt Jakob Böhme 1612, „ist nur also (…) im Blitze, wo der verbor-

115 A. Kluge/H. Müller, ‚Ich schulde der Welt einen Toten‘, Hamburg (1996; EA 1995), S. 74: „In der SBZ also in diesem Entstehungsprozeß, in dieser Struktur, aus der dann die DDR wurde, habe ich zum ersten Mal wirklich bewußt Jünger gelesen (…) Das war eine Anthologie ‚Blätter und Steine‘. (…) Das war für mich wirklich wichtig. Ich habe den Jünger eben vor Brecht gelesen.“ Außerdem: „Faulkner war die große und schockierende Leseerfahrung meines Nachkriegs, nach Jünger und Nietzsche und vor Majakowski, Scholochow, Brecht (…).“ H. Müller, Mein Nachkrieg. Beschreibung einer Lektüre, in: Frankfurter Allgemeine Zeitung, Nr. 223, 25. 9. 1997, S. 41.

116 E. Jünger, Strahlungen, Tübingen (1949), S. 619: „Gelesen in der kleinen, zweisprachigen Heraklit-Ausgabe, die Carl Schmitt mir am 23. März 1933 schenkte.“

117 Kranz, Vorsokratiker, S. 178 (= Fragment, Nr. 124).

118 Kluge/Müller, Landvermesser, S. 150.

119 Vgl. dazu H. Freyers Definition: „Der Sinn einer Gestalt ist dasjenige Zentrum in ihr, auf das alle Einzelelemente, die sie in sich enthält, verstehbar nach ihrer Funktion und Bedeutsamkeit fürs Ganze, bezogen sind. Dasjenige also, was zu den Teilen der Gestalt ihre Einheit hinzufügt. Ohne ein solches Zentrum wäre sie ein Haufe von Merkmalen, kein Gefüge, wäre eine Summe, aber kein Ganzes, wäre Mannigfaltigkeit, aber keine Gestalt.“ H. Freyer, Der Staat, Leipzig (1926; EA 1925), S. 9f.

120 M. Heidegger, Der Anfang des abendländischen Denkens. Heraklit (1943/44), in: ders., Gesamtausgabe, II. Abteilung: Vorlesungen 1923–1944, Bd. 55: Heraklit, Frankfurt/M. (1979), S. 162.

gene Geist geboren wird."[121] Die Vollkommenheit eines menschlichen Gottes oder eines vergötterten Kunstwerks geht niemals nur in der bloßen Symmetrie auf. Die Metapher überirdischer Inspiration bleibt auch im bügerlichen Zeitalter der Blitz. Die Skulptur der bildenden Kunst überragt die Ordnungsarbeit der Architektur gerade, „indem der Blitz der Individualität in die träge Masse schlägt, sie durchdringt und die unendliche, nicht mehr bloß symmetrische Form des Geistes selber die Leiblichkeit konzentriert und gestaltet."[122]

Welches Auge aber ist gemeint? Das „Auge Zarathustra's, ein Auge, das die ganze Thatsache Mensch aus ungeheurer Ferne übersieht"[123], hat Friedrich Nietzsche „als höchsten Wunsch"[124] – und könnte sich (wie Nadar erstmals 1858) Aufnahmen aus einem Luftballon[125] wünschen. Aber was meint dieses Auge? Nietzsche hat auch hierauf eine Antwort: „Der graue Himmel der Abstraktion wie von Blitzen durchzuckt; das Licht stark genug für alles Filigran der Dinge; die grossen Probleme nahe zum Greifen; die Welt wie von einem Berge aus überblickt. – Ich definirte eben das philosophische Pathos."[126] Heideggers Auge überblickt 1944 wie Hölderlins (Adler-) Auge aus großer Höhe ein fiktives *Germanien* – und wir können Nietzsches Pathos-Formel zur Geltung bringen: „Vom Aether aber fällt/ Das treue Bild und Göttersprüche reegnen/ Unzählbare von ihm und es tönt im innersten Haine./ Und der Adler, der vom Indus kömmt,/ Und über des Parnassos/ Beschneite Gipfel fliegt, hoch über den Opferhügeln/ Italias, und frohe Beute sucht/ Dem Vater, nicht wie sonst, auf beiden Seiten/ Den Fittig spannend mit gespaltenem Rüken überschwingt er/ Die Alpen zulezt und sieht die vielgearteten Länder."[127] Diese (Adler-) Vogelperspektive

121 J. Böhme, Aurora oder Morgenröte im Aufgang, Frankfurt/M. u. Leipzig (1992), S. 197. Zur Geschichte dieser Metaphorik vgl. F. Ohly, Die Geburt der Perle aus dem Blitz (1974), in: ders., Schriften zur mittelalterlichen Bedeutungsforschung, Darmstadt (1977), S. 293–311 u. O. Brise, Die Macht der Metaphern. Blitz, Erdbeben und Kometen im Gefüge der Aufklärung, Stuttgart (1998).

122 G. W. F. Hegel, Vorlesungen über die Ästhetik I, Frankfurt/M. (1986), S. 118.

123 Nietzsche, KSA 6, 12 (= Der Fall Wagner. Ein Musikanten-Problem [1888])

124 Ebd.

125 Dazu P. Virilio, Das öffentliche Bild, Bern (1992), S. 22ff.

126 Nietzsche, KSA 6, 14.

127 F. Hölderlin, Germanien (1801/03), in: ders., Sämtliche Werke und Briefe, Bd. 1, hg. v. M. Knaupp, Frankfurt/M. (o.J.), S. 405f.

dient der „technisch-optischen Distanzierung von unübersichtlichen Bewegungsszenen“[128]. Noch Hofmannsthals *Andreas* „schwingt sich auf zu ihm mit einem beseligten Gefühl“, denn „er ahnte, daß ein Blick, von hoch genug, alle Getrennten vereinigt (...).“[129]

Zwischendurch nimmt die Unübersichtlichkeit der (zumeist militärischen) Bewegungen zu: ca. 60 Millionen Luftbilder helfen an der Westfront im Ersten Weltkrieg die Übersicht zu behalten. Das Problem, das die Kriegsphotographie von Anfang an bearbeitet[130], wie das Ganze des Krieges in einem Bild einzufangen ist[131], läßt sich auch aus der Luft (trotz *Andreas von Ferschengelders* Optimismus) erst auf Umwegen lösen: „Es entstanden mathematische Verfahren, die nunmehr stets senkrecht nach unten abgelichteten Bilder zu ‚entzerrren‘ und über Meßpunkte in das Koordinatensystem topographischer Karten zu bringen.“[132] Die Areophotogrammetrie, die sich bereits 1915/16 zu einer eigenen Stabsabteilung des deutschen Heeres entwickelt, hat genau genommen ein altes hermeneutisches Problem zu lösen: „Landschaft und Landschaftsbild, diese Begriffe sind nicht abgeleitet von den kleinen Objekten, aus denen sich die Landschaft im einzelnen zusammensetzt,

128 B. Fuhs, Bilder aus der Luft. Anmerkungen zur Konstruktion einer Perspektive, in: Zeitschrift für Volkskunde, 89. Jg. (1983), S. 233–250, hier: S. 235.

129 H. v. Hofmannsthal, Andreas oder die Vereinigten (1930), in: ders., Erzählungen, Frankfurt/M. (1986), S. 260–347, hier: S. 315.

130 Ein berühmter Kriegsphotograph berichtet aus der Praxis: „Ich habe wieder und wieder versucht, Ereignisse auf ein einziges Negativ zu bringen, aber die Ergebnisse waren hoffnungslos. Alles geschieht in so großem Maßstab (...) Die Personen zerstreut, die Atmosphäre mit Dunst und Rauch dicht erfüllt – Granaten, die einfach nicht explodieren, wenn man sie braucht. Alle Teile eines Bildes waren da, könnten sie bloß zusammengebracht und verdichtet werden.“ F. Hurley, Kriegstagebuch, in: Hurley at War. The Photography and Diaries of Frank Hurley in two World Wars. The Fairfax Library in association with Daniel O’Keefe, Sidney (1986), S. 61.

131 Hurleys bekanntestes Bild „zeigt die Urszene des Ersten Weltkriegs. Die zur grauen Schlammwüste zerschossene Landschaft ist durch ein System von Gräben und Stacheldraht durchzogen (...) Das Bild hält den Augenblick fest, in dem die Soldaten mit Stahlhelm und aufgepflanztem Gewehr über den Grabenrand zum Angriff springen: ein weiterer Versuch, den mythischen ‚Durchbruch‘ zu erzwingen.“ Dieses Bild „ist aus zwölf Negativen, im Oktober 1917 bei Zonnebeke aufgenommen, zusammengesetzt.“ B. Hüppauf, Kriegsfotografie an der Schwelle zum Neuen Sehen, in: B. Loewenstein (Hg.), Geschichte und Psychologie. Annäherungsversuche, Pfaffenweiler (1992), S. 205–233, hier: S. 217f.

132 Fuhs, Bilder, S. 239.

sie sind gewonnen aus einer von vornherein zusammenfassenden Art der Betrachtung."[133] Da es schon zu Anfang des Jahrhunderts nur (wenn auch metaphorische) Krater- (oder Mondlandschaften) zu sehen gibt, bleiben die Probleme dieselben. Die Blitze aber, die den „grauen Himmel der Abstraktion" durchzucken, sind – der pathetische Nietzsche weiß es immerhin – eben metaphorisch. Und Jünger? Er weiß es wohl auch. Die Technik kann der Topik nichts anhaben, wenn sich auch das *Antlitz der Welt* verändert: „Ebenso muß man sich darüber im klaren sein, daß Photographien von Mondlandschaften, Negerstämmen, Korallenriffen, ähnlich wie Aufnahmen aus Flugzeugen oder Unterseebooten, die Dinge in einer Weise feststellen, die einem besonderen und eigenartigen Vermögen zugeordnet sind. Es findet bereits durch den reinen Akt der ‚Aufnahme' eine Wertung statt, die etwa jener entspricht, mit der man ganz unbewußt jede mögliche Erscheinung an den Maßstäben bestimmter geistiger Systeme mißt."[134]

Was aber weiß die Topik selbst? Befragen wir Ernst Robert Curtius, der seit 1932[135] an seinem Hauptwerk *Europäische Literatur und lateinisches Mittelalter* von 1948 arbeitet. Das Buch widmet er neben Aby Warburg dem Philologen Gustav Gröber, dessen *Grundriß der romanischen Philologie* von 1888 er auch das Motto, genauer: einen „Leitsatz" für das monumentale Werk entnimmt: „Absichtsvolle Wahrnehmung, unscheinbare Anfänge gehen dem zielbewußten Suchen, dem allseitigen Erfassen des Gegenstandes voraus. Im sprungweisen Durchmessen des Raumes hascht dann der Suchende nach dem Ziel. Mit einem Schema unfertiger Ansichten über ähnliche Gegenstände scheint er das Ganze erfassen zu können, ehe Natur und Teile gekannt sind. Der vor-

133 H.-G. Gierloff-Emden/H. Schroeder-Lanz, Luftbildauswertungen, Bd. 1: Grundlagen, Mannheim/Wien/Zürich (1970), S. 15.

134 E. Jünger, Einleitung, in: E. Schulz (Hg.), Die veränderte Welt. Eine Bilderfibel unserer Zeit, Breslau (1933), S. 8.

135 Curtius' erste Publikation zur Toposforschung: Jorge Manrique und der Kaisergedanke, in: Zeitschrift für Romanische Philologie 52 (1932), S. 129–151. Gleichzeitig erscheint auch ders., *Deutscher Geist in Gefahr*, Stuttgart/Berlin (1932). Genaueres zur Vorgeschichte bei P. Jehn, Ernst Robert Curtius: Toposforschung als Restauration, in: ders., Toposforschung. Eine Dokumentation, Frankfurt/M. (1972), S. 7–64. Curtius selbst berichtet: „Die Vorarbeiten zu diesem Buch wurden 1932 begonnen." E. R. Curtius, Vorwort (1947), in: ders., Europäische Literatur und lateinisches Mittelalter, Bern (1948), S. 9.

schnellen Meinung folgt die Einsicht des Irrtums, nur langsam der Entschluß, dem Gegenstand in kleinen und kleinsten Schritten nahe zu kommen, Teil und Teilchen zu beschauen und nicht zu ruhen, bis die Überzeugung gewonnen ist, daß sie nur so und nicht anders aufgefaßt werden dürfen."[136]

Diese übervorsichtige hermeneutische Anleitung ist allerdings für den Curtius der dreißiger Jahre nicht mehr als eine nostalgische Reminiszenz an den Lehrer aus dem neunzehnten Jahrhundert. Seine eigene Methodik folgt einem anderen Medium: „Die heutige Archäologie hat überraschende Entdeckungen gemacht durch die Luftphotographien aus großer Höhe. Durch diese Technik ist es z.B. gelungen, das spätrömische Verteidigungssystem in Nordafrika erstmalig zu erkennen. Wer auf dem Boden vor einem Trümmerhaufen steht, kann die Ganzheit nicht sehen, die die Fliegeraufnahme sichtbar macht. Aber diese Aufnahme muß dann vergrößert werden und mit der Generalstabskarte verglichen werden. Eine gewisse Analogie zu diesem Verfahren bietet die hier angewandte Technik der Literaturerforschung."[137] Der Historiker Barthold Georg Niebuhr beschreibt hundert Jahre früher in seinem *Brief an einen jungen Philologen* diejenigen Schwierigkeiten, welche Curtius mit Hilfe der neuen Medientechnik endgültig aus dem Weg geräumt sieht: „Das Althertum ist einer unermeßlichen Ruinenstadt zu vergleichen, über die nicht einmal ein Grundriß vorhanden ist, in der sich jeder selbst zurecht finden und sie begreifen lernen muß, das

136 E. R. Curtius, Europäische Literatur und lateinisches Mittelalter. Elfte Auflage, Tübingen (1993), S. 7.

137 E. R. Curtius, Vorwort zur zweiten Auflage (1953), in: ders., Europäische Literatur (1993), S. 9–11, hier: S. 10. Auch zentrale Debatten der Gegenwart werden *von oben* geführt. Das merkwürdig verkrümmte Gebäude des neuen Berliner Jüdischen Museums von Daniel Libeskind erfährt seine (mehrfache) Deutung aus der Luft: „Aber vielleicht stellt das Gebäude vielmehr einen Blitz dar, der von seiner Straßenfront ausgeht. Die meisten Luftaufnahmen des Baus fangen ihn ein. Unübersehbar ist die Dynamik dieser Figur; sie legt die Blitzdeutung nahe. (...) Die Luftaufnahme eines unlängst verunglückten Zuges macht deutlich, was hier geschieht: Auf ein Hindernis geprallt, streben die Waggons in alle Richtungen auseinander, aber bleiben doch miteinander verkoppelt, so daß eine durchlaufende Dynamik zugleich mit den vielfältig gegenstrebigen Kräften erkennbar bleibt. (...) So hat sich das Bild des Eisenbahnzuges plötzlich, so schlagartig, wie es sich für ein echtes Symbol gehört, zu höchster Bedeutsamkeit aufgeladen." H. Ritter, Die erleuchtete Katastrophe, in: Frankfurter Allgemeine Zeitung, 27. 8. 1997, Nr. 198, S. 29.

Ganze aus den Theilen, die Theile aus sorgfältiger Vergleichung und Studium, und ihrem Verhältnis zum Ganzen."[138] Die *Ganzheit* ist jedoch nach wie vor nicht wirklich zu sehen – sie heißt „abendländische Tradition"[139] – und der Versuch, sie sichtbar zu machen, muß „erst recht den Charakter des Fragmentarischen tragen."[140]

Curtius Konzept der topoi als „feste Cliches oder Denk- und Ausdrucksschemata"[141] ist ein kulturkritisch-epochenpolitisches Instrument. Der Toposbegriff weist sich zwar wissenschaftlich aus als „Literaturerforschung", aber er verschenkt das eigentlich reflexive Potential der Topik, wie wir noch sehen werden. Der Topos ist bei Curtius schließlich Motiv, Redewendung, Begriff und Sinnspruch in einem, weist sich gemäß dem Projekt einer Epochenkonstruktion inhaltlich aus: die Topik „birgt Menschliches und Göttliches."[142] Diese unspezifische Toposkategorie hat ihrerseits eine Tradition.[143] Der ungenaue Umgang mit den Begriffen *topos, locus, topos konoi, locus communis, Gemeinplatz, Gemeinort* etc. kennzeichnet die gesamte Forschung.[144] Es können

138 B. G. Niebuhr, Brief an einen jungen Philologen. Mit einer Abhandlung über Niebuhr's philologische Wirksamkeit und einigen Excursen, hg. v. Dr. Karl Georg Jacob, Leipzig (1839), S. 135.

139 Curtius, Literatur (1948), S. 9.

140 Ebd.

141 Vgl. E. R. Curtius, Beiträge zur Topik der mittellateinischen Literatur, in: Corona Quernea, Festgabe f. Karl Strecker z. 80. Geb. dargebracht, Leipzig (1941), S. 1-14. Vgl. auch ders., Ortega y Gasset, in: ders., Kritische Essays zur europäischen Literatur, Bern (1950), S. 283.

142 Vgl. Curtius, Literatur (1993), S. 89–115, hier: S. 89.

143 Vgl. J. Bailey, Poetry and Commonplace, in: ders., Continuity of Letters, London (1923). Zustimmend lesen wir über diesen Titel im *Fischer-Lexikon Literatur* von 1965: „So ist die Auffassung des Todes, die sich unter dem gleichen Topos ‚alle müssen sterben' bei Homer, Horaz, Catull, Prudentius (Nunc suscipe), Paul Gerhardt (Abendlied) und Goethe (Dauer im Wechsel) findet, sehr verschieden. Und weil in den Topoi Seinsverhältnisse gedacht und geformt sind, hat man sie Denkformen genannt." Art. ‚Topos', in: W.-H. Friedrich/W. Killy (Hg.), Das Fischer Lexikon. Literatur 2, Frankfurt/M. (1965; 1969), S. 563.

144 Natürlich gibt es verdienstvolle Ausnahmen. Hier können nur wenige angeführt werden: E. Mertner, Topos und Commonplace, in: G. Dietrich/F. W. Schulze (Hg.), Strena Anglica. Otto Ritter z. 80. Geb., Halle (1956), S. 178–224. Nachdruck in: P. Jehn (Hg.), Toposforschung. Eine Dokumentation, Frankfurt/M. (1972), S. 20–68, O. Pöggeler, Dialektik und Topik, in. M. Riedel (Hg.), Rehabilitierung der praktischen Philosophie, Bd. II: Rezeption, Argumentation, Diskussion, Freiburg (1974), S. 291–

hier keine langfristigen Versäumnisse korrigiert werden. Wichtig ist es aber, drei Ebenen, besser: Dimensionen des Topos-Begriffs auseinander zu halten, wobei es keine Rolle spielt, welches der *eigentliche* Topos-Begriff (etwa der Antike) ist. Der Topos ist beschreibbar als (1.) bewegliche Verhältnisbestimmung[145], als (2.) Argumentationsvorrat zu einem ideologisch strukturierten[146] Themenkomplex (Recht/Gericht, Ethik, Glaube) und als (3.) *Element*[147] eines *ewigen* Weisheitsvorrats bzw. einer *ideenlosen* konventionellen Verlegenheitsrede. Diese Ebenen sind ge-

331, W. Brückner, Loci communes als Denkform, in: Daphnis 4 (1975), S. 1–12, W. Adam, Die ‚wandelunge': Studien zum Jahreszeitentopos in der mittelhochdeutschen Literatur, Heidelberg (1979), S. 9–25, M. Cahn, Hamster: Wissenschafts- und mediengeschichtliche Grundlagen der sammelnden Lektüre, in: P. Goetsch (Hg.), Lesen und Schreiben im 18. Jahrhundert: Studien zu ihrer Bewertung in Deutschland, England, Frankreich, Tübingen (1994), S. 63–77, U. Hebekus, Topik/Inventio, in: M. Pechlivanos, Einführung in die Literaturwissenschaft, Stuttgart (1995), S. 82–96, S. Rieger, Speichern/Merken. Die künstlichen Intelligenzen des Barock, München (1997).

145 Topoi sind also „nicht um ihrer selbst Willen dargestellte Themen oder Urweisheiten (...) sondern Hilfsmittel zum Auffinden relativ unproblematischer, voraussichtlich unstrittiger Prämissen der Problemlösung in Diskussion und Persuasion." P. von Moos, Geschichte als Topik, Hildesheim (1988), S. 426. Die „einzige Botschaft der Topik ist", schreibt Hebekus lapidar, „daß sie eine Funktion ist und keine Substanz." Hebekus, Topik, S. 88. Die „Topik ist ein Buch über den Syllogismus." H. Kuhn, Aristoteles und die Methode der politischen Wissenschaft, in: M. Riedel (Hg.), Rehabilitierung der praktischen Philosophie, Bd. II: Rezeption, Argumentation, Diskussion, Freiburg (1974), S. 261–290, hier: S. 277. Aristoteles übernimmt den Terminus aus der sophistischen Rhetorik. Vgl. dazu: F. Solmsen, Die Entwicklung der aristotelischen Logik und Rhetorik, Berlin (1929), S. 157–175.

146 Um zwischen Aristoteles' und Ciceros Ansatz zu unterscheiden, beschreibt Hebekus Ciceros Topik als eine „Technik der Ideologie. (...) Der entscheidende Schritt dorthin ist die Zentrierung des rhetorischen Diskurses auf die loci communes, auf die – wenn man so will – Ideologeme einer kulturellen Formation (...) Die loci communes bringen ‚aus eigener Kraft' die Figuren der elocutio hervor, die selbst wiederum Vehikel der Affekterregung sind. Die Macht der Sache soll die Macht der Rede erzeugen (copia rerum et verborum) – in den loci communes vollzieht sich die Ineinanderblendung von inventio und elocutio, fallen res und verba zusammen." Hebekus, Topik, S. 90.

147 Aristoteles vergleicht in der Topik die Topoi den Elementen (*stoicheia*) der Geometrie, den *Grundzahlen* der Arithmetik, den Gedächtnisorten der Mnemonik. Vgl. Hebekus, Topik, S. 83 u. Aristoteles, Topik (Organon V), übers. v. E. Rolfes, Hamburg (1992), S. 201.

nauer zu beschreiben, da sie weder chronologisch noch inhaltlich in klaren Verhältnissen zueinander stehen.

Daß es sich im Falle der Hermeneutik, um ein topisch angereichertes Theoriegeflecht handelt, wird häufig erwähnt. Was aber genau die topische Struktur der Hermeneutik ausmacht, läßt sich nur angeben, wenn die verschiedenen Ebenen des Topos-Begriffs so zueinander ins Verhältnis gesetzt werden. Im Falle der Hermeneutik handelt es sich um eine epistemologisch äußerst wirksame Verknüpfung bestimmter Topoi als *bewegliche Verhältnisbestimmung.* Was in der Aristotelischen Topik und Rhetorik an den Beispielen von „das Mehr-und-weniger"[148], „Größe und Kleinheit von Dingen" oder „das Leichte und das Schwere"[149] vorgeführt wird, taucht auf bestimmte Weise mit den Verhältnisbestimmungen *Außen/innen, Hülle/Kern, Oberfläche/Tiefe* und *Teile/Ganzes* in der Hermeneutik wieder auf. Aufschlußreich ist allein der Unterschied: Nach Aristoteles strukturieren die Topoi zwar die Rede über den Gegenstand, aber nur so, daß alles überall, eben auf beiden Seiten auftauchen kann, und dann erst das jeweils andere auf die gegenüberliegende Seite drängt. Die argumentativen Verhältnisse müssen beweglich, umkehrbar bleiben, um in jeder Situation Freiheit von „Widersprüchen"[150] zu garantieren: „Es verhält sich nämlich so, wie wir es wünschen"[151], verspricht Aristoteles. Gerade die rhetorische Praxis der Anklage- und Verteidigungsreden vor Gericht weiß diese Seite der Topik zu nutzen.

Ob es die *fragmentierte Oberfläche* der Moderne ist, oder das sich eine *geschlossene Identität* erstreitende Subjekt, beide Diskurse, Kulturkritik

148 Vgl. Kuhn, Aristoteles, S. 278.

149 „Ferner gilt überhaupt das Schwerere mehr als das Leichtere; denn es ist seltener. Andererseits gilt das Leichtere mehr als das Schwerere." (Aristoteles, Rhetorik, übers. v. F. G. Sievecke, München [1993], 1364a) Dazu sehr schön G. Ueding, Klassische Rhetorik, München (1995), S. 34f.: Für sich selber „ist der Topos neutral und in verschiedenen Handlungs- oder Diskussionskontexten einsetzbar. Topoi sind auch die Grundlage von Allgemeinplätzen, d.h. von material-inhaltlich bereits stärker konkretisierten Basissätzen, deren Funktionalität immer noch groß, aber doch schon eingeschränkt ist. Auf dem angeführten Topos über ‚Größe und Kleinheit von Dingen' beruht etwa der Gemeinplatz: ‚Aller Anfang ist schwer.'"

150 Aristoteles beschreibt die Topik als Verfahren „nach dem wir über jedes aufgestellte Problem aus wahrscheinlichen Sätzen Schlüsse bilden können und, wenn wir selbst Rede stehen sollen, in keine Widersprüche geraten." (ders., Topik I, 200).

151 Aristoteles, Rhetorik, 1364 a.

und Psychologie, sind Ergebnis eines so oder so auffüllbaren Topos. Genau dieses Wissen um die strategische Dimension der Topik bleibt in der Hermeneutik unterschwellig. Hier handelt es sich nämlich um ein spezifisch verschraubtes Bündel topisch-symmetrischer, also umkehrbarer Relationen, die sich im semantischen Krisenfall gegenseitig abstützen bzw. ergänzen und sich immer nur asymmetrisch ausgerichtet realisieren. Hermeneutik macht Substanzbehauptungen, zeigt ein Sinngefälle an, und darf deshalb nicht die faktische Umkehrbarkeit ihrer Leitunterscheidungen, ihrer realisierten Verhältnisbestimmungen kommentieren. Praktiziert werden diese möglichen Umkehrungen erst, wenn sich eine historisch-semantische Formation (Subjektdiskurs etc.) terminologisch abgenutzt hat.

Die Hochkonjunktur des Schmerzes „um 1934" ist ein Hoch der existenziell gewendeten Hermeneutik (Umkehrung *Teile/Ganzes*), die jetzt – so scheint es – die Bibliothek verläßt und sich *den Sachen* zuwendet. Der Schmerz ist also immer eingespannt in ein Set spezifisch asymmetrisch realisierter hermeneutischer Topoi, die sich um 1800 mit der Universalisierung der Hermeneutik zuerst als einheitliche Subjektivitätssemantik formieren. Nach der Inflationierung dieser Topoiformation und ihrer Seitenverhältnisse durch das Andocken immer neuer Begriffe, werden die topischen Verhältnisse, genau ihren Möglichkeiten entsprechend, gewendet. Das Sinngefälle verläuft jetzt zum Beispiel von außen nach innen. Die Hermeneutik antwortet hiermit epistemologisch auf die im letzten Drittel des 19. Jahrhunderts offen ausbrechenden Referenzprobleme, die mit dem sich beschleunigenden Verschleiß bestimmter Leitvokabeln zusammenhängen. Denn jeder noch so emphatisch aufgeladene Begriff (*vereinigendes Gefühl*) lebt von seinem geschmähten Gegenteil (*zersetzender Verstand*) und ihr Gefälle ermöglicht einzig die Form je realisierter Topoi.[152]

Auf der formal-poetologischen Seite taucht dieses Problem als Verkehrung der Gattungspräferenzen auf. Eine Hermeneutik, die unter

152 Vgl. dazu G. Sasse, Aufrichtigkeit: Von der empfindsamen Programmatik, ihrem Kommunikationsideal, ihrer apologetischen Abgrenzung und ihrer Aporie, dargestellt an Gellerts ‚Zärtlichen Schwestern', in: H. Löffler (Hg.), Texttyp, Sprechergruppe, Kommunikationsbereich: Studien zur deutschen Sprache in Geschichte und Gegenwart; Festschrift f. Hugo Steger z. 65. Geb., Berlin/New York (1994), S. 105–120, besonders: S. 112.

dem Druck einer referentiellen Evidenz steht, und keine Zeit zur Entfaltung der schrittweisen, die *Teile* integrierenden Auslegung des *Ganzen* mehr zur Verfügung hat, setzt jetzt auf eine schon von Schleiermacher hervorgehobene Qualität der Kürze, des Epigrammatischen, des Sprichwörtlichen, die den Ruch des Nicht-Literarischen und Kunstlosen schnell ablegen sollte. Das Verhältnis zwischen Epos und Epigramm kehrt sich poetologisch um. Der Vorteil dieser Umkehrung ist, daß sie wiederum innerhalb der hermeneutischen Episteme mitvollzogen werden kann. Nachdem Schleiermacher schon die Bestimmung der Ganzheiten als Problem reflektiert hat, wird jetzt der Teil zum Schauplatz der Evidenz.

Die zentrale Gattung der Subjektivitätssemantik wird unter anderen die Autobiographie, die bis 1800 eine klare Gewichtung zwischen Haupt- und Nebenereignissen nach dem Modell der conversio liefert und in ihrer säkularen Variante nach einer vorgegebenen Abfolge topisch vorgefaßter Kapitel und Entwicklungsstationen (minutiae) angefertigt werden kann. Die in der Literatur umgesetzten, aber für den Autor-Fachmann noch erkennbaren schematischen Vorlagen wurden oft so genau nachgeahmt, daß ein Autor, der „nie vergessenes Selbsterlebtes hineinlegte", am Ende „schon nicht mehr weiß", was er „im Buche fand" und was er „hineingetragen" hat.[153] Die Abkoppelung der Gattung von einem explizit religiösen und topisch-chronologischen Schema schafft das Problem überhand nehmender, nicht klar differenzierbarer Ereignisse. Alles wird Ereignis, auslegungsbedürftig, der autobiographische Text mäandert. Jeder Satz kann Hauptsatz, jedes Ereignis Hauptereignis sein. Die damit einhergehende Aufwertung des Epigrammatisch-Aphoristischen – der Aphorismus gilt nun als Produkt einer gesteigerten Reflexivität, eben als besonders *geistreich* – bringt die ge-

153 Am 20. Februar 1828 schreibt Goethe an Zelter über Walter Scotts *The Life of Napoleon Buonaparte* von 1827: „Das Werk fand ich sehr bequem als Topik zu gebrauchen, indem ich Kapitel nach Kapitel beachtete, was ich allenfalls Neues empfing, was mir in die Erinnerung hervorgerufen ward, sodann aber nie vergessenes Selbst-Erlebtes hineinlegte an Ort und Stelle, so daß ich jetzo schon nicht mehr weiß, was ich im Buche fand und was ich hineingetragen habe." (MA 20.2, 1095). Dieser Fund und viele andere Anregungen bei S. Goldmann, Topik und Erinnerung. Rahmenbedingungen der Autobiographie, in: H.-J. Schings (Hg.), Der ganze Mensch. Literatur und Anthropologie im 18. Jahrhundert, Stuttgart (1994), S. 660–675.

schmähte „materiale Rhetorik“ (Cahn)[154] wieder ins Spiel. Was vormals als zusammenhanglos und zusammengeschrieben galt, das Exzerptbüchlein, kann jetzt, nach der Aufgabe des autobiographischen Homogenitätsimperativs und seiner Textsorte, benutzt, zitiert und ausgelegt werden. In den immer wieder aufgegriffenen Leitsätzen der autobiographischen Schreib- und Lektüretagebücher realisiert sich als scheinbar zeitloser Aperçu die jeweils aktuelle Gewichtung der kommunizierten topischen Lage. Das Individuum, um 1800 als *ineffabile* im Sinnspruch verewigt, zeigt die Konjunktur des *Ganzen*, der *Tiefe*, des *Innen*. Der Schmerz, in Valérys *Cahiers* als „das Allerstärkste auf der Welt“[155] charakterisiert, läßt dieselben Zuschreibungen in der Peripherie wieder auferstehen – und rettet das hermeneutisch-topische Gehäuse. Der Topos als rein strategische, bewegliche Unterscheidung und Zuordnung realisiert sich immer nur asymmetrisch als historisch-semantisches Dogma.

Die Auslegung eines angeführten Topos, der in epigrammatischer Kürze angeboten wird, folgt allerdings nun selbst einem Topos: Der „Gemeinplatz hat, wie alle Gemeinplätze, keinen Autor; vielmehr einer nach dem anderen leiht ihm seine Stimme.“[156] Die *Anonymität* und strukturierende Macht der hermeneutischen Episteme wird überführt und verdeckt durch den Topos von der Allgemeinheit und Autorlosigkeit der Gemeinsprüche[157] und von der nur abgeleiteten Originalität bzw. Dienstfertigkeit der Ausleger und Auffinder. Hier wird der Blick auf das Funktionieren der Bibliothek, die Zirkulation

154 „Die materiale Rhetorik als Sammlung rhetorischer Elemente ist dagegen wie ein Lexikon aufgebaut. Für sie gelten andere Bedingungen der Autorschaft: Der Verfasser einer copia-Rhetorik ist Kompilator, nicht Auctor. (...) Weil ihr Autor kaum mehr als ein lesender Kompilator ist, kann prinzipiell jeder Schüler an seine Stelle treten. Und genau das tun die Schüler dieser Rhetorik, indem sie aus ihrer Lektüre ihre eigenen Sammlungen von wiederverwertbaren Formulierungen kompilieren, die in der englischen Tradition den Titel Commonplace Books tragen. (...) Insbesondere in den vernachlässigten Gattungen des Cento und der Silven wird das Buch zu einem universellen Versammlungsort des Wissens.“ Cahn, Hamster, S. 70ff.

155 P. Valéry, Cahiers, Pleiade-Ausgabe, Bd. 2, S. 364.

156 P. Lejeune, Der autobiographische Pakt, in: G. Niggl, Die Autobiographie, Darmstadt (1989), S. 214–257, hier: S. 250f.

157 „Die meisten Sprichwörter sind Findelkinder: ihr Vater ist unbekannt; sie werden mehr gefunden, als erfunden.“ Sailer, Weisheit, S. 42.

der Zitate, die im Zeitalter der Topik-Büchlein offen zutage lag, verschleiert durch ein künstliches Relevanzgefälle: *Anonyme, kollektive, mythische, vorgeschichtliche* Abstammung einer Formulierung und die damit assoziierte Bedeutungsfülle setzt die Auslegungsmaschine erneut in Gang. Natürlich kann auch der große, biographisch gerundete Autor jetzt (aus seinem beispielhaften Leben) ein geflügelt-kollektives Wort liefern.

Das aber war nicht immer so: Die (formale) Topik hält ein für die Hermeneutik gefährliches Wissen bereit. Die für die Interpretation so entscheidende *Hauptstelle/Kontext*-Unterscheidung ist ja selbst schon eine asymmetrische Realisierung einer reinen und ungewichteten Verhältnismäßigkeit.[158] In der literarischen Kommunikation zirkulieren Textsegmente, deren Größe durch die jeweilige *Text/Kontext*-Unterscheidung bestimmt wird. Noch die als materiale Topik benannte Exzerpiertechnik hatte recht unverblümt Textproduktion, nicht Weisheit im Sinn. Referenz ist hier ein Effekt einer bestimmten (gelungenen) Kombinatorik von vorgefertigten Textsegmenten. Das „Versprechen des ‚Außerhalb'" wird nie eingelöst, ist „vielmehr eine Funktion der Sprachstruktur als einer endlosen Verschiebung und Verwandlung."[159] Die Behauptungen also, daß „in manchem Topos archetypische Verhältnisse aufweisbar werden"[160], oder der Wunsch, daß mit der Topik „die Wirklichkeit in die Reichweite unserer Lebenskürze zu bringen"[161] ist, bleiben unhaltbar – aber verständlich. „Die Leidenschaft ist immer nur das, was über sie gesagt wird" – wir ergänzen geschrieben – „ein reiner Intertext"[162], dämpft Roland Barthes die Erwartungen. Ob *aller Anfang schwer* oder *leicht* ist, bleibt dem gemeinplätzigen (und damit strategischen) Belieben anheimgestellt: wütende Verfechter finden beide Sätze immer in allen Lagen.

158 Dazu J. Fohrmann, Textzugänge. Über Text und Kontext, in: Scientia Poetica. Jahrbuch f. Geschichte d. Literatur u. d. Wissenschaften, 1. Jg. (1997), S. 207–223.

159 B. Johnson, Einleitung, in: dies. (Hg.), Freiheit und Interpretation. Amnesty International-Vorlesungen 1992, Frankfurt/M. (1994), S. 11–25, hier: S. 14.

160 Artikel *Topos*, Fischer-Lexikon, S. 566.

161 O. Marquard, In der Reichweite der Lebenskürze, in: Frankfurter Allgemeine Zeitung, 17. 7. 1996, Nr. 164, S. N6.

162 R. Barthes, Die alte Rhetorik, in: ders., Das semiologische Abenteuer, Frankfurt/M. (1988; EA 1985), S. 15–101, hier: S. 77.

Wenn die in den strategischen Genres (der Gerichtsrede oder des ethischen Traktats)[163] zurechtgelegten Argumentationen *Gegen Ehebrecher* oder *Für die Tugend*[164] oder schon gemeinplätzig verfaßte Empfehlungen (*Nichts allzusehr*) im wechselnden Kontext hinderlich werden, dann führt man eben Sentenzen gegen sie an, „wenn dadurch entweder die Persönlichkeit des Redners in ein besseres Licht zu geraten scheint oder wenn dadurch ein leidenschaftlicher Ausdruck zustande kommt."[165] Wichtig ist vor allen Dingen, weiß Aristoteles, daß „die Rede zu einer ethischen Rede"[166] wird. Sie muß, weiß wiederum Cicero, zu einer „wesentlichen und grundsätzlichen Erklärung führen."[167] Gemeinplätzig realisierte topische Formeln haben also eklatante Vorteile: Sie klingen/scheinen „ethisch", „wesentlich" und „grundsätzlich". Dieses Wissen geht nie verloren, wird aber unterschiedlich bewertet. Wenn etwas nicht nur ethisch klingen und wirken soll, sondern auch ethisch „sein" soll, dann wird es ernst für den „Gemeinplatz", der genau hier auch seinen anstößigen Namen erhält.

163 Vgl. K.-H. Göttert, Einführung in die Rhetorik, München (1991), S. 113: „Das wichtigste Mittel im Bereich des Redeschmucks aber liegt in der Amplifikation von Gedanken, d.h. in den Möglichkeiten der verallgemeinernden (steigernden oder abschwächenden) Ausgestaltung eines Themas. Dazu dienen die sog. ‚Gemeinplätze' (loci communes), also jene Topoi, die sich auf besonders geläufige oder allgemeingültige Themen beziehen, wie sie im alltäglichen Leben von Bedeutung sind. Die alte sophistische Methode der Erweiterung eines Gedankens, die Aristoteles auf die Lobrede beschränken wollte, wird also von Cicero gerade auf die forensischen Gattungen übertragen. Ja man kann sagen, daß der Ausschluß der Lobrede als Gattung mit ihrer Wiederkunft als beherrschendes Charakteristikum aller Redensarten einhergeht."

164 Vgl. Cicero, De oratore. Der Redner, übers. v. H. Merklin, Stuttgart (1991), 3,106 u. 107: „Hierher gehören auch jene Gesichtspunkte, die zwar auf die speziellen Fälle bezogen sind und im Zusammenhang mit ihrem Wesen stehen müssen, doch von den Alten als ‚Gemeinplätze' bezeichnet wurden, weil man sie bei grundsätzlichen Erörterungen anzuwenden pflegte. Von ihnen bietet ein Teil eine in ihrer Ausgestaltung besonders scharfe Beschuldigung und Klage gegen Fehler und Vergehen, auf die keine Entgegnung üblich oder möglich ist, zum Beispiel gegen einen Plünderer, Verräter oder Vatermörder (...) andere wiederum enthalten eine Bitte um Vergebung oder um Erbarmen." Beim älteren Seneca und bei Quintilian findet man loci communes wie ‚Von der Wechselhaftigkeit des Schicksals' usw. Vgl. Mertner, Topos, S. 32.

165 Aristoteles, Rhetorik, 1395a. Hier Hinweise zum Unterschied von topoi und topoi konoi.

166 Ebd., 1395b.

167 Cicero, Der Redner, 3,120.

Bei dem Begriff *Gemeinplatz* handelt es sich um eine Eindeutschung des lateinischen *locus communis* bzw. des englischen *commonplace.* Zedler's *Deutsches Universallexikon* führt unter dem Eintrag *locus communis* 1738 den lapidaren Satz: „Loci communes heißt bei denen Gelehrten ein Buch, darin man allerhand träget oder schreibet." Hier ist auch die Bedeutung eines Themas von allgemeinem Interesse, einer Überschrift verloren gegangen und es bleibt lediglich die Bedeutung des Notizheftes.[168] Bei Campe heißt es dann 1808: „Ein alltäglicher Satz, eine bekannte Sache, und deren gewöhnliche schon von vielen wiederholte Erklärung oder Anführung."[169] Die Übersetzung schwankt lange zwischen *Gemeinspruch, Gemeinort* und *Gemeinplatz.* Wieland und Goethe schreiben schließlich den eindeutig pejorativen Gebrauch fest. Goethes Werther bekennt: „Kein argument bringt mich so aus der Fassung, als wenn einer mit einem unbedeutenden gemeinspruche angezogen kommt, wenn ich aus ganzem herzen rede."[170] Schön zu sehen ist dabei, wie der Gemeinplatz damit selbst in eine topische Argumentation hineingezogen wird.

Die Enttäuschungen über die kommunikative Flexibilität der (verkappten) Gemeinplätze halten in der Gegenwart denn auch oft länger als die gegen das bloß Gemeinplätzige mit hohen Erwartungen belasteten Begriffe. „Ein sicheres Kriterium zur Orientierung ist Authentizität offenbar nicht", beklagt Helmut Lethen die Lage, „unruhig wandern ihre Formeln von einem Ort zum anderen."[171] Aber dann wird doch noch der *eigentliche* Ort dieses Gemeinplatzes *Von der Authentizität* (der Gefühle, Erfahrungen, Schmerzen etc.) sichtbar: „Von Barthes bis zu den Ethnologen, immer die gleiche Topographie des Authentischen, immer liegt es ‚unter' einem modernen Konstrukt, das als Oberfläche begriffen wird, die durchdrungen werden muß."[172]

Ein Gemeinplatz ist also ein Zitat und damit Literatur. „In dieser Weitergabe verstrickt"[173] kann man ihn beobachten. Ein Gemeinplatz ist

168 Vgl. Brückner, Loci communes, S. 9f.

169 Vgl. Mertner, Topos, S. 21

170 Zitiert nach dem viele Belegstellen anbietenden Deutschen Wörterbuch, Bd. 5, Sp.3262ff.

171 H. Lethen, Versionen des Authentischen: sechs Gemeinplätze, in: H. Böhme/K. Scherpe (Hg.), Literatur und Kulturwissenschaften. Positionen, Theorie, Modelle, Reinbek b. Hamburg (1996), S. 205–231, hier: S. 227.

172 Ebd., S. 229.

173 R. Barthes, S/Z, Frankfurt/M. (1976; EA 1970), S. 21.

also, bevor er „Gemeinplatz“ wird, bedeutsame ethische Rede. Ein Gemeinplatz ist teleologisch lesbar: – als ein Behältnis *ewiger* und um weitere Sätze und Auslegungen vermehrbare Weisheit. Ein Gemeinplatz ist vor allem strategisch, immer auch anders faßbar, heterodox. Weil ein Gemeinplatz diese Eigenschaften hat, ist er streitbar, auslegungsbedürftig, produktiv. Kulturgeschichte als Philologie von Gemeinplätzen saugt deshalb nicht einfach Material an, sondern beobachtet den Topos als Form des Diskurses. Der Gemeinplatz (und seine Tradition) besitzt eine so hohe Attraktivität in der literarischen Kommunikation, daß er sowohl über Genre-Grenzen hinweg aufgegriffen wird, als auch die politischen links/rechts-Zuordnungen zum Verschwinden bringt. Der Kipp-Faktor im Topos (es muß auch umgekehrt gehen[174]) macht sein strategisches, bewegliches Potential als seine starke Seite transparent. Die prinzipiell mögliche Selbst-Drapierung als ethische oder Wahrheitsrede hüllt diese Beweglichkeit wiederum in erforderlichem Maße ein, so daß *ernst* geredet werden kann. Von hier an bringt die Beobachtung von Gesinnungen nichts, die Beobachtung von in verschiedenen politischen Lagern anschlußfähigen Topoi alles. Die Frage lautet nämlich, ob nicht eine Theorie der Stellenzirkulation – wenn man will: eine materiale Topik – im Zeitalter von vermeintlich erstmaliger Inter- und Hypertextualität[175] ihre Kompetenz entscheidend verbreitert, indem das Außertopische, Nicht-Zitierte in neuem Licht erscheint. Der Topos jedenfalls als Stätte der Begegnung von „Fremdem und Eigenem“[176] oder „triebhafter Durchbrüche und verschütteter Affekte“[177], als Manifestierung eines „latenten sensus communis“[178], um nur die avanciertesten Vorschläge zum *Anderen* von Topik zu zitieren, wird immer mehr obsolet. Auch das scheinbar unhintergehbar Nichttopische der Jahrzehnte – die *Vernunft*, die *Originalität*, die *Entscheidung* – gewinnen als literarisch-textuelle Konstrukte, als in „Weitergaben verstrickt“ stärkere Konturen.

174 Vgl. W. Groddeck, Reden über Rhetorik. Zu einer Stilistik des Lesens, Basel (1995), S. 52.

175 Vgl. M. Bickenbach/H. Maye, Zwischen fest und flüssig. Das Medium Internet und die Entdeckung seiner Metaphern, in: L. Gräf/M. Krajewski (Hg.), Soziologie des Internet. Handeln im elektronischen Web-Werk, Frankfurt/M. (1997), S. 80–98 und H. Winkler, Docuverse. Zur Medientheorie der Computer, o.O. (1997), S. 14–53.

176 Goldmann, Topik, S. 660f.

177 Ebd., S. 668 u. 673.

178 Hebekus, Topik, S. 85.

„Die großen Schmerzen machen stumm".[179] Mit diesem LXIX. Notat füllt Léon Bloy seine grandiose materiale Topik der eingefahrenen bürgerlichen Rede. Die jeweils mitgelieferte Auslegung gehorcht allerdings ganz den gewendeten hermeneutischen Verhältnissen der Jahrhundertwende. Gerade die Verschlossenheit weckt die Verdachtsmomente: „Der ‚Bürger', der sich auf Schmerz versteht – man kann sich darauf verlassen: Niemand weiß ihn anderen besser zuzufügen als er –, liebt die großen Tränen nicht, die Angst einflößen, und das Gezeter der Klageweiber mißfällt ihm. Er ist ein einfacher Mensch. Sein Schmerz aber, sein ureigenster, kann nur groß und stumm sein. Da hilft alles nichts. Versuchen Sie, sich einen Fabrikanten von Kautschukschläuchen vorzustellen, einen Konstrukteur von Spiralfedern für elastische Matratzen (...) wie sie schreckliche Schreie ausstoßen oder den Lyrismus eines Sophokles verströmen, um den Hingang eines Familienmitgliedes zu betrauern!"[180] Zwei umfangreiche Bände füllen diese Notate und Auslegungen. Bloy attestiert sich einen „eisernen Schädel und einen steinernen Magen"[181], um das Projekt fortzuführen. Doch schließlich bedenkt er „die sehr große Gefahr des endlosen Wiederkäuens" derselben exegetischen Anstrengung, „weil die Gemeinplätze nicht so verschiedenartig sind, wie man glauben möchte."[182] Wenn man daran nicht glaubt, ist man wenig überrascht von Bloys Fazit: „Die besten, wenn man sich so ausdrücken kann, sind diejenigen, die ohne die unerforschten Tiefen funktionieren, eben gerade die dümmsten."[183]

In diesem erstaunlichen Kompendium werden die Gemeinplätze zwar als argumentativ hochbeweglich und funktional beschrieben, der gewonnene Spielraum wird aber der Infamie des *Bürgertums* angelastet. Mittelmaß und Gemeinplatz werden erneut zu Synonyma. Die Leistung des Gemeinplatzes, daß er aus der hochkulturellen Kommunikation der politischen Rhetorik von der Antike bis zum 18. Jahrhundert in die Alltagskommunikation wechselt (also in andere Literaturen), wird zur

179 L. Bloy, Auslegung der Gemeinplätze. Aus dem Französischen übersetzt und kommentiert von H.-H. Henschen, Frankfurt/M. (1995; EA 2 Bde. 1902/13), S. 110.

180 Ebd., S. 110f.

181 Ebd., S. 365.

182 Ebd.

183 Ebd.

Basis der Verwerfung, denn der Autor ist in allen Fällen das geschmähte Kollektiv der *Bürger.* Man kann noch weitere Schlüsse aus der Beobachtung kollektiver Diskurse ziehen.[184] Der in gewisser Weise die Erbschaft des verschlissenen Topos ‚Von der Subjektivität' angetretene Topos ‚Von der Identität' lebt noch erstaunlich gut von der Vagheit seiner möglichen Auslegungen. Er „zählt damit zu jenen Metaphern", schreibt der gesellschaftskritische Lothar Beier Mitte der achtziger Jahre, „die nicht deshalb gebraucht werden, um etwas ganz Bestimmtes unmißverständlich zu bezeichnen, sondern die man verwendet, um etwas Unbestimmtes auszudrücken und sich in der Unbestimmtheit mit allen anderen einig zu wissen."[185]

Schon die Subjektivitätssemantik um 1800 zeichnet Vagheit statt Präzision aus. Großtopiken wandern über ganz unterschiedliche Begriffsfelder. Scheinbar unhintergehbare Zurechnungsgrößen oder Zentralsignifikate verdecken für längere Zeit den topischen Charakter der kommunizierten Semantik und schöpfen damit ihre Effektivität aus. Was geglaubt oder emphatisch behauptet werden soll, darf nicht als beweglich und kalkulabel oder gar abrufbar transparent werden. Topik in diesem Sinne ist also eine Art Wissen von der Inszenierung des Naiven und der Evidenz, welches gerne verborgen gehalten wird. Topoi benutzen die anderen. Andererseits ist nicht zu verhindern, daß die Anschlußfähigkeit sichtbar wird - zu viele schließen sich endlich an: die entdeckte Topik sucht sich ein neues Schneckenhaus. So wechseln die wissenschaftlichen Disziplinen (im Namen von paradigmatischen Wechseln), welche eine Zeit lang den Zuschlag erhalten, evidente Begriffe zu traktieren. Doch die Funktion der Begriffe bleibt gleich, lediglich ‚Verschärfungen' der Semantik geschehen. Der Gemeinplatz hat so seine guten Seiten zurückgewonnen und lebt in merkwürdiger Übereinstimmung mit der letzten gesellschaftskritischen Diagnose dieses Jahrtausends, daß nämlich „beinahe alles, was so ist, wie es ist, auch anders

184 Daß man es auch für die Gegenwart bei „den Stereotypen des deutschen Moraldiskurses bewenden lassen" kann, wenn man eine Sammlung „Deutscher Erinnerungs-Orte" anstrebt, kritisiert H. Ritter. Vgl. ders., Gemeinplätze. Von Faust bis Volkswagen, in: Frankfurter Allgemeine Zeitung, 2. 9. 1998, Nr. 203, S.N5.

185 L. Beier, Unlust an der Identität, in: ders., Gleichheitszeichen. Streitschriften über Abweichung und Identität, Berlin (1985), S. 7–19, hier: S. 8f.

sein könnte.“[186] Dieser Befund aber schließt nahtlos an das Topik-Modell an.

Kontingenz allerdings ist nicht die Zauberformel der dreißiger Jahre. Hier geht es ganz im Gegenteil um *Entscheidungen.* Das Genre ihrer Artikulation aber war wie der sprichwörtliche Igel schon da. Auch Jüngers Essay *Über den Schmerz* sammelt Gemeinplätze und legt sie aus. Das Epigrammatische ist in den Essay integriert, nur daß Kommentar und Topos-Ebene nicht voneinander abgehoben sind: (1.) „Nenne mir Dein Verhältnis zum Schmerz, und ich will Dir sagen wer Du bist!“.[187] (2.) „Der Schmerz als Maßstab ist unveränderlich.“[188] (3.) „Das Geheimnis der modernen Empfindsamkeit beruht nun darin, daß sie einer Welt entspricht, in der der Leib mit dem Werte selbst identisch ist.“[189] (4.) „Die Aufnahme steht außerhalb der Zone der Empfindsamkeit.“[190] Diese Sätze ließen sich vermehren. Sie könnten durchaus dem *Epigrammatischen Anhang* desselben Bandes entnommen sein. Jedem längeren Abschnitt des Essays ist eine Art anti-bürgerlicher *Gemeinplatz* vorangestellt. Was hier ausgelegt wird und sich anonym artikuliert, ist somit nicht mehr der Geist des degenerierten Bürgertums, sondern die neue *Heroische Realität.* Der Autor spricht (kritische) *Tendenzen der Zeit* selbst aus. Bezeichnenderweise wird auch der Intertext durch eine unauffällige, aber sehr kluge Maßnahme drapiert. Zitiert werden nur Texte, die entweder dem „Bericht“[191] zuzurechnen sind, oder Texte, welche eine mythisch-kollektive Autorschaft aufweisen: *Märchen, Sagen* etc. Der *Schmerz* als (exegetisches) Ingredienz der Zeit kann keinen Autor haben, so wie *Krisen* keinen Autor haben dürfen.

Das vorletzte Wort zum Gemeinplatz aber wollen wir einem weiteren ausgewiesenen Experten erteilen. Es ist so einfach wie bestechend und spricht unseren analytischen Anstrengungen Hohn: „Der Schmerz hat

186 M. Rutschky, Das Interesse am Alltag. Anläßlich von Rudolf Schwendters ‚Kultur- und Sittengeschichte‘, in. Der Alltag, Nr. 75: Die arroganten Geräte, März (1997), S. 177–190, hier: S. 181. Vgl. auch ders., Lob des Schemas, in: ders., Die Meinungsfreude. Anthropologische Feuilletons, Göttingen (1997), S. 57–61.

187 Jünger, Blätter, S. 155.

188 Ebd., S. 155.

189 Ebd., S. 172.

190 Ebd., S. 201.

191 Vgl. den Hinweis auf „eine Fülle von Berichten“: Cassian, Flavius Josephus, Vegetius, Polybius, Julius Cäsar etc. Ebd., S. 190ff.

immer seinen Sinn." Welchen? Flaubert ist sich nicht sicher, wie sein *Katalog der Blödheiten*[192] schließlich gelesen wird. „Dieses Buch", schreibt er aus Damaskus an Louis Bouihet, „wenn es vollständig ausgearbeitet und mit einem guten Vorwort versehen wäre, in dem man zu verstehen gäbe, daß das Werk in der Absicht geschrieben worden sei, die Leserschaft zur Tradition zurückzuführen, zur Ordnung und zur allgemeinen Konvention, und wenn es so abgefaßt wäre, daß der Leser nicht weiß, ob man sich über ihn lustig macht oder nicht, gäbe vielleicht ein Kuriosum ab, das Erfolg haben könnte, dank seiner großen Aktualität."[193] Eine solche Beweglichkeit der Antworten muß Ernst Robert Curtius immerhin vorgeschwebt haben. So schreibt er am 6. Dezember 1921 an Carl Schmitt: „Ihre Gedanken über deutsches und romanisches Krisenbewußtsein sind mir außerordentlich anregend gewesen, und ich stimme Ihnen völlig zu. Was man Krise nennt, ist schließlich terminologisches Belieben. Wenn die deutsche Sorte die ‚eigentliche' Krise ist, dann haben die Franzosen keine. Und entsprechend umgekehrt"[194] – wirklich zugegriffen hat er allerdings später, wie sich zeigt, ganz anders.

192 G. Flaubert, Wörterbuch der Gemeinplätze. Die Albumblätter der Marquise. Katalog der schicken Ideen, Frankfurt/M. (1991), S. 147: „Schmerz hat immer seinen Sinn. Der echte – ist stets verhalten." Als Teilprojekt von *Bouvard und Pécuchet*, als nicht erschienener 2. Bd., sammelt Flaubert für den *Blödheitenkatalog*: Bouvard und Pécuchet wenden sich ihrer ursprünglichen Kopistentätigkeit wieder zu. In Flauberts Todesjahr 1880 finden sich später zu acht Bänden zusammengestellte Materialien (‚Sammlung verschiedener Dokumente, zusammengetragen von Flaubert zur Vorbereitung von *Bouvard und Pécuchet*'). Daraus wurden einzelne, oben genannte Teilstücke, veröffentlicht. Ein Projekt *Wörterbuch der Gemeinplätze* muß es aber viel früher gegeben haben. Vgl. J. R. Wilcock, Vorwort, in: Flaubert, Wörterbuch, S. 7- 14, hier: S. 10f.

193 Ebd.

194 E. R. Curtius, Brief an Carl Schmitt v. 6. 12. 1921, zit. n. R. Nagel (Hg.), Briefe von E. R. Curtius an C. Schmitt (1921/22), in: Archiv f.d. Studium d. neueren Sprachen u. Literaturen, hg.v. R. Sühnel, H. Meier u. H. Kolb, 218. Bd., 133. Jg., Berlin (1981), S. 1–15, hier: S. 6f.

III. Schmerz / Geschichten

„Die Überwindung des Schmerzes wäre aber schwer und immer eine Verbesserung des Menschen. Statt Warnungen wären die Schmerzen dann Ansporn. Der Schmerzensreichste, der sich richtig benimmt, käme am weitesten: seine Kur wäre seine eigene Erfindung und Leistung."
Elias Canetti, Die Provinz des Menschen. Aufzeichnungen 1942–1972

1. Unterscheidungen

Die Geschichte des Schmerzes ist die Geschichte einer unbekannten Größe und ihrer Autorisierung. Die mangelhafte Ausleuchtung des Phänomens, um an die Metapher Valérys anzuschließen, hat gewichtige Gründe. Eine innerbegriffliche Hierarchisierung verschafft bis zum Anbruch der Moderne Erleichterung im Umgang mit dem prekären Phänomen. Die Aufspaltung in *Seelenschmerz* und *Leibschmerz* verteilt das Interesse der Disziplinen ungleichmäßig, um fällige Disziplinierungen zu ermöglichen. Dieser von der platonischen Konstruktion zeitloser Ideen angestoßenen Trennungsmöglichkeit gehen Zeiten andersartig verästelter begrifflicher Bemühungen voraus. Die homerischen Epen liefern sowohl für den Leib als auch für die Seele eine genau abgewogene Palette von Bezeichnungen. Sie suchen eine Seele beim Verlassen des Körpers (*psyche*) auf, und benennen zwei andere ihrer Formen (*thymos* und *nous*) im Lebendigen. Auch den Körper zeichnet als Leichnam (*soma*) etwas anderes aus, als in seiner gewußten (*demas*) oder tatsächlich sichtbaren Gestalt (*eidos* oder *phye*).[1]

1 Hiervon getrennt wird wiederum die Hülle/Haut (chros). A. Hahn, Kann der Körper ehrlich sein?, in: H. U. Gumbrecht/K. L. Pfeiffer (Hg.), Materialität der Kommunikation, Frankfurt/M. (1988), S. 666–679. Vgl. die maßgeblichen Arbeiten Fränkels,

Doch schon Philosoph Heraklit lehnt dieses Vokabular der Epen als Teil von Lügengespinsten ab. Die Komplexität auf der Seite des Körperlichen nimmt mit der Ermächtigung der Philosophie als Schrift, dem medialen Korrelat der Ideen, vorerst ab.[2]

Aristoteles Degradierung des Tastsinns zur niedrigsten Form sinnlicher Wahrnehmung weist dem Leib und seinen Schmerzen für lange Zeit den letzten Platz an: „So ist denn die Sinnesempfindung, an der die Zuchtlosigkeit sich offenbart, gerade die allergewöhnlichste, und mit Recht darf Zuchtlosigkeit als etwas ganz Verabscheuungswertes gelten, weil sie bei uns nicht auftritt, sofern wir Menschen sind, sondern sofern wir der Gattung ‚Lebewesen' angehören. Freude an solchen Genüssen und ausschließliche Vorliebe dafür ist also etwas rein Animalisches, zudem auch die ungezwungensten Freuden, die der Tastsinn gibt, einfach ausscheiden."[3] Die Argumentation des Aristoteles läßt sich anhand eines platonischen Dialogs, des *Philebos*, genauer aufschlüsseln. Zum Auftakt seiner späten Dialoge begründet der Lehrer eine solche Herabsetzung des Tastsinns[4] in dieser „ersten wirklich eindringenden und umfassenden Untersuchung über die Lust in der philosophischen Literatur der Griechen" (O. Apelt). Platons Protagonist Sokrates nimmt hier eine Anordnung der Lustempfindungen nach dem Grad ihrer *Reinheit* vor. Diese Ordnung ist identisch mit einer bestimmten Anordnung der Sinnesvermögen. Anlaß der Erörterung ist die kynische These, nach der die Lust nur Abwesenheit von Unlust ist. Dagegen möchte Sokrates die

Dodds, Snells und Vernants. Außerdem: G. Rappe, Archaische Leiberfahrung. Der Leib in der frühgriechischen Philosophie und in außereuropäischen Kulturen, Berlin (1995).

2 Gute Einführung in den Problemkreis: H. Schlaffer, Einleitung, in: J. Goody, I. Watt, K. Gough, Entstehung und Folgen der Schriftkultur, Frankfurt/M. (1986), S. 7–23.

3 Aristoteles, Nikomachische Ethik, übers. v. F. Dirlmeier, Stuttgart (1992), 1118 a. Abweichend ders., Über die Seele, übers. v. W. Theiler, Berlin (1994), 435 a. – Die Neuropsychologie plaziert das „Tastsystem" (durch Schätzung der aufzuwendenden Nervenzellen für seine Operationen) nur an drittletzter Stelle, noch vor „Gehör" und „Geschmack". Vgl. E. Pöppel, Lust und Schmerz. Über den Ursprung der Welt im Gehirn. Berlin (1993; EA 1982), S. 31.

4 Siehe vor allem H. Böhme, Der Tastsinn im Gefüge der Sinne. Anthropologische und historische Ansichten vorsprachlicher Aisthesis, in: Kunst- u. Ausstellungshalle der BRD GmbH (Hg.), Tasten, Göttingen (1996), S. 185–210 u. C. Benthien, Zur historischen Anthropologie von Tasten und Berührung, in: Zeitschrift für Germanistik, NF 2 (1998), S. 335–348.

Möglichkeit rein geistiger Lust erweisen, nachdem er sich im Verlauf des Gesprächs (mit Protarchos und dem teilnahmslosen Philebos) ausführlich zu den *gemischten* Lüsten geäußert hat. Er ist hierbei auf die Einrichtung einer Vermittlung aller Lust- und Schmerzempfindungen durch die *Erinnerung* (an ihren möglichen Ausgleich)[5] angewiesen, womit die Differenz zur Aristotelischen Ableitung markiert ist, welche die *Begierden* zu den biologischen Anlagen rechnet.[6]

An dieser Stelle läßt Platon Sokrates der Reihe nach die Lüste an „Gestalten" und „Farben", an „Tönen" und an „Gerüchen"[7] schildern. Hier ist ohne Schwierigkeit die abendländische Hierarchie der Sinnesvermögen[8] ablesbar, an der erst das ausgehende 18. Jahrhundert wirklich folgenreiche Manipulationen vornehmen wird.[9] Ausdrücklich ausgenommen aber bleibt von dieser Gruppe der (dem Tastvermögen korrespondierende) „Kitzel".[10] Die Gründe für diese Auslassung eröffnen einen Ausblick auf das gesamte diskursive Gefüge und seine Verschiebungen, die Gegenstand dieser Untersuchung sind. Die mit dem

5 Platon, Phil 35 c.

6 Vgl. jetzt auch den voluminösen Kommentar von D. Frede, in: Platon, Werke Bd. III/2: Philebos, Göttingen (1997), S. 89–427.

7 Platon, Phil 51 b-e.

8 Besonders hervorzuheben ist die unangefochtene Spitzenstellung des Auges, die Platon im *Timäus* (47 bc) festschreibt: „Gott hat die Sehkraft für uns erfunden und uns verliehen, damit wir die Umläufe der Vernunft im Weltgebäude betrachten und sie auf die Kreisbewegungen unseres eigenen Denkvermögens anwenden könnten, welche jenen verwandt sind, soweit es das von Erschütterungen Heimgesuchte mit dem Unerschütterlichen sein kann, und damit wir nach genauer Durchforschung und nachdem uns die Berechnung ihres richtigen Ganges, wie er ihrem Wesen entspricht, gelungen, in Nachahmung der von allem Irrsal freien Umschwünge des Gottes die eigenen Irrgänge zur Ordnung überführen."

9 Erst Nietzsche aber liest den Geschmack wieder wörtlich und traut den physiologisch verankerten Sinnesvermögen wie Tast- und Geschmackssinn mehr zu als den physiologisch *reineren* Sinnen des Gesichts und Gehörs: „Dass diese Einzelnen aber anders empfinden und ‚schmecken', das hat gewöhnlich seinen Grund in einer Absonderlichkeit ihrer Lebensweise (...) in ihrer Physis: sie haben aber den Muth, sich zu ihrer Physis zu bekennen und deren Forderungen noch in ihren feinsten Tönen Gehör zu schenken: ihre ästhetischen und moralischen Urtheile sind solche ‚feinsten Töne' der Physis." ders., KSA 3, 407.

10 Platon, Phil 51 d. Apelt übersetzt im Unterschied zu Schleiermacher „Reiben", Frede „Kratzen". Bei Bilz wird der Kitzel als Beispiel für ein nach J. von Uexküll konstruiertes „Bedeutungserlebnis" angeführt. Vgl. Bilz, Schmerzen, S. 102.

Tastsinn identifizierte „Zuchtlosigkeit" der Nikomachischen Ethik des Aristoteles, als der Verweigerung einer freiwilligen Beschränkung auf eine „begrenzte" Lust, liegt auf der einzuzeichnenden Linie mit einer weiteren, platonischen Formalisierung der philosophischen Erkenntnisweise: Platon beschreibt das „Seiende" in einem vierstelligen sinnkategorialen Schema. Er fügt einer pythagoreischen Trias aus den Kategorien des „Unbegrenzten", „Begrenzenden" und „Begrenzten" noch die Kategorie des „Ursächlichen" hinzu, um so die angemessene Repräsentation seiner Vorstellung von den dem Materiellen vorgängigen Ideen[11] zu gewährleisten. Das Schema nimmt grundsätzliche Wertungen vor. In Absetzung von der vorsokratischen Philosophie wird das Statische (das „Unerschütterliche") der Dynamik („dem von Erschütterungen Heimgesuchten") vorgeordnet[12], wird die potentielle Unabschließbarkeit der Bewegungen der Materie – man denke nur an Heraklits berühmte Flußmetaphorik – der eingeklagten, harmonisch geordneten Unbeweglichkeit des Ideellen überantwortet[13]: „Sokrates: Ich behaupte also, daß um des Werdens willen alle Hilfsmittel, Werkzeuge und alles, was man Stoff nennt, überall angewendet werde, daß aber jegliches Werden wegen eines Seins, jedes wegen eines anderen, geschehe, und das gesamte Werden wegen des gesamten Seins. (...) Also auch die Lust, wenn sie ein Werden ist, muß notwendig irgendeines Seins wegen werden."[14]

Das im platonischen Schema als erstes genannte „Unbegrenzte" ist am weitesten entfernt von der vierten Kategorie des „Ursächlichen",

11 „O Parmenides, eigentlich scheint es mir sich so zu verhalten, daß nämlich diese Begriffe gleichsam als Urbilder dastehen in der Natur, die andern Dinge aber diesen gleichen und Nachbilder sind, und daß die Aufnahme der Begriffe in die andern Dinge nichts anderes ist, als daß diese ihnen nachgebildet werden." (Platon, Parm 132 d).

12 Das ändert sich erst wieder in der zweiten Hälfte des 17. Jahrhunderts. Vgl. D. Schwanitz, Verselbständigung von Zeit und Strukturwandel von Geschichten. Zum Zusammenhang zwischen temporalem Paradigmawechsel und Literaturgeschichte, in: H. U. Gumbrecht/U. Link-Heer (Hg.), Epochenschwellen und Epochenstrukturen im Diskurs der Literatur- und Sprachhistorie, Frankfurt/M. (1985), S. 89–108, hier: S. 95f.

13 „Teilhabe (methexis) an einem begrifflichen Urbild (paradeigma) ist die Garantie, die den einzelnen Dingen ihre Struktur und Gestalt verleiht und sie begrifflich identifizieren läßt – in einer genealogischen Hierarchie zunehmender Allgemeinheit." M. Geier, Das Sprachspiel der Philosophen. Von Parmenides bis Wittgenstein, Reinbek b. Hamburg (1989), S. 119.

14 Platon, Phil 54 c.

der Vernunft (*nous*), die als „gesamte und vielfältige Weisheit“[15] alles Natürliche ordnet. Liest man die inbegriffenen Wertungen der Kategorien mit, dann wird aus der ersten Kategorie des „Unbegrenzten“ das „Maß- oder Zuchtlose“, ihr folgt das „Maß“ (als dem „Begrenzenden“), an dritter Stelle steht das „Maßvolle“, „das Werden zum Sein aus den mit der Grenze bewirkten Maßen“[16], das eine ausgewogene „Mischung“, „Begrenzung“ oder „Gemeinsamkeit“ zeigt, und schließlich die maßhaltende, abwägende „Vernunft“. Die Entfernung der jeweiligen Kategorie von der eigens von Platon installierten „Vernunft“ macht die Wertung transparent. Unlust und Schmerz werden auf dreifache Weise in diesem Schema kommunizierbar:

1. Jeweils für sich sind Lust und Schmerz „unbegrenzt“, „denn worin sie sich befinden, das lassen sie nicht bestimmter Größe sein, sondern indem sie in jegliche Handlung ein Stärkeres als das Schwächere und umgekehrt einzeichnen, bewirken sie ein Mehr und Minder und machen die bestimmte Größe verschwinden.“[17] Diese Attribute des „Maßlosen“ und „Allzuheftigen“[18], des „Zerspaltenen und Zerrissenen“[19] verhindern, daß Lust (oder Schmerz) sich einen „Anteil am Guten“[20] sichern.[21] Die Vorstellung einer „unbegrenzten“ Steigerung ist die Einbruchsstelle der Reflexion des Schmerzes im Modus der Temporalität. Auch ist sie – wie die topische Beweglichkeit – dem kosmologisch abgestützten Gleichgewichtsmodell der platonischen Philosophie geradezu entgegengesetzt und mit ihrer Stigmatisierung im Zeichen der „Maßlosigkeit“ wird jede Asymmetrisierung (und Temporalisierung) des platonischen Begriffsgebäudes vorerst verhindert.[22]

15 Ebd. 30 b.
16 Ebd. 26 d.
17 Ebd. 24 c. Die Beweglichkeit (des ‚Mehr und Minder‘) wird energisch bekämpft.
18 Ebd. 26 a.
19 Ebd. 25 a.
20 Ebd. 28 a.
21 Anlaß des gesamten Dialogs ist es, zu zeigen, „daß, was das auch sei in diesem gemischten Leben, wodurch es zugleich erwählungswert ist und gut, diesem nicht die Lust, sondern die Vernunft das Verwandtere und Ähnlichere ist.“ (Ebd. 22 d).
22 Die „Idee der Beschleunigung“ ist, schenkt man Hans Blumenberg Glauben, „an den quälenden Gedanken der Verspätung der Vernunft gebunden“: und also in der vierten Cartesianischen Regel des *Discours de la Méthode* verborgen, derzufolge „die Akte der Vernunft in Angleichung an die Sequenz der Zahlen nicht nur auf eine unverrückbare

2. Die *Entstehung* des Schmerzes wird im Gegensatz zu seinem „Wesen“ in der dritten Kategorie des „Begrenzten“ angesiedelt: „Sokrates: In der Gattung des Gemeinsamen scheinen mir ihrer Natur gemäß Lust und Unlust zugleich zu entstehen.“[23] *Schmerz* wird in symmetrischer Konstruktion mit der *Lust* verbunden, denn „abgesondert jedoch von der Unlust möchten wir die Lust wohl schwerlich jemals gehörig erforschen können.“[24] Kaum unterschieden von *Mangel, Unlust, Beschwerde, Trauer* oder *Hunger* wird Schmerz in statischen Bildern von Zu- und Abnahme als Minderung eines göttlich-kosmischen, auf den Menschen übertragbaren Harmoniezustandes begriffen. Das Gleichgewichtsmodell ist nach Platon eine angeborene „Urvorstellung“ des Menschen, das sich auch auf das Verhältnis von Lust und Unlust (als „Vermischtes“) erstreckt, und dessen Erinnerung eben die Lust bzw. Unlust überhaupt ermöglicht: „Sokrates: Ich sage also, daß, wenn die Zusammenstimmung in den Lebendigen aufgelöst wird, zugleich auch eine Auflösung der Natur und eine Erzeugung von Schmerz alsdann erfolge. (...) Wird sie aber wiederum gestimmt und geht in ihre eigentümliche Natur zurück, dann müssen wir sagen, entsteht Lust.“[25] Die Gesetzmäßigkeiten von „Angefülltwerden und Ausgeleertsein“[26], die sich auf der Ebene der *einfachen Begierden* abspielen (Hunger/Durst etc.), werden in der Tradition des *Corpus Hippocrateum*[27] in der Humoralpathologie bis zur Mitte des 18. Jahrhunderts aufgestellt und ausgebaut. In der mit der *Säftetheorie* eng zusammenhängenden *Lehre von den Temperamenten* ist eine Schnittstelle zur *Theorie der Affekte* benannt. Die Anlehnung an die *Theorie des Blutstroms* von Galenus bei der Analyse des *Affektischen* findet sich ebenfalls noch im 17. und 18. Jahrhundert. Bis zu diesem Zeitraum ist bei aller Differenzierbarkeit eine strategisch wichtige Mehrdeutigkeit in der Fassung des Schmerzes (dolor) zu konstatieren.

und unumkehrbare Folge in der Zeit festzulegen (sind), sondern auch das Durchlaufen der Reihe dieser Akte beschleunigungsfähig zu machen (ist), so daß sie jedem in den intellektuellen Zusammenhang eintretenden Subjekt in Verkürzung verfügbar würde.“ H. Blumenberg, Lebenszeit und Weltzeit, Frankfurt/M. (1986), S. 218f.

23 Platon, Phil 31 c.

24 Ebd. 31 b.

25 Ebd. 31 d, vgl. auch ebd. 32 ab.

26 Ebd. 35 e.

27 Hierzu W. Capelle, Einleitung, in: Hippokrates, Von der Umwelt. Fünf auserlesene Schriften, Frankfurt/M./Wien (1991), S. 11–59.

Die Ebene der (urteils- und wahrnehmungslosen) *einfachen Begierden* ist vom (urteilenden und wahrnehmenden) Affekt nicht wirklich zu trennen. Damit wird ein Übergang zwischen Physiologie und kognitiven Operationen offengehalten. Erst mit der Umstellung auf *Vorstellung* seit dem 17. Jahrhundert – der taktile Schmerz ist vorstellungslos – wird dieser Übergang geschlossen und die cartesische Zweisubstanzenlehre zur Wirkung gebracht.[28] Auf der Basis der Konstruktion von fortlaufenden Symmetrien wird dieses platonische Modell in der Theorie der *Affekte*[29], die schon bei Aristoteles von den ohne Beteiligung seelischer Vermögen gedachten (*animalischen*) *Begierden* noch einmal abgetrennt werden, stark ausdifferenziert. Ausgehend vom konträren[30] Binarismus aus *Lust* (delectatio) und *Schmerz* (dolor) beginnt die Auseinanderfaltung in *intentionale* und *tendierende* Affekte, die zusammen die *konkupisziblen* Affekte[31] ausmachen, und die diese jeweilige „Bewegung des Herzens" (commotio) bloß forcierenden *irasziblen* Affekte.[32]

Die hier nur ungenügend zur Darstellung kommenden Modelle gehen grundsätzlich von der Idee der *Wiederherstellung* eines aus dem Gleichgewicht geratenen Idealzustandes aus. Dieser Zustand besteht in

28 Für eine detaillierte Kritik und Ergänzung dieser Zusammenhänge danke ich Rüdiger Campe.

29 Dazu besonders erhellend (und erschöpfend): R. Campe, Affekt und Ausdruck. Zur Umwandlung der literarischen Rede im 17. und 18. Jahrhundert, Tübingen (1990), S. 304ff. Campe unterscheidet „Rekurrenz" und „Kontrarietät" als Kontruktionsweisen der Affekttheorien. Vgl. ebd., S. 149.

30 Kontradiktorisch sind hingegen das „Schmerzliche" und das „Nicht – Schmerzliche". Auch diese Unterscheidung richtet sich gegen die konkurrierenden (kynischen) Philosophien, „die das Schmerzlose dem Schmerz so gegenüberstellen, als wäre es schon die Lust." (Platon, Staat 585 a) Diese Theorie ließe es nicht zu, eine Rangfolge der „Reinheit" der Lüste und Schmerzen nach ihrer Teilhabe am „Vernünftigen" aufzustellen: „reiner" Schmerz wäre (platonisch) demnach z.B. „Furcht vor Schande". Vgl. dazu Platon, Sämtliche Dialoge, Bd. IV, hrsg. v. O. Apelt, Hamburg: Meiner (1988; repr. Nachdruck d. Ausg. 1922), S. 142f.

31 *Iraszibel/konkupiszibel* ist eine thomistische Unterscheidung.

32 Nur „Ira" ist „unpaarig kompletiv" (ergänzend) hinsichtlich der „Tendenzrichtung von audacia und timor." Dazu Campe, Affekt, S. 306. Langfristig besiegelt Descartes das (nach Campe schon in der Theorie der Affekte des 16. und 17. Jahrhunderts angelegte) Ende der symmetrischen Entfaltung der bewußten Vermögen mit der radikalen Unterscheidung von res cogitans und res extensa. Dazu paßt, daß in der „Zirbeldrüse" als der einzig unpaarigen Struktur des Gehirns fortan die Wirkung der Seele auf den Körper ihren letzten Zufluchtsort hat. Die Prämierung von Asymmetrien beginnt.

einem stabilen ausgewogenen Austausch von Flüssigkeiten, einer regelmäßigen, in einen vorgesehenen Umlauf zurückgekehrten Bewegung oder im 17. Jahrhundert in der „Verstärkung oder Hemmung von konstanten Energiemengen."[33] „Schmerz", „Trauer" oder „Haß" (Descartes) sind auf unterschiedenen Ebenen *Störungen* dieser Abläufe und Zustände des Ausgleichs, die als Begriffe immer einen die Vorstellung eines Ausgleichs überhaupt erst ermöglichenden Gegenbegriff verlangen.

3. Eine dritte Möglichkeit der Kommunikation des Körperschmerzes ergibt sich aus der schroffen Absetzung des Körperlichen von höheren, immateriellen Seinsformen. Diese qualitative Asymmetrie kann als exklusive oder stufenförmige Differenzierung gefaßt werden. Immer aber geht es darum, den Körperschmerz am Ende der imaginären Linie anzusiedeln, ihn dem unmittelbar und undifferenziert rezipierenden Tastsinn (tactus) zuzuordnen, der als eigentliches Vermögen der Begierden eine *Teilhabe an Höherem* (Bildung, göttlicher oder kosmischer Vernunft) am wenigsten wahrscheinlich macht. Diese Anordnung erzwingt als moralisches Verdikt geradezu politische Anschlüsse: „Sokrates: Und gewiß wird man auch die vielen und mancherlei Begierden und Lüste und Schmerzen zumeist bei Kindern finden und bei Weibern und Dienstboten sowie bei der großen ungebildeten Mehrzahl der sogenannten freien Leute. (...) Die einfachen und maßvollen dagegen, die an der Hand der Vernunft und richtigen Meinung durch den überlegenen Verstand geleitet werden, wirst du nur bei wenigen finden und zwar sind dies die durch natürliche Anlage und Erziehung an Tüchtigkeit hervorragendsten."[34]

Eine solche Polarisierungstendenz verstärkt sich mit der onto-theologischen *Identifikation des* (neuplatonischen) *absolut Einen mit dem Gott* der Heiligen Schrift.[35] Nach Augustinus „erklärt Plato ohne Zögern, philosophieren heiße Gott lieben, dessen Wesen unkörperlich sei"[36]. Die gesamte platonische Philosophie wird auf das Verdienst verkürzt, „die geistige Form der sinnenfälligen"[37] vorgezogen zu haben. Dieses

33 Campe, Affekt, S. 347.

34 Platon, Staat 431 b.

35 Geier, Sprachspiel, S. 124.

36 Augustinus, Gottesstaat VIII 8.

37 Ebd. VIII 6.

Fazit ist nur eingeschränkt gültig.[38] Bei genauerem Hinsehen finden sich spezifische Versatzstücke der platonischen Dialoge. Von den höchsten Dingen der christlichen Religion wissen wir, folgt man Augustinus Argumentation, nicht aufgrund der (trügerischen) Sinne, sondern „von diesen sinnenfälligen Dingen tragen wir auch die ihnen ganz ähnlichen, aber nicht mehr körperlichen Abbilder in unseren Gedanken, halten sie in der Erinnerung fest und werden durch sie zum Verlangen angeregt“[39]. Dieses „reinste“ Verlangen ermöglicht die im Prozeß des Verlangens zentrale Aufbewahrung „nicht mehr körperlicher Abbilder“ in der (platonischen) „Erinnerung“[40]: „Sokrates: Diese Rede behauptet, daß es eine Begierde des Leibes nicht gibt. (...) Weil sie immer ein den Zuständen jenes (Leibes, H. C.) entgegengesetztes Streben andeutet. (...) Und der Trieb, weil er auf das Gegenteil des jedesmaligen Zustandes führt, offenbart doch, daß ein Gedächtnis da ist von dem Gegenteil dieses Zustandes“.[41]

Die *Unkörperlichkeit* auch der niedrigsten Begierden durch ihre mit dem (Schrift-) Gedächtnis bewerkstelligten Partizipation (methexis) an den göttlichen *Urbildern* (paradeigma) bei Platon findet ihre Entsprechung in Augustinus systematischer Behauptung, „daß Leiber ewige Qualen überdauern“[42]. Hier muß nämlich der Beweis eines solchen „Strafgerichtes, welches den Teufel und alle, die zu ihm gehören, treffen wird“[43], durch den rein „seelisch-inneren“ (interior) Ausgangspunkt jedes Körperschmerzes erbracht werden. Der „paulinische Geistpolitiker“ (M. Schneider) Augustinus erkennt sehr genau, daß der Drohung der ewigen Verdammnis als effektivem Gegensatz zur „künftigen beschwerdefreien Unsterblichkeit des Leibes“[44] die bloße Kreatürlichkeit des Schmerzes im Wege steht. Und weil „das Gefüge der Glieder und belebten Körperteile so schwach (ist), daß es einen Angriff, welcher

38 Durch die Weiten dieses Textes führt auch der präzise Anmerkungsapparat C. Andresens der folgenden Ausgabe: Aurelius Augustinus, Vom Gottesstaat (2 Bde.), übs. v. W. Thimme, München (1991).

39 Augustinus, Gottesstaat XI 26.

40 Schleiermacher übersetzt im Gegensatz zu Apelt mit „Gedächtnis“.

41 Platon, Phil 35 c.

42 Augustinus, Gottesstaat XXI 1–3.

43 Ebd. XXI 1.

44 Ebd. XXI 1.

großen oder äußersten Schmerz verursacht, nicht aushalten kann“[45], konstruiert Augustinus mit der auch noch im Zusammenhang vagen Behauptung, daß „doch der Leib dereinst ganz anders sein wird als jetzt“, neue „Leiber der Verdammten“, die in Analogie zur Seele „schmerzempfindlich und doch unsterblich sind“: „Sehen wir genauer zu, so ist auch der sogenannte leibliche Schmerz mehr Sache der Seele. Denn die Seele ist es, die Schmerz empfindet, nicht der Leib, auch wenn die Ursache des Schmerzes körperlich ist, da sie an der Stelle Schmerz empfindet, wo der Körper verletzt wird“.[46] Seine Argumentation penibel zuendeführend, erscheint bei Augustinus neben dem Mitleiden der Seele mit dem Körper die allein leidende Seele, wenn „sie noch im Körper weilt“, aber „bei unversehrtem Leibe, aus irgendeinem, vielleicht nicht wahrnehmbaren Grunde trauert“, oder sich sogar in dieser Stimmung „außerhalb des Leibes“[47] aufhält. Die vier für ihn zentralen Affekte „Begierde, Furcht, Freude und Schmerz“[48] sind als „Gemütsstörungen“[49] so ganz der inner-seelischen Ökonomie überantwortet.

Als „dolor exterior“ somit nachhaltig marginalisiert, räumt der Leibschmerz lange Zeit das Feld für den höheren Seelenschmerz, den „dolor interior“. Thomas von Aquin verwendet auf den Komplex „Unlust-Schmerz-Trauer“ fünf ausführliche Erörterungen. *Quaestio XXXV (Articulus)* 7: „Ist der äußere Schmerz größer als der Innere?“[50] gibt die zentralen Argumente preis: „Denn der innere Schmerz kommt daher, daß etwas dem Strebevermögen (appetitus)[51] selbst widerstrebt, der äußere Schmerz hingegen, daß es dem Strebevermögen zuwider ist, weil es dem Leibe widerstrebt. Immer aber ist das, was unmittelbar durch sich ist, eher als das, was mittelbar durch ein anderes ist. Deshalb übertrifft von dieser Seite her der innere Schmerz den äußeren. –

45 Ebd. XXI 1.

46 Ebd. XXI 3.

47 Ebd. XXI 3.

48 Ebd. XIV 3.

49 Ebd. XIV 3.

50 T. von Aquin, Die Deutsche Thomas – Ausgabe. Vollständige, ungekürzte deutsch – lateinische Ausgabe der Summa Theologica. 36 Bde. u. 2 Zusatzbände, hrsg. vom Katholischen Akademikerverband, Leipzig/Salzburg (1934ff.), hier: 1. Bd., S. 241f.

51 Vgl. zu diesem Begriff Aristoteles, De motu animalum (700 b 19) u. De anima (433 a 18ff.). Siehe außerdem D. Papadis, Die Rezeption der Nikomachischen Ethik des Aristoteles bei Thomas von Aquin, Frankfurt/M. (1980).

Ebenso auch von Seiten der Wahrnehmung. Denn die Wahrnehmung der Vernunft und des Vorstellungsvermögens steht höher als die des Tastsinns. – Daher ist, schlechthin und an sich gesprochen, der innere Schmerz ernster zu nehmen als der äußere."

Der *innere* Schmerz ist „unmittelbar durch sich" und eine „Wahrnehmung der Vernunft". Der scholastische Kommentar faßt die Vernunft als „göttliche" Vernunft. Die ausgewogene Kommentierung der Autoritäten, des *Philosophus* (Aristoteles) und des *Buches* (der Bibel) mit ständigem Rekurs auf Augustinus dokumentieren es. Die übereinstimmende Legitimierung und Differenzierung zentraler Begriffe trägt zu der (für die Scholastik lange Zeit konstitutiven) Integration der Diskurse[52] Philosophie und Theologie bei. Schmerz als *innerer* und *äußerer* Schmerz wird gemäß der von Augustinus festgeschriebenen doppelten Staatsbürgerschaft des Menschen theokratisch gewertet und in der Hochscholastik unter dieser Voraussetzung in „logisch-definitorische Schemata"[53] überführt. Trotz der (neuplatonischen) Umschrift bleibt die platonische Zweiweltenlehre bei Augustinus und Thomas bestimmend für die Schmerzkommunikation.

Besonders deutlich wird die platonische Ausgangsstellung in der ausführlichen Erörterung des Körperschmerzes in Senecas *78. Brief an Lucilius*, wobei lediglich die selbstmedikative Kompetenz (des gebildeten Weisen) im Vordergrund steht: „Das ist daher ein Trost bei wüstem Schmerz, daß du mit Notwendigkeit aufhörst, ihn zu empfinden, wenn du ihn allzu sehr empfindest. Das aber ist es, was Ungebildete bei körperlicher Qual arg mitnimmt: nicht sind sie es gewohnt, mit dem Geist zufrieden zu sein; viel haben sie mit dem Körper zu tun. Daher trennt ein bedeutender und kluger Mann den Geist vom Körper und beschäftigt sich viel mit dem besseren und göttlichen Teil, mit diesem quengeligen und anfälligen, soweit es notwendig ist."[54]

52 Vgl. M. Banniard, Europa. Von der Spätantike zum frühen Mittelalter. Die Entstehung der europäischen Kulturen vom 5. bis zum 8. Jahrhundert n.Chr., München (1993), S. 24.

53 K. Flasch, Das philosophische Denken im Mittelalter. Von Augustin zu Machiavelli. Stuttgart (1986), S. 289.

54 L. Annaeus Seneca, Philosophische Schriften. Lateinisch und deutsch, 4. Bd., An Lucilius. Briefe 70–124, hg. v. M. Rosenbach, Darmstadt (1984), S. 126–145. Hier: S. 133. Vgl. a. 2 Kor 4, 17ff.: „Denn was sichtbar ist, das ist zeitlich; was aber unsichtbar ist, das ist ewig."

Die vielfachen Legierungen antiker und christlicher Philosopheme geraten erst in der Spätscholastik in eine ernste Krise. Der *Kommentator* (Averroes) „bot das Muster einer offenbarungsunabhängigen Wissenschaft; er zwang den bislang an Augustin und der Schullogik hängenden Westen zu einer Horizonterweiterung, die nicht nur Einzelerkenntnisse betraf, sondern den Begriff der Wissenschaft selbst.“[55] Das seinem Aristotelismus inhärente Wissenschaftskonzept hätte die konsequente Trennung der Disziplinen und ihre Ausdifferenzierung bedeutet. Die sieben Artes liberales unter der Ägide der spätantiken Rhetorik und des theologischen Symbolismus des Augustinus verlieren an Boden. Ende des 13. Jahrhunderts sind Ethik, Ökonomie, Politik, Physik, Mathematik und Metaphysik unter der Führung von Philosophie und Logik etablierte Disziplinen. Die Ausführungen in der *Summa* des Aquinaten sind in diesem Kontext zu verstehen. „Thomas wollte soviel christliche Inhalte wie irgend möglich philosophisch beweisen“[56], ohne die Fortschritte des arabischen Aristotelismus zu ignorieren. Mit dem Ausbleiben der theologischen Interventionen auf dem Gebiet der Philosophie wird in der Folgezeit die augustinische Unterscheidung aufgeweicht oder in polemischer Absetzung verhandelt.

Eine der seltenen Fußnoten in Ernst Jüngers Essay *Über den Schmerz* von 1934 zitiert eben mit Augustinus den locus classicus der von Thomas ausgebauten Wertung: „Denn der Seele ist es eigentümlich Schmerz zu empfinden, nicht dem Leib (Gottesstaat XXI,3)“[57]. Jüngers Kommentar zu dieser Stelle bringt den beständig mit dem Schmerz korrespondierenden Begriff ans Licht: „Innerhalb einer Terminologie, in der die Seele und die Wirklichkeit gleichbedeutend sind, gibt es daher nur den Seelenschmerz“.[58] Der Autor relativiert mit diesem Hinweis schon alle post-scholastischen, säkularisierten Vorstellungsräume des „Innen“, des „Seelischen“ (usw.) zu nur historischen, taktischen Größen, um die umfassende Gültigkeit seines neuen Wirklichkeitskriteriums eines *konkreten* Leibschmerzes einsetzen und behaupten zu können. Die theologisch-philosophische Vorentscheidung einer höheren, pneumatischen Wirklichkeit, die den Schmerz der Seele auszeichnet,

55 Flasch, Denken, S. 282.

56 Ebd., S. 332.

57 Jünger, Blätter, S. 171.

58 Ebd.

verkehrt sich in der Moderne zu einer Vorstellung, der einzig eine direkte Abstammung vom Schmerz einen Rest *Unmittelbarkeit* sichert. Schmerz verleiht ganz verschiedenen Wirklichkeiten erst diskursive Realität: übersinnlichen wie heroischen. Diese Qualität macht Emile M. Cioran zu seinem *fundamentum incocussum* der Welt: „Es gibt keinen unwirklichen Schmerz: der Schmerz würde auch existieren, wenn die Welt nicht existierte. Wäre es bewiesen, daß ihm jede Nützlichkeit fehlt, wir würden doch immer noch eine für ihn finden können: nämlich daß er irgendwie Substanz in die uns umgebenden Fiktionen hineinprojiziert. Ohne ihn wären wir allesamt Strohmänner ohne den geringsten Wirklichkeitsgehalt in irgendwelcher Beziehung; durch sein einfaches Vorhandensein verwandelt er alles und jedes, sogar einen Begriff."[59] Wie bei Thomas ist der Schmerz „unmittelbar durch sich", er ist „einfaches Vorhandensein". Seine Wirklichkeit aber erhält er nicht mehr im Verhältnis zu einer epochen- und diskursspezifischen Leitvokabel, sondern als einzig fester Boden in einem *Meer* von Fiktionen: „Wir bedürfen einer verläßlichen Gegebenheit, wir warten darauf, den Beweis zu erhalten, daß wir auf festem Boden stehen, daß wir nicht haltlos herumschweifen. Der Schmerz erfüllt diese Funktion, und wenn wir ihn in der Hand halten, wissen wir mit Sicherheit, daß etwas existiert. Der flagranten Irrealität der Welt kann man nur konkrete Empfindungsgehalte entgegensetzen".[60]

Die „Sicherheit, daß etwas existiert", den „Beweis, auf festem Boden (zu) stehen", liefert Cioran der „konkrete Empfindungsgehalt" des Schmerzes. Der textuelle Transport dieser Sicherheitsgarantie ist das übereinstimmende Problem der hier angeführten Literatur. Ist der *Leib* bei Thomas gerade diejenige Instanz, die eine *Unmittelbarkeit* eines Phänomens verstellt, indem sie die Verbindung zum „Strebevermögen" unterbricht, wird bei Cioran der (äußere) Schmerz als Konkretion des Leiblichen einzige Instanz der Wirklichkeitswahrnehmung gegen die Bedrohung der „Fiktionen". Der Schmerz vermag bei Cioran endlich den „Begriffen", die für Thomas („appetitus") eine Wirklichkeit erst schaffen, diese abhandengekommene Qualität zurückzugeben.

59 E. M. Cioran, Der Absturz in die Zeit. Stuttgart (1980; EA 1964), S. 96.
60 Ebd., S. 97.

2. Zerstreuungen

Sporadische Aufhebungs- und Umstellungsversuche der hierarchischen Unterscheidung von Seelen- und Leibschmerz gibt es seit der frühen Neuzeit. Welche Rolle nun der Schmerz in dem mit der *Moralistik* installierten säkularen Themenkanon spielt, darüber lassen sich einige Vermutungen anstellen: „Wissen mußte beim Übergang ins Druckzeitalter entfleischt werden, bevor es verbuchstäblicht werden konnte", schreibt Aleida Assmann, „es mußte aus raum-zeit-konkreten Situationen gelöst werden, bevor es auf das indifferente weiße Papier zu stehen kam".[1] Diese *Exkarnation* der Körper zieht eine Reinkarnation des Wissens als Körper nach sich. Zentrale Parameter der schriftlichen Kommunikation sind der Mündlichkeit entliehen und pochen auf Spontaneität, Direktheit, Hörbarkeit, Sichtbarkeit, auf Körperlichkeit. Das Gelingen der Kommunikation bemißt sich dann daran, die eigene Schrift-Medialität[2] zu verdecken, am „literarischen Ideal, die Schrift als solche durchzustreichen, um ganz dicht am Leben zu sein."[3] Die in diesem Vokabular simulierte Präsenz des Körpers ist die conditio sine qua non für das schließliche Erscheinen des Signifikats im Vorstellungsvermögen des Lesers. Doch dieses erste Vermessen eines kommunikativen Spielraums des Textes und seiner Regeln ist nur eine Ansicht. Das Projekt, die Abstraktheit des Textes mit der Einführung und Aufrechterhaltung körperlicher Parameter und ihrem signifikativen Gefolge durchzustreichen, kennt in der Folge Varianten, welche gerade diese Strategie und Ausrichtung des Selbstbeschreibungsvokabulars zum Ausgangspunkt neuer Texte machen.

Michel de Montaignes *Essais* von 1580[4] sind nach Hannelore Schlaffer „eine zum Essay säkularisierte Form des Bekenntnis-

1 A. Assmann, Exkarnation: Gedanken zur Grenze zwischen Körper und Schrift, in: J. Huber/A. M. Müller (Hg.), Raum und Verfahren (= Interventionen 2), Zürich (1993), S. 133–155, hier: S. 139.

2 Die *Medialität* des Sprechens, das kurzzeitige, höchst störungsanfällige Verformen von Luftwellen, wird als solche nicht reflektiert. Daher rührt vermutlich die gesteigerte Parametertauglichkeit dieser Kommunikation. Vgl. V. Flusser, Gedächtnisse, in: Ars Electronica (Hg.), Philosophien der neuen Technologien, Berlin (1989), S. 41–55, hier: S. 44.

3 Assmann, Exkarnation, S. 148.

4 Eine erweiterte Ausgabe erschien 1595.

ses".[5] Diese Grundannahme wird hier probeweise übernommen. Solch ein gattungsgeschichtlich ermöglichtes Zurücktreten in die gefestigte Reihe stellt die im Zusammenhang wichtige Frage nach der „Beglaubigung" des Textes von sich aus. Die in der prototypischen Autobiographie des Augustinus dokumentierten *Gotteszeichen* und die Lektüre (und Zitation) des *einen Buches* müssen auf einer anderen Stufe und in anderer Form auftreten.[6] Den Auftakt des Buches[7], an dem der Rousseau der *Confessions* Maß nehmen wird, baut Montaigne im Verlauf der Essays zu einer Reflexion auf die Form aus: Wie sieht ein aufrichtiger Text aus? Gelten gemeinhin die der Ohrenbeichte nachempfundenen, also anfallartig, unter Diktat, *in einer Nacht* geschriebenen Bekenntniswerke beim Leser besonders viel, so setzt Montaigne zwar auf ein spontanes Zustandekommen seiner „Stücke", verweist aber – diese Spontaneität sofort unterminierend – auf den additiven, zerfahrenen Zug seines Schreibens: „Ich setze die verschiedenen Stücke die ich zu Papier bringe, nicht anders als bey rechter Muße auf, und wenn ich zu Hause bin. Sie sind daher zu verschiedenen Zeiten unterbrochen und zustande gekommen, weil mich die Geschäfte oftermals ganze Monate anders wohin berufen."[8]

Diese Unterbrechungen werden durch ein bestimmtes Ethos der Überarbeitung aufgefangen: „Ich verbessere auch meine ersten Aufsätze nicht leicht, indem ich sie noch einmal übersehen sollte; doch nehme ich zuweilen mit einem und dem andern Worte eine Aenderung vor, ohne es dabey aus dem Texte zu werfen. Ich will zeigen, wie sich meine Gemüthsart nach und nach verwandelt, und wie ein jeglicher Aufsatz bey seiner ersten Geburt ausgesehen hat. Es ist mir ein Vergnü-

5 H(annelore) Schlaffer, Der kulturkonservative Essay im 20. Jahrhundert, in: dies./ H(einz) Schlaffer, Studien zum ästhetischen Historismus, Frankfurt/M. (1975), S. 140–173, hier: S. 140f.

6 Zur Logik *absoluter* Zeichen vgl. M. Schneider, Luther mit McLuhan. Zur Medientheorie und Semiotik heiliger Zeichen, in: F. A. Kittler/M. Schneider/S. Weber (Hg.): Diskursanalysen 1: Medien, Opladen (1987), S. 13–25.

7 „Dies hier ist ein aufrichtiges Buch, Leser." Vgl. hierzu J. Starobinski, Montaigne. Denken und Existenz, München (1986; EA 1982), S. 55.

8 M. de Montaigne, Essais. (Versuche) nebst des Verfassers Leben nach der Ausgabe von Pierre Coste ins Deutsche übersetzt von Johann Daniel Tietz. Zweeter Theil. (Leipzig 1753/54), Zürich (1992), S. 688.

gen, oft angefangen und den öftern Wechsel meiner Gedanken eingesehen zu haben."[9]

Die Wechselhaftigkeit der Gedanken wird als Blick auf die Genese eines authentischen Textes protokolliert. Eine wichtige Instanz dieser Prosa sind nun der Körper und seine Botschaften. Das XXXVII. Hauptstück des II. Buches „Von der Aehnlichkeit der Kinder mit ihren Vätern"[10] rüttelt an der überlieferten (philosophischen) Ordnung der Signifikate: „Ich empfinde die Schmerzen, die uns bloß vermittelst der Seele rühren, weit weniger, als die meisten andern Leute (...) Allein, die wesentlichen und körperlichen Schmerzen fühle ich weit lebhafter."[11] Seele und Körper tauschen hier die Plätze. Montaigne hält es für eine „gekünstelte Vorschrift, daß man den Schmerz mit einer so genauen Standhaftigkeit, Verachtung, und einem so gesetzten Wesen ertragen müsse."[12] Der Bereich des Körperlichen wird nicht länger in eine ideenferne Niederung verwiesen: „Warum schweigt die Philosophie, die auf das Wesentliche und auf die Wirkungen siehet, bey diesen grausamen Anblicken still?"[13]

Die Philosophie, resümiert Montaigne, „verleihet bey den heftigen Anfällen der Colik meiner Seele nur ferner Kraft sich zu erkennen, und ihren gewohnten Weg fort zu gehen, damit sie den Schmerz überwinde und aushalte, sich aber nicht auf eine schändliche Weise ihm zu Füßen werfe, damit sie in dem Kampfe zwar aufgebracht und erhitzt, nicht aber niedergeschlagen und überwunden werde, sondern bis zur gesetzten Zeit ihre Handlungen und andre Geschäfte verrichten könne."[14] Doch nun ändert sich die Perspektive: „Bey so gewaltigen Anfällen", gibt der Autor zu denken, „würde es grausam seyn eine so ruhige Aufführung zu verlangen."[15] Der Körper selbst verschafft sich im Schmerz Gehör: „Wir wollen der Stimme nicht gebiethen, daß sie heraus fahren soll. Aber wir wollen sie auch nicht daran hindern."[16] Diese Stimme wird aufgezeichnet und birgt eine eigene Poetik: „Wenn das Uebel am

9 Ebd.
10 Ebd., S. 688–742.
11 Ebd., S. 690f.
12 Ebd., S. 692.
13 Ebd.
14 Ebd., S. 693.
15 Ebd.
16 Ebd., S. 692ff.

heftigsten gewesen", betrachtet sich Montaigne und hat noch „jederzeit gefunden", daß er „zu reden, zu denken, und eben so verständlich als zu einer andern Zeit, zu antworten, im Stande" ist, – „ob es gleich, weil mich der Schmerz verwirrt und zerstreut nicht so in einer Reihe geschiehet."[17]

„Wenn ich bey diesem heftigen Schmerze einige Zwischenräume habe, da ich in den Harngängen etwas Linderung verspüre", führt Montaigne diese Selbstbeobachtung fort, „so nehme ich augenblicklich meine mir gewöhnliche Stellung an, weil meine Seele sich durch nichts anders, als durch das Sinnliche und durch das Körperliche beunruhigen läßt."[18] Der Schmerz diktiert eine „tappende, wankende, strauchelnde und stolpernde" Rede[19], die dem formalen Ideal der Essais entspricht. Das Abreißen der Reihe und die unvermuteten Zwischenräume werden ein neues Stilideal der Echtheit befördern. Zweihundert Jahre später wird die *authentische* Rede „gleich dem Gefühle, stark und unterbrochen seyn."[20] Eingesetzt als Pendant zur Entkörperung des Textes vertritt der akut arbeitende Schmerz die Möglichkeit des *unmittelbaren, wahren* Sprechens, die als schriftimmanente Fiktion den Text bis zur Postmoderne eskortieren wird. Lanciert werden der Körper und sein Schmerz dabei von Zuschreibungen, die mit anderen Signifikaten längst eingeübt wurden.[21] Der Bonus aber, ein *wesentliches, unvermitteltes*

17 Ebd., S. 695f.

18 Ebd., S. 695f. Vgl. zu Montaignes ‚Colik-Schmerz': Nietzsche, KSA 3, 394.

19 Vgl. Montaigne, Essais, 1./XXV, S. 239: „Meine Gedanken und mein Verstand gehen nur tappend, wankend, strauchelnd und stolpernd."

20 C. F. Gellert, Briefe, nebst einer praktischen Abhandlung von dem guten Geschmacke in Briefen (1751), in: ders., Ges. Schriften, Bd. IV, Berlin/New York (1989), S. 105–221, hier: S. 137.

21 Den Sachverhalt entfaltet A. Koschorke in dankenswerter Klarheit: „Das notwendige Komplement zur Schrift ist der Traum einer auf der Rückseite der Verschriftlichung wiederherzustellenden vollen Präsenz. Sei es, daß im Text die Stimme Gottes oder des Autors hörbar wird (...), sei es, daß das Geschriebene als Herzensschrift oder Seelenspiegel seine unbedingte Wahrheit verbürgt, sei es, daß die Macht literarischer Fiktionen die Leser verführt, die Materialität der Buchstaben zu überspringen und unmittelbar ins Geschehen zu treten – überall impliziert die Verwendung von Schrift eine symbolische Operation, die aus den Komponenten einer realen Wegnahme und einer imaginären Wiedererstattung von Gegenwart und ‚Leben' besteht." A. Koschorke, Die Imagination des Buches und ihr ‚Ende', in: Widerspruch. Münchner Zeitschrift für Philosophie, 12. Jg. (1992), H.22, S. 37–46, hier: S. 41.

Sprechen hervorzubringen, bleibt dem Schmerz länger erhalten als den konkurrierenden Entitäten (einschließlich des Körpers), deren Ernennungen und Ablösungen ihm wenig von seiner Reputation nehmen. Jean Starobinski beschreibt die Aufgabe, die dem Schmerz in Montaignes Kritik der zeitgenössischen Metaphysik zukommt: „Vom äußersten Schmerz (douleur) zur äußersten Süße (douceur): im Abstand einer Paronomasie schwingt die Stimmgabel der Erfahrung des Leidens und der Krankheit. (...) Die Erfahrung des Körpers, die uns spüren läßt, ‚wie nahe Schmerzen und Vergnügen beieinander liegen', stimmt uns darauf ein, die Vorstellung einer anderen, ebenso engen Verbindung hinzunehmen: die von Seele und Körper. So sieht man die akzeptierten Antithesen, die verschwisterten Entitäten und die Bekräftigung ihrer unerläßlichen Ko-Existenz oder ihrer zwangsläufigen Einheit aufeinander folgen."[22]

Mit Rousseaus Kurzschluß zwischen *Stil, Herz* und *Biographie*[23] wird die systematische Bedeutung der Montaigneschen Ausführungen zur Symbiose von *Schmerz* und *Stil* endgültig deutlich. Die Poetik des Zerfahrenen, des Randes[24] überholt den identitären Ich-Diskurs schon bald. Die Spontaneität des Stils, die dem imaginierten *Ich* Rousseaus zum authentischen Ausdruck verhilft, wird zur Aufzeichnungstechnik (der Zerrüttungen) eines Schmerzes, der den Leser auf die Spur eines immer schon *entfremdeten, sprachlosen* Menschenwesens setzt. Was der Literatur notwendig erhalten bleibt, ist die Suche nach Evidenzen unter Bedingungen sich beschleunigender diskursiver Verschiebungen. Diese neuen Bedingungen kommen den Voraussetzungen Montaignes nahe. In seiner Reflexion auf das Schreiben, welche die tatsächliche hierarchisch-disziplinäre Ordnung der Literatur zugunsten einer Vorstellung vom *Universum der Texte* erstmalig auszusetzen vermag – versinnbildlicht schon im Rundgang durch die eigene Turmbibliothek –, bemerkt

22 Starobinski, Montaigne, S. 277.

23 „Ich werde mich bei der Schreibweise ebenso verhalten, wie es die Dinge verlangen. Mir geht es nicht im geringsten um Einheitlichkeit; ich werde stets den Stil wählen, der sich mir aufdrängt (...) mein Stil wird somit uneinheitlich und natürlich sein, mal schnell, mal zerstreut, mal überlegt, mal wild, mal gespreizt und mal lustig, und so wird er selbst zum Teil meiner Geschichte werden." Rousseau, Oeuvres complètes, Bd. 1, S. 1154.

24 Dazu G. von Graevenitz, Das Ich am Rande. Zur Topik der Selbstdarstellung bei Dürer, Montaigne und Goethe, Konstanz (1989).

Montaigne die Ruhe, die Leere in dessen Zentrum. Der immer schon kommentierende Text improvisiert im Angesicht einer fehlenden autoritativen Instanz in der Welt der Texte.

Das Zentrum mit einem erschriebenen Bild vom Menschen zu besetzen, ist das Projekt seiner bekennenden Nachfolger, der Humanisten. Ihr Scheitern ist bei zunehmender Komplexität diskursiver Ordnung eine Frage der Zeit. Der Schmerz des beginnenden 19. Jahrhunderts macht zuerst einen Riß durch die schöpfungszentrierten Diskurse von Theologie, Literatur und Philosophie, um schließlich seine Fähigkeit zu zerreißen als einzige evidente Äußerung zurückzulassen. Der durch das ruckartige Fortkommen der Steine verursachte Kolik-Schmerz zermürbt schließlich auch die Gewißheiten ganzer Epochen: „Schafft das Unvollkommene weg, dann allein könnt Ihr Gott demonstrieren, Spinoza hat es versucht. Man kann das Böse leugnen, aber nicht den Schmerz; nur der Verstand kann Gott beweisen das Gefühl empört sich dagegen. Merke dir es, Anaxagoras, warum leide ich? Das ist der Fels des Atheismus. Das leiseste Zucken des Schmerzes und rege es sich nur in einem Atom, macht einen Riß in der Schöpfung von oben bis unten."[25]

Die Zurechenbarkeit der *Essais* zu verschiedenen Gattungen, etwa Autobiographie und Essay[26], ist ein Hinweis auf einen qualitativen Sprung innerhalb der Möglichkeiten und Funktionen von Literatur. Die gewachsene Konzentration auf die Textualität des Textes, die Einsicht in den Kommentar-Charakter jeder Literatur, der spielerische Umgang mit der Fiktion[27] gehören hier her. Andererseits – die komplexe Aus-

25 G. Büchner, Dantons Tod (1835), in: ders., Werke und Briefe, München (1992), S. 107.

26 Vgl. G. Stanitzek, Abweichung als Norm? Über Klassiker der Essayistik und Klassik im Essay, in: W. Voßkamp (Hg.), Klassik im Vergleich. Normativität und Historizität europäischer Klassiken (DFG – Symposion 1990), Stuttgart/Weimar (1993), S. 594–615.

27 Gerhart Schröder stellt mit dem Hinweis auf „das Wiedereindringen des Faktors Zeit in das Wissen" Montaignes *Essais* auf eine Stufe mit den Werken von Cervantes, Rabelais und Morus: „Der offene Text des 16. Jahrhunderts vereint unter der Konzeption der plasmatischen Potenz der Einbildungskraft alle möglichen Formen des Wissens und der Weisheit ebenso wie alle Formen des Erzählens und überhaupt der textuellen Strategien." ders., Weisheit und Gelächter. Zum Begriff der Weisheit in der frühen Neuzeit, in: A. Assmann (Hg.), Weisheit. Archäologie der literarischen Kommunikation III, München (1991), S. 501–512, hier: S. 509. Vgl. ebenfalls G. Gebauer/C. Wulf, Mimesis. Kultur-Kunst-Gesellschaft, Reinbek b. Hamburg (1992), S. 134 –146.

gangslage wird vollends deutlich – kommt es zu einer einschneidenden Vermehrung und Umstrukturierung des Wissens, das auf den *Menschen* referiert, und die Ausdifferenzierung des Fächerkanons begrenzt. Montaigne steht nach Hans Blumenberg am Anfangspunkt einer modernen Anthropologie, als „die ewigen Wahrheiten auf das Maß der nächsten Verläßlichkeiten herabgestimmt werden mußten und der Mensch nicht mehr als verkleidete Variante eines reinen Geistes erschienen war. (...) Unter den Händen eines Skeptikers, der über den Menschen hinauszufragen sich verwehrt sieht, gerät ein überwiegend konventionelles Material in einen neuen Aggregatzustand, in welchem der einzige noch mögliche Gegenstand des Menschen erzwingt, daß alles nur noch Symptom dieses Gegenstandes ist.“[28] Doch auch Blumenbergs Unterscheidungen, die die Attribute „nah“, „verläßlich“ und „unkonventionell“ gegen die Attribute „entfernt“, „verkleidet“ und „konventionell“ anführen, würden *Schmerz als Erfahrungsmodus* auf der Seite des Verläßlichen verbuchen, und so die Tradition fortschreiben, die der Autor als konventionell abtun möchte.

Zu vermuten bleibt, daß thematische Epochenbegriffe wie *Humanismus* oder stilistische wie *Moralistik*, die besonders unscharf und umstritten sind, für Zeiträume florieren und die Rückschau auf Zeiträume erleichtern, in denen die komplizierten Strategien literarischer Texte zwischen Selbst- und Fremdreferenz virtuos vorgeführt werden, ohne daß sich diese unterschiedlichen *Lesarten* im eigenen, nur teilautonomen Diskurs schon etablieren können. Die Geistesgeschichte schreibt dann im Rückgriff auf Varianten des philosophischen Diskurses ein dieser Einschränkung korrespondierendes Epochenprofil. Moral- oder Ethik-Debatten kaschieren so gesehen erfolgreich drohende Referenzverluste der Literatur unter dem Vorwand, Handlungsanweisungen für behauptete Verfalls- oder Krisenzeiten herauszugeben. Diese Diskurse operieren geschickt auf der Grenze zwischen *Philosophie* und *Dichtung* und führen zu einem wilden taxonomischen Flügelschlagen. Die Philologie wähnt schließlich – aufatmend und ein wenig zermürbt – nach dem „Ermatten der theologischen Systemkraft das weite Feld europäischer Menschenkunde“ (H. Friedrich) vor sich: „Im begrifflichen Sinne

28 H. Blumenberg, Anthropologische Annäherung an die Aktualität der Rhetorik, in: ders., Wirklichkeiten in denen wir leben. Aufsätze und eine Rede, Stuttgart (1981), S. 104 –136, hier: S. 109.

meint man Geister, die auf die Frage, was der Mensch sei, antworten durch Betrachten und Beschreiben aller Erscheinungsweisen des Menschen in seelischer, sittlicher, sittengeschichtlicher, gesellschaftlicher, politischer Hinsicht, jeweils nach den Verschiedenheiten der Räume und Zeiten - und die eigentlich keine Antwort auf jene Frage geben, sondern sie, im Anblick bisher unentdeckter Tiefenschichten und Verwicklungen, immer wieder neu stellen, als die unbeantwortbare Frage schlechthin."[29]

Die bei Montaigne angelegte und angedeutete Möglichkeit, in der Beschreibung des Schmerzes eine Reflexion auf den Schreibprozeß selbst zu leisten, und damit diesem Phänomen eine prekäre Stellung auf der Grenze literarischer Strategien anzuweisen, wird jedoch vorerst fallengelassen. Die Möglichkeit, den Schmerz noch einmal von der Körper-Kategorie abgekoppelt zu entfalten, wird erst sehr viel später wahrgenommen. Schmerz als Kommunikationsproblem, das die Möglichkeiten gerade von schriftlicher Kommunikation testet, kann aber dann zur Probe auf das Exempel Literatur schlechthin verschärft werden. Um diese These zu stützen, soll eine erste kommunikationspragmatische Beschreibung des Schmerzes durch Elaine Scarry eingeholt werden: „So präsentiert der Schmerz sich uns als etwas Nichtkommunizierbares, das einerseits nicht zu leugnen, andererseits nicht zu beweisen ist. (...) Der körperliche Schmerz ist nicht nur resistent gegen Sprache, er zerstört sie; er versetzt uns in einen Zustand zurück, in dem Laute und Schreie vorherrschen, deren wir uns bedienten, bevor wir sprechen lernten. (...) denn im Unterschied zu allen übrigen inneren Zuständen besitzt der physische Schmerz keinen Referenten. (...) Das Bestreben, der entobjektivierenden Sprache des Schmerzes entgegenzuwirken, indem man den Schmerz selbst in die Bahnen der Objektivierung zwingt, ist ein Vorhaben mit bedeutsamen praktischen und ethischen Konsequenzen."[30]

29 Alle Zitate aus H. Friedrich, Montaigne, Bern/München (1967; EA 1949), S. 168ff. Zu einer luziden Kritik dieser Forschungstradition siehe M. E. Blanchard, Friedrich, Auerbach, Curtius, Spitzer über: Montaigne, das Subjekt in der Literaturgeschichte, Tradition, Verrat, in: B. Cerquiglini/H. U. Gumbrecht (Hg.), Der Diskurs der Literatur- und Sprachhistorie. Wissenschaftsgeschichte als Innovationsvorgabe, Frankfurt/M. (1983), S. 303-329.

30 Scarry, Körper, S. 12ff.

Ohne der nunmehr tautologieverdächtigen Aufforderung zu „praktischen und ethischen Konsequenzen“ Folge zu leisten, bleiben die aus der Beschreibung resultierenden Fragen für den Stellenwert von Literatur gültig. Etwas Nichtkommunizierbares, das, als Kommunikation, Kommunikation zu zerstören verspricht, ist als Testfall für die Leistungsfähigkeit eines Mediums nicht zu ersetzen. Doch erst die terminologischen Attacken der Reizphysiologie im 19. Jahrhundert auf die idealistische Philosophie, deren (gezielte) Blindheit für die eigene mediale Bedingtheit auffallend ist, schließen an diese Seite des Gegenstandes an. Das ausgehende 17. Jahrhundert folgt einem anderen Pfad (der Tugend), der das Problem auch in eine andere Richtung treibt. Eine theoretische „Neuformierung“ setzt sich nach Niklas Luhmann über eine „Supercodierung“ der Unterscheidung Tugend/Laster durch. Hier wird auf der Seite der Tugend Ende des 17. Jahrhunderts weiter unterschieden zwischen „wahren“ und „falschen“ Tugenden. Während die Reflexion auf „wahre“ Tugenden die Theologie weitgehend ins Leere laufen läßt, entsteht auf der Seite der „falschen“ Tugenden durch „die Radikalisierung des Konzepts der Selbstliebe“ und einer damit zusammengehenden „Verschärfung der Differenz von göttlichem Heilsplan und weltlicher (menschlicher) Ordnung“ eine Erkundungsmöglichkeit des Sozialen als eigenverantwortlichem, vorsehungsunabhängigem Bereich. Die moralischen Regeln folgen damit nicht mehr dem göttlichen Willen, sondern entsprechen in ihrer Wirkungsweise „sozialen Gefühlen“.[31]

Eine solche problemgeschichtliche Skizze weist mindestens zwei epistemologische Positionswechsel in der genannten Zeitspanne auf. Das angedeutete Phasenmodell erhärten Überlegungen von Hans Robert Jauss, der den „Horizontwandel der Moralistik des 17. Jahrhunderts“ mit „Montaignes Entdeckung und Erforschung seiner psychophysischen Kondition“ und der damit eröffneten „reziproken Erkundung und Ver-

31 Zu diesem Absatz siehe N. Luhmann, Paradigm Lost: Über die ethische Reflexion der Moral. Rede von N. L. anläßlich der Verleihung des Hegel-Preises 1989, Frankfurt/M. (1990), S. 10ff. Ganz ähnlich beobachtet R. Campe im 17. Jahrhundert „eine konkurrierende Schreibweise, die ihre Adressaten jedenfalls nicht über eine Wissenschaft und nicht über eine Institution der Gelehrsamkeit oder der Kirche erreicht, sondern sie aus einer gemeinsamen Art des gesellschaftlichen Umgangs und Standes heraus im Namen einer entstehenden ‚Sozialität‘ und ‚Erfahrung‘ anspricht: die Moralistik.“ Vgl. Campe, Affekt, S. 137.

sprachlichung körperlicher und geistiger Erfahrungen" ansetzt. In der zweiten Stufe „verdrängen", folgen wir Jauss, „die neu zu bestimmenden gesellschaftlichen Charaktere des Menschen der modernen Welt die natürlichen Charaktere der Antike (die La Bruyère übersetzt und seinen *Caractères ou moeurs de ce siècle* gleichsam zur Verabschiedung vorausschickt)."[32] Diesen zweiten Wechsel interpretiert Jauss als „eklatante Verarmung" gegenüber der Invektive Montaignes. In der Tat ist zumindest in den Texten Graciáns (1601–1658), La Rochefoucaulds (1613–1680), Vauvenargues (1715–1747) oder Chamforts (1741–1794) eine Konzentration auf eine *Mechanik der Gesellschaft* zu beobachten, die eine Reflexion physischer Aspekte im angeführten Sinn verstellt. Die Betrachtungen stehen ganz im Bann einer „Typologie des herrschaftlichen Menschen und vollendeten Weltmannes" (K. Voßler), des honnête homme, wie ein Blick in Graciáns *Handorakel und Kunst der Weltklugheit* (1647)[33] zeigt: „Der Aufmerksame zeige nie, daß er getroffen, und decke sein persönliches oder erbliches Übel niemals auf. Denn sogar das Schicksal selbst findet zuweilen Gefallen daran, uns gerade da zu betrüben, wo es am meisten wehe tut. Stets treffen seine Schläge auf die wunde Stelle; daher offenbare man weder, was schmerzt, noch was erfreut, damit das eine ende, das andere verharre."[34] Karl Voßler resümiert für „das Zeitalter der Renaissance und des Barock" in der Einleitung zu Graciáns Schrift: „Das Volk, die Familie, die Kinder, wie überhaupt die physischen Grundlagen des Daseins und sein jenseitiger Sinn spielen hier keine wesentliche Rolle."[35] Es bleibt die Frage, was eine Rolle spielt.

Ein Anhaltspunkt für eine wichtige *unterschwellige* Entwicklung findet sich bei Blaise Pascal. Die diskurstechnische Komplexität des Pascalschen Textes[36] (Philosophie/Theologie) steht der gesteigerten Selbst-

32 Alle Zitate bei H. R. Jauß, Zur Marginalität der Körpererfahrung in Kants ‚Anthropologie' und der ihr vorgegebenen moralistischen Tradition, in: R. Behrens/R. Galle (Hg.), Leibzeichen. Körperbilder, Rhetorik und Anthropologie im 18. Jahrhundert, Würzburg (1993), S. 11–21, hier: S. 16ff.

33 Vgl. dazu etwa K.-H. Göttert, Kommunikationsideale. Untersuchungen zur europäischen Konversationstheorie, München (1988), S. 44ff.

34 B. Gracián, Handorakel (Sentenz Nr. 145), Stuttgart (1967), S. 61.

35 K. Voßler, Einleitung (1942), ebd., S. V-XIII, hier: S. XIII.

36 Die Schwierigkeiten der Exegeten beschreibt und analysiert L. Marin, Die Fragmente Pascals, in: L. Dällenbach/C. L. Hart Nibbrig (Hg.), Fragment und Totalität, Frankfurt/M. (1984), S. 160–181.

reflexivität der *Essais* näher als das säkulare Integral einer Rede vom „Weltmann" und seinen konversationsstrategischen Konsequenzen, aus dem erst allmählich die sincérité herausgeschält und aufgerichtet wird.[37] Die „aphoristische Theologie" (Fritz Schalk) ermöglicht den *Pensées* (1670) eine Annäherung, deren Konsequenzen es zu entfalten gilt: „Dem Schmerz zu erliegen, ist für den Menschen keine Schande, doch Schande ist es für ihn, der Lust zu erliegen. Das ist nicht deshalb so, weil der Schmerz uns zugefügt wird und wir die Lust suchen; denn man kann den Schmerz suchen und ihm willentlich erliegen, ohne derart erniedrigt zu sein. Was ist nun der Grund, daß es die Vernunft ruhmvoll nennt, der Wirkung des Schmerzes zu erliegen, und Schande, der Wirkung der Lust zu erliegen? Der Grund ist, daß der Schmerz uns nicht versucht und nicht anzieht. Wir selbst wählen ihn freiwillig und lassen ihn über uns herrschen, derart, daß wir Herr darüber sind und es hierbei der Mensch ist, der sich selbst erliegt. Im Fall der Lust aber ist es der Mensch, der der Lust erliegt. Nun, nur die Herrschaft und das Beherrschen schaffen den Ruhm und nur die Knechtschaft die Schande."[38]

Mit der Unterscheidung von Ruhm und Schande (Herrschaft und Knechtschaft) wird die Balance der Schmerz/Lust-Dyade[39] gestört und in eine folgenreiche Bewegung[40] gebracht. Die „Negative Anthropologie"[41] Pascals stört das in Fortuna allegorisch gefaßte Modell eines steten Wechsels von Glück und Unglück, dem die Statthalter Lust und Schmerz lange gehorsam unterliegen. Weder Robert Burtons *Anatomy*

37 Vgl. R. Galle, Honnêteté und Sincérité, in: F. Nies/K. Stierle (Hg.), Französische Klassik: Theorie, Literatur, Malerei, München (1985), S. 33–58 u. M. Schneider, La Rochefoucauld und die Aporien der Selbsterkenntnis, in: Merkur, 42. Jg. (1988), S. 730–741, als ältere Darstellung L. Trilling, Das Ende der Aufrichtigkeit, Frankfurt/M. (1983; EA 1972).

38 B. Pascal, Pensées, *Fragment Nr. 160*, in: ders., Über die Religion und über einige andere Gegenstände (Pensées), Heidelberg (1972; EA 1669), S. 162f.

39 Eine Illustration dieses Balance-Verhältnisses ist Leonardo da Vincis „Allegorie von Lust und Schmerz" (1483–85), der sie ausdrücklich als „Zwillinge" darstellt. Abb. u. Zitat in: Morris, Geschichte, S. 124f.

40 Zu „Bewegung" als Gravitation im physiko-sozialen Doppelsinn (bei Hobbes und Newton) siehe Schwanitz, Verselbständigung, S. 96f.

41 Vgl. K. Stierle, Die Modernität der französischen Klassik. Negative Anthropologie und funktionaler Stil, in: ders./F. Nies (Hg.), Französische Klassik: Theorie, Literatur, Malerei, München (1985), S. 81–99 u. Gebauer/Wulf, Mimesis, S. 199ff.

of Melancholy von 1621, noch Spinozas *Ethik* (1677)[42] können diese Asymmetrie denken und eines der zähesten, von der Geistesgeschichte ausgemachten Konzepte sprengen. Für Burton steht und fällt geradezu mit der Einsicht in dieses (stabile) Wechselverhältnis die Überlebensfähigkeit des Menschen: „Derjenige, der das nicht weiß, ist nach Gallobeligicus nicht gerüstet, es zu ertragen, also nicht realitätstüchtig, denn er kennt die Grundstruktur der Wirklichkeit nicht, in der Lust und Schmerz wechselseitig aneinander gefesselt bleiben und sich wie im Kreis ablösen. Wer das nicht aushält, der schere sich fort; denn solchen Erfahrungen aus dem Wege zu gehen, ist ein Ding der Unmöglichkeit."[43]

Mit jenem, in einem Paradoxon[44] („lassen ihn über uns herrschen, derart, daß wir Herr darüber sind") herauspräparierten Profil des Schmerzes wird die in den Platonischen Dialogen und der Aristotelischen Ethik angeführte, in der Scholastik aber unberücksichtigte Asymmetrie[45] von Pascal unter umgekehrten Vorzeichen erneut erreicht. Die Klassifikationsschemata der „in Oppositionspaaren angelegten Tabellen der Affekte"[46] zerfließen, weil nun dasjenige die Signatur des *Empirischen, Erfahrbaren* bekommt, was vorher abstrakte Erklärung der Affektkasuistik war: die Kraft des Lebens, das Drama der Psyche, der Kampf in der Gesellschaft.[47] Daß „es hierbei der Mensch ist, der sich selbst erliegt", indem er einem (augenscheinlich souverän agierenden) Phänomen begegnet, das „uns nicht versucht und nicht anzieht", befördert den Schmerz zu einer Evidenzmarke, zum möglichen Ort eines

42 „Wir sehen daher, daß der Geist große Veränderungen erleiden und bald zu größerer, bald zu geringerer Vollkommenheit übergehen kann: diese Leidenszustände erklären uns die Affekte der Freude (Lust) und der Traurigkeit (Schmerz)." B. Spinoza, Die Ethik. Schriften. Briefe, hrsg. v. F. Bülow, Stuttgart (1982; EA 1677), S. 124.

43 R. Burton: Anatomy der Melancholie. Über die Allgegenwart der Schwermut, ihre Ursachen und Symptome sowie die Kunst, es mit ihr auszuhalten, München (1991; übs. n. d. 6. Aufl. v. 1651), S. 144.

44 Vgl. H. Friedrich, Pascals Paradox. Das Sprachbild einer Denkform, in: Zeitschrift f. Romanische Philologie, 56. Jg. (1936), S. 322–370.

45 „Der Schmerz bringt, wo er auftritt, die Grundanlage des Menschen aus der Fassung und zerrüttet sie, die Lust dagegen hat keine solche Wirkungen." Aristoteles, Nikomachische Ethik, 1119a.

46 Siehe insgesamt Campe, Affekt, S. 148.

47 Für diese (briefliche) Verdeutlichung sei wiederum R. Campe gedankt.

überprüfbaren, immobilen Sprechens. Es entsteht so die Wunschvorstellung eines Schmerzes, der den Menschen an seiner projizierten Souveränität partizipieren läßt.

Um schließlich den Ausgangspunkt einer (ästhetisch-hermeneutischen) Ordnung des Schmerzes im 18. Jahrhundert erreichen zu können, wird erneut eine Anregung aus Luhmanns problemgeschichtlicher Skizze zur „ethischen Reflexion der Moral" aufgegriffen. Luhmann beachtet vor allem mit Kant „den deutschen Sonderweg des Transzendentalismus", „Benthams Bemühungen um einen utilitaristischen Rationalitätskalkül"[48] und die „Umkehrphilosophie des Marquis de Sade".[49] Diese philosophiegeschichtliche Trias bietet grobe Orientierung im ausgehenden 18. Jahrhundert.[50] Im Unterschied zu der noch bei Leibniz[51] (und Spinoza) die Vorstellung des Phänomens leitenden Idee der ausgeglichenen Zu- und Abnahme eines „Vollkommenen" setzt die Kantische *Anthropologie* den Schmerz in der Dynamik einer unabschließbaren Steigerung als *ein Erstes* und zollt damit der „Verzeitlichung" (Koselleck)[52] der Erfahrung ihren Tribut: „Vergnügen ist eine Lust durch den Sinn, und was diesen belustigt, heißt angenehm. – Schmerz ist die Unlust durch den Sinn, und was jenen hervorbringt, ist unangenehm. (…) Was unmittelbar (durch den Sinn) mich antreibt, meinen Zustand zu verlassen (aus ihm herauszugehen): ist mir unangenehm – es schmerzt mich; was eben so mich antreibt, ihn zu erhalten (in ihm zu bleiben): ist mir angenehm, es vergnügt mich. Wir sind aber unaufhaltsam im Strome der Zeit und den damit verbundenen Wechsel der Emp-

48 Vgl. J. Bentham, A Fragment on Government and An Introduction to the Principles of Morals and Legislation. Oxford (1948; EA 1789), S. 147–163 (= *Chap. V: Pleasures and Paines, their kinds*).

49 Luhmann, Paradigm lost, S. 13.

50 Zu einer Differenzierung siehe v.a. Campe, Affekt, S. 357ff.

51 „So scheint der Schmerz tatsächlich nicht nötig zu sein, um die vorhandene Gefahr meiden zu lassen; er pflegt vielmehr als Strafe dafür zu dienen, daß man sich wirklich dem Übel ausgesetzt hat, und als Warnung, ein anderes Mal ihm nicht wieder zu verfallen. Es gibt auch viele schmerzhafte Übel, die zu meiden nicht in unserer Macht steht; und da eine Auflösung des Zusammenhangs unseres Körpers eine Folge von vielerlei Zufällen ist, die uns begegnen können, so war es natürlich, daß diese Unvollkommenheit des Körpers durch irgendein Gefühl der Unvollkommenheit in der Seele dargestellt wurde." G. W. Leibniz, Theodizee, III 342.

52 Vgl. R. Koselleck, Über die Verfügbarkeit der Geschichte (1977), in: ders., Vergangene Zukunft. Zur Semantik geschichtlicher Zeiten, Frankfurt/M. (1989), S. 260–277.

findungen fortgeführt."[53] Als erstes sprengt Kant nun das bekannte Gleichmaß des Wechsels und integriert den Faktor Fortschrittszeit: „Ob nun gleich das Verlassen des einen Zeitpunkts und das Eintreten in den anderen ein und derselbe Akt (des Wechsels) ist, so ist doch in unserem Gedanken und dem Bewußtsein dieses Wechsels eine Zeitfolge; dem Verhältnis der Ursache und Wirkung gemäß. (...) denn die Zeit schleppt uns vom Gegenwärtigen zum Künftigen (nicht umgekehrt)."[54] Diese Einrichtung zeitlicher Prioritäten aber hat Konsequenzen für den Status des Schmerzes: „Vergnügen ist das Gefühl der Beförderung, Schmerz das einer Hindernis des Lebens. Leben aber (des Tiers) ist, wie auch schon die Ärzte angemerkt haben, ein kontinuierliches Spiel des Antagonismus von beiden. Also muß vor jedem Vergnügen der Schmerz vorhergehen; der Schmerz ist immer das erste. (...) Der Schmerz ist der Stachel der Tätigkeit und in dieser fühlen wir allererst unser Leben; ohne diesen würde Leblosigkeit eintreten."[55]

Der Schmerz ist „der Stachel der Tätigkeit" und dient einer „kontinuierlichen Beförderung der Lebenskraft", deren Unabschließbarkeit einer (bei Kant) noch gattungszentrierten Perfektibilitätsdoktrin[56] der zeitgenössischen Philosophie verpflichtet ist. Die eingeführte Temporalitätssemantik führt Kant im übrigen dazu, eine Abzweigung des Komplexes „Leiden" zu ermöglichen. Der Absatz schließt mit folgenden Sätzen: „Die Schmerzen, die langsam vergehen (wie das allmähliche Genesen von einer Krankheit oder der langsame Wiedererwerb eines verlorenen Kapitals), haben kein lebhaftes Vergnügen zur Folge, weil der Übergang unmerklich ist. – Diese Sätze des Grafen Veri unterschreibe ich mit voller Überzeugung."[57]

53 I. Kant, Anthropologie in pragmatischer Hinsicht (1798), in: ders., Werke, Bd. 6: Schriften zur Anthropologie, Geschichtsphilosophie, Politik und Pädagogik, hg. v. W. Weischedel, Darmstadt (1964), S. 395–690, hier: 550f.

54 Ebd.

55 Ebd.

56 Karl Philip Moritz weist im Anschluß an diese Debatte den „einzige(n) Weg, wie das menschliche Geschlecht durch sich selber mit sich selber bekanter werden, und sich zu einem höhern Grade der Vollkommenheit empor schwingen könte, so wie ein einzelner Mensch durch Erkentniß seiner selbst vollkomner wird." K. P. Moritz, Vorschlag zu einem Magazin zur Erfahrungsseelenkunde. Teutsches Museum I (1782), S. 489.

57 Kant, Anthropologie, S. 551f.

Die starke Stellung des Schmerzes als *erstem Beweger*, als Anstoß zu einer fortschrittlichen Entwicklung bleibt nicht unparodiert. Die „Umkehrphilosophie“ de Sades schöpft alle Möglichkeiten aus, den Fortschritts-Diskurs gegen sich selbst zu wenden. De Sades negative Utopie einer unabschließbaren Orgienfolge[58], deren Ablauf, Kombinatorik, Dauer usw. *peinlich* beaufsichtigt wird, verwendet ein dem Kantischen Argument verwandtes Schema ex negativo.[59] Die Erwartung, daß „nun zweifellos der Schmerz eine sehr viel heftigere Empfindung ist als die Lust“, wie sie die *Philosophie im Boudoir* ausspricht[60], und die Sicherheit, daß „seine Auswirkungen nicht täuschen können“[61], sind der Motor der de Sadeschen Kopulations-Maschine. Die „Leere“ einer Übereinstimmung mit dem Gesetz der Tugend eröffnet in der „Überschreitung“ den Handelnden alle Möglichkeiten: „Sie kann beschleunigt oder verlangsamt werden, sie kann Stufen der Intensität oder Skalierungen der Gewalt vornehmen.“[62]

Der Glaube an diese Idee der Tugend wird deshalb durch eine einfache (zeitgenössische) These seiner Naivität überführt: „Es gibt keine Ideen ohne Sinne.“[63] Die Frage, was „das Ziel des Mannes bei seiner Lust“[64] sei, beantwortet de Sade mit einem Hinweis auf die den Ideen vorausgehenden Nerven und ihre Arbeit, nämlich „seinen Nerven jene

58 Vgl. R. Barthes, Sade/ Fourier/ Loyola, Frankfurt/M. (1974; EA 1971), S. 167: „Der libertine Körper, zu dem die Sprache gehört, ist ein homeostatischer Apparat, der sich selbst unterhält: die Szene zwingt zu einer Rechtfertigung, zu einem Diskurs; dieser Diskurs erhitzt, erotisiert; der Libertin ‚hält es nicht mehr aus‘; eine neue Szene wird ausgelöst, und so weiter bis ins Unendliche.“

59 Vgl. M. Treut, Das grausame Subjekt. Über Marquis de Sade und die Intentionen seines philosophischen Diskurses, in: M. Geier/H. Woetzel (Hg.), Das Subjekt des Diskurses. Beiträge zur sprachlichen Bildung von Subjektivität und Intersubjektivität, Berlin (1983), S. 122–132.

60 M. de Sade, Die Philosophie im Boudoir. Ungekürzte Studienausgabe, Giftendorf (1991; EA 1795), S. 121.

61 de Sade, Philosophie, S. 122. Vgl. a. M. de Sade, Justine oder die Leiden der Tugend, Frankfurt/M. (1990; EA 1787), S. 238: „Es gibt aber keine höhere Erregung als die des Schmerzes. Durch diese können uns die Frauen nicht so leicht täuschen wie durch die der Freude, welche sie uns so oft vorlügen.“ Dazu M. Schneider, Liebe und Betrug. Die Sprachen des Verlangens, München (1992), S. 168–178.

62 Schneider, Liebe, S. 178.

63 M. de Sade, Justine, ebd., S. 171.

64 Ebd., S. 236.

Erregung zu geben, die die letzte Krise so heiß als möglich gestalten."[65] Das Ziel, an das „Äußerste"[66] (des Reizes) zu grenzen, bleibt allerdings wie das Perfektibilitäts-Projekt der Aufklärung selbst Utopie. Daß auch die reizvollsten Gegenstände und Handlungen „nur den Wert haben, den ihnen unsere Einbildung verleiht"[67], bedeutet die eine unüberwindliche Hürde vor der unvermittelten Erfüllung.[68] „Legen wir uns schlafen", fordert deshalb einer der vielen ausschweifenden Helden de Sades, denn so „weit uns auch die Grausamkeit führen kann, welche Wonne uns auch der Schmerz anderer bereiten kann, es bleibt nur immer ein unvollkommenes Bild dessen, was man wirklich möchte. So sucht man immer sich selbst zu übertreffen und wird nie müde."[69]

3. *Vorstellungen*

Dem Thema Schmerz scheint es anzuhaften, eine abhandelnde, systematisch-geschlossene Erörterung nur in Ausnahmefällen zuzulassen. Lessing bekennt eingangs seines *Laokoon* von 1766, in deutlich polemischer Absetzung von Baumgartens Anleihen beim Gesnerschen Wörterbuch[1], „mehr unordentliche Collectanea zu einem Buche, als ein Buch"[2] abgeliefert zu haben. Dagegen nimmt er trotz „nicht so bündigem Raisonnement"[3] für sich in Anspruch, mit seinen Beispielen „mehr nach der Quelle zu schmecken".[4] Lessings Deutung der 1506 in Rom

65 Ebd., S. 236f. An anderer Stelle erläutert der Autor „das Nervensystem", das „das Zentrum der ganzen Organisation ist", ausführlicher. Vgl. ebd., S. 385.

66 Ebd., S. 356.

67 Ebd., S. 235.

68 Die andere Hürde ist die Tatsache, daß „wir nur durch die Schmerzen anderer zur wirklichen Wollust gelangen können" (ebd., S. 234f.), und damit strenggenommen die extreme Erfahrung beim Gegenüber verbleibt. (Das ist eine Lücke, die der Masochismus zu schließen versucht.)

69 Ebd., S. 234.

1 J. M. Gesner, *Novus linguae et eruditionis Romanae thesaurus*, 4 Bde., 1747/48.

2 G. E. Lessing, Laokoon: oder über die Grenzen der Malerei und Poesie, in: ders., Werke und Briefe in zwölf Bänden, Bd. 5/2, hg.v. W. Barner, Frankfurt/M. (1990), S. 11-206, hier: S. 15.

3 Ebd.

4 Ebd.

aufgefundenen Laokoon-Skulptur nimmt den Schmerz in den Dienst seiner Ästhetik, die eine Rangfolge der Künste zu etablieren sucht, indem sie ihnen verschiedene Rezeptionsmodi zuweist. Hierbei handelt es sich genaugenommen um einen (ausufernden) Kommentar[5] zu Ausführungen in Johann Joachim Winckelmanns *Gedancken über die Nachahmung der Griechischen Werke in der Mahlerey und Bildhauer-Kunst* von 1755 – und damit zu einem Werk, das dem 18. und 19. Jahrhundert den „Geschmack der Quelle" weitgehend ersetzen sollte. Erläutert wird von Lessing derjenige Passus in Winckelmanns Schrift, welcher unmittelbar auf das geflügelte Diktum Winckelmanns von „edele(r) Einfalt und stille(r) Größe"[6] folgt.

Lessing zitiert ihn ausführlich und wörtlich: „So wie die Tiefe des Meeres (...) allezeit ruhig bleibt, die Oberfläche mag auch noch so wüten, ebenso zeiget der Ausdruck in den Figuren der Griechen bei allen Leidenschaften eine große und gesetzte Seele. Diese Seele schildert sich in dem Gesichte des Laokoons, und nicht in dem Gesichte allein, bei dem heftigsten Leiden. Der Schmerz, welcher sich in allen Muskeln und Sehnen des Körpers entdecket, und den man ganz allein, ohne das Gesicht und andere Teile zu betrachten, an dem schmerzlich eingezogenen Unterleibe beinahe selbst zu empfinden glaubt; dieser Schmerz, sage ich, äußert sich dennoch mit keiner Wut in dem Gesichte und in der ganzen Stellung. Er erhebt kein schreckliches Geschrei, wie Vergil von seinem Laokoon singet; die Öffnung des Mundes gestattet es nicht: es ist vielmehr ein ängstliches und beklemmendes Seufzen, wie es Sadolet beschreibet. Der Schmerz des Körpers und die Größe der Seele sind durch den ganzen Bau der Figur mit gleicher Stärke ausgeteilet, und gleichsam abgewogen. Laokoon leidet, aber er leidet wie des Sophokles Philoktet: sein Elend gehet uns bis an die Seele; aber wir wünschten, wie dieser große Mann das Elend ertragen zu können."[7]

Winckelmanns „Bemerkung, welche hier zugrunde liegt, daß der Schmerz sich in dem Gesichte des Laokoon mit derjenigen Wut nicht

5 Zur Menge der Kommentare vgl. L. Uhlig, Einleitung, in: ders. (Hg.), Griechenland als Ideal. Winckelmann und seine Rezeption in Deutschland, Tübingen (1988), S. 7–19.

6 Lessing, Laokoon, S. 17. Dazu W. Stammler, ‚Edle Einfalt'. Zur Geschichte eines kunsttheoretischen Topos, in: Worte und Werte. Bruno Markwardt zum 60. Geb., Berlin (1961), S. 359–382.

7 Lessing, Laokoon, S. 17.

zeige, welche man bei der Heftigkeit desselben vermuten sollte“[8], hält Lessing für „vollkommen richtig“[9]. Ebenso übernimmt er die Behauptung, daß „hierin die Weisheit desselben (des Künstlers, H. C.) ganz besonders hervorleuchtet“[10]. „Stutzig“[11] macht ihn erst Winckelmanns „mißbilligender Seitenblick auf den Vergil“[12] und „die Vergleichung mit dem Philoktet“[13] des Sophokles – also die ‚Vergleichung‘ verschiedener Kunstformen. Bevor schließlich die Konfrontation der Literatur (Vergil/Sophokles) mit den bildenden Künsten (Laokoon-Gruppe) eingeleitet wird, sichert Lessing das Terrain im Anschluß an geschichtsphilosophische Spekulationen, deren Periodisierungsvorschläge Ende des 18. Jahrhunderts nur wenig Abwechslung bieten. Der „tätige(n) Tapferkeit des ersten rauhen Weltalters“[14] wird die (mit-) „leidende“ (Tapferkeit) des Zeitgenössischen entgegengesetzt. Dazwischen aber waltet „der Grieche“. Da sich „unsere Ureltern“, „die Barbaren“[15] notorisch „alle Schmerzen verbeißen“[16], richtet sich Lessings Augenmerk ganz auf „den Griechen“. Dieser aber „fühlte und furchte sich; er äußerte seine Schmerzen und seinen Kummer“.[17] Zwischen „Schweigen“ („Vor“-Zeit) und „Leiden“ (Gegenwart) ereignet sich der vorbildliche („natürliche“) „Ausdruck“ des Griechentums.

Diese Präliminarien schälen ein griechisches Zeitalter heraus, das alle Konnotationen eines gesuchten „Natürlichen“ aufweist und in systematisch notwendiger Absetzung von einer „sklavischen“ (Batteux) Nachahmung der „Natur“ ein eigenes Stadium vor einer zuendegedachten Autonomie des „Schönen“, vor dem Kollektivsingular *Kunst* darstellt. Bevor die Kunst endgültig Kunst ist[18], macht sie Station beim *Natür-*

8 Ebd., S. 18.
9 Ebd.
10 Ebd.
11 Ebd.
12 Ebd.
13 Ebd.
14 Ebd., S. 19.
15 Ebd.
16 Ebd.
17 Ebd., S. 20.
18 Vgl. hierzu G. Plumpe, Ästhetische Kommunikation der Moderne, Bd. 1: Von Kant bis Hegel, Opladen (1993), S. 160–166 und ders., Kunst ist Kunst. Vom Subjekt zur Tautologie, in: Symptome 6 (1990), S. 66–75.

lichen der (griechischen) Kunst.[19] Die Natürlichkeit Griechenlands aber ist nicht einfach *Natur*, sondern *schöne Natur*. Sie ist schon eine Auswahl aus der Natur, eine Komposition aus den (besonderen) Teilen (der Natur) zu einem (allgemeinen) Ganzen (der schönen Natur). Die griechischen Künstler ahmen nämlich nicht eigentlich die Natur nach – so der Stand der zeitgenössischen Diskussion – sondern korrigieren das Vorgefundene schon im Sinne einer idealen Natur, die den Erscheinungen und ihrem Tun zugrunde liegen.[20]

Nachahmung ist also Auswahl nach höheren, idealen Prinzipien. Weil Nachahmung strenggenommen nur Duplikate – *Natur* eben – produziert, aber keine spezifische Abweichung *Kunst* hervorbringt, ist diese Differenz auch notwendig. Was also, frei nach Winckelmann und La Bruyère[21], unnachahmlich in der Nachahmung (der Alten) macht, ist die Nachahmung einer gar nicht nachahmenden Tätigkeit. Die griechischen Künstler ahmen nach diesem Verständnis nicht einfach die Natur nach, wie die modernen Künstler nicht einfach ihre Werke nachahmen sollen. In beiden Fällen gibt es ein zwischengeschaltetes Medium der *Ideen*. Hier findet ein Austausch statt zwischen den Modellen einer idealen Natur, die schon der griechischen Natur vorausgehen, und den idealen Modellen im Kopf des Künstlers (seine Auswahlkriterien), welche seine Abweichungen von der Natur (des Besonderen) zur (allgemeinen) Kunst organisieren und seine Kunst begründen. Übrig bleibt also eine Wahrnehmung von Beziehungen, ein Organ für die Harmonie der Teile: Man darf die Alten nur insofern nachahmen, als sie die nach Idealen geformte Natur nachahmen. Nachahmung meint also in beiden

19 Vgl. u.a. A. Meier, Der Grieche, die Natur und die Geschichte. Ein Motivzusammenhang in Schillers Briefen über die ästhetische Erziehung und Über naive und sentimentalische Dichtung, in: Jahrbuch d. deutschen Schiller-Gesellschaft, 29. Jg. (1985), S. 113–124; außerdem H. Pfotenhauer, Vorbilder. Antike Kunst, klassizistische Kunstliteratur und „Weimarer Klassik", in: W. Voßkamp (Hg.), Klassik im Vergleich (DFG – Symposion 1990), Stuttgart (1993), S. 42–61.

20 Dazu und zum Folgenden vor allem T. Todorov, Symboltheorien, Tübingen (1995; EA 1977), S. 107–142.

21 „Ebenso können wir in der schriftlichen Darstellung nicht anders zum Vollkommenen gelangen und unter Umständen die Alten übertreffen, als indem wir dieselben nachahmen." La Bruyère, Die Charaktere oder Die Sitten im Zeitalter Ludwigs XIV, Leipzig (o.J.; EA 1688), S. 37. Dazu L. Uhlig, Kunst und Dichtung bei Winckelmann, in: Zeitschrift f. Deutsche Philologie, 98. Jg. (1979), H.2, S. 161–176, hier: S. 163.

Fällen den Erwerb eines Konstruktionsprinzips der Schönheit, welches allerdings nicht erläutert wird.

Um nun weder die Kriterien der Auswahl (*Geschmack*), noch das Ergebnis der Komposition (*Kunstwerk*) analytisch betrachten zu müssen, wird dem so gewonnenen (Kunst-) *Schönen* ein Organ zugeteilt, das diese zentrale Funktion übernimmt: die *Einbildungskraft*, „denn was wir in einem Kunstwerke schön finden, das findet nicht unser Auge, sondern unsere Einbildungskraft, durch das Auge, schön."[22] Sie ist die symmetrische Ergänzung zum regellos schaffenden „Genie"[23], dessen Wirkung bei Lessing vorerst auf die „Zeit der Alten" begrenzt bleibt, und der Ergänzung durch dieses (moderne) Vermögen der Imagination bedarf, um so die Erkenntnis der klassischen Werke (in ihrer Vorbildlichkeit) zu gewährleisten. Die potentiell unendliche „Einbildungskraft"[24] materialisiert sich (in den Kunstwerken) und entzündet sich (an ihren „Zeichen") in zu unterscheidenden Formen. Diese Mediendifferenzen, die Winckelmann im Namen der „Empfindung"[25] unterschlägt, werden von Lessing als Differenzen der Artikulation und Aufzeichnung von Schmerz entfaltet: „Wenn es wahr ist", schreibt Lessing, „daß das

22 Lessing, Laokoon, S. 61.

23 „Wie manches würde in der Theorie unwidersprechlich scheinen, wenn es dem Genie nicht gelungen wäre, das Widerspiel durch die Tat zu erweisen." Ebd., S. 37.

24 Lessing beschreibt die „weitere Sphäre der Poesie" als „dem unendlichen Felde unserer Einbildungskraft" und die „Geistigkeit ihrer Bilder, die in größter Menge und Mannigfaltigkeit nebeneinander stehen können, ohne daß eines das andere deckt oder schändet, wie es wohl die Dinge selbst, oder die natürlichen Zeichen derselben in den engen Schranken des Raumes oder der Zeit tun würden." Ebd., S. 60f. Zum Begriff der *Einbildungskraft* und anderen Aspekten dieses Kapitels s. vor allem Gebauer/Wulf, Mimesis, S. 262–288. Außerdem K. Barck, Poesie und Imagination. Studien zu ihrer Reflexionsgeschichte zwischen Aufklärung und Moderne, Stuttgart (1993), S. 60–72.

25 Vgl. Kap. II.1. „Der Künstler muste die Stärcke des Geistes in sich selbst fühlen, welche er seinem Marmor einprägete." Winckelmann, Schriften, S. 43. Und: „Die edle Einfalt und stille Größe der Griechischen Statuen ist zugleich das wahre Kennzeichen der Griechischen Schriften aus den besten Zeiten; der Schriften aus Socrates Schule, und diese Eigenschaften sind es, welche die vorzügliche Grösse eines Raphaels machen, zu welcher er durch die Nachahmung der Alten gelanget ist. Eine so schöne Seele, wie die seinige war, in einem so schönen Cörper wurde erfordert, den wahren Character der Alten in neueren Zeiten zuerst zu empfinden (...)." Winckelmann, Schriften, S. 45.

Schreien bei Empfindung körperlichen Schmerzes, besonders nach der alten griechischen Denkungsart, gar wohl mit einer großen Seele bestehen kann: so kann der Ausdruck einer solchen Seele die Ursache nicht sein, warum demohngeachtet der Künstler in seinem Marmor dieses Schreien nicht nachahmen wollen; sondern es muß einen andern Grund haben, warum er hier von seinem Nebenbuhler, dem Dichter, abgehet, der dieses Geschrei mit bestem Vorsatze ausdrücket."[26]

Das von Winckelmann allzu unscharf gehandhabte Organ der Seele erfährt bei Lessing eine zeichentheoretische Unterteilung. *Zeit*[27] wird zu einem medientheoretischen Kriterium, das der von Winckelmann nur beiläufig herangezogenen *Dichtung* eine den konkurrierenden Künsten vorgeordnete Stellung einräumt: „Wenn es wahr ist, daß die Malerei zu ihren Nachahmungen ganz andere Mittel, oder Zeichen gebrauchet, als die Poesie; jene nämlich Figuren und Farben in dem Raume, diese aber artikulierte Töne in der Zeit; wenn unstreitig die Zeichen ein bequemes Verhältnis zu dem Bezeichneten haben müssen: so können nebeneinander geordnete Zeichen auch nur Gegenstände, die nebeneinander, oder deren Teile nebeneinander existieren, aufeinanderfolgende Zeichen aber auch nur Gegenstände ausdrücken, die aufeinander, oder deren Teile aufeinander folgen. Gegenstände, die nebeneinander, oder deren Teile nebeneinander existieren, heißen Körper. Folglich sind Körper mit ihren sichtbaren Eigenschaften die eigentlichen Gegenstände der Malerei. Gegenstände, die aufeinander, oder deren Teile aufeinander folgen, heißen überhaupt Handlungen. Folglich sind Handlungen der eigentliche Gegenstand der Poesie."[28]

Eine noch folgende Einschränkung der Unterscheidung kann hier unterschlagen werden, denn letztendlich wird der noch einmal nach dem Paradigma der (dramatischen) „Rede" vom „Prosaisten" und „dogmatischen Dichter" abgehobene „Dichter" zum Agenten der modernen (*verzeitlichten*) Kunst: „Nochmals also: ich spreche nicht der Rede überhaupt das Vermögen ab, ein körperliches Ganze nach seinen Teilen zu schildern; sie kann es, weil ihre Zeichen, ob sie schon aufeinander folgen, dennoch willkürliche Zeichen sind: sondern ich spreche es der Rede als dem Mittel der Poesie ab, weil dergleichen wörtlichen

26 Lessing, Laokoon, S. 21 f..

27 Gebauer/Wulf, Mimesis, S. 273 ff. u. 278 ff.

28 Lessing, Laokoon, S. 116.

Schilderungen der Körper das Täuschende gebricht, worauf die Poesie vornehmlich gehet; und dieses Täuschende, sage ich, muß ihnen darum gebrechen, weil das Koexistierende des Körpers mit dem Konsekutiven der Rede dabei in Kollision kömmt, und indem jenes in dieses aufgelöset wird, uns die Zergliederung des Ganzen in seine Teile zwar erleichtert, aber die endliche Wiederzusammensetzung dieser Teile in das Ganze ungemein schwer, und nicht selten unmöglich gemacht wird. Überall, wo es daher auf das Täuschende nicht ankömmt, wo man nur mit dem Verstande seiner Leser zu tun hat, und nur auf deutliche und soviel möglich vollständige Begriffe gehet: können diese aus der Poesie ausgeschlossene Schilderungen der Körper gar wohl Platz haben, und nicht allein der Prosaist, sondern auch der dogmatische Dichter (denn da wo er dogmatisieret, ist er kein Dichter), können sich ihrer mit vielem Nutzen bedienen."[29]

Das vom moralischen Verdikt der *Lüge* zu unterscheidende Kriterium der *Täuschung* beschreibt die Strategien der (fiktionalen) Literatur abgetrennt von Malerei und Bildhauerei, ohne die Ausrichtung an einer geschichtsphilosophisch aufgewerteten Epoche ganz aufzugeben.[30] Entscheidend ist dabei die rezeptive Seite der Einbildungskraft als „Einfühlungskraft" (in die Einbildungskraft des vormodernen Originalgenies). Die gelungene *Täuschung* bemißt sich an einem Überspringen des Mediums *willkürlicher* Zeichen, an einer Imagination der Idee einer *Ganzheit*, deren reale Disparatheit in einem kalkulierten Geschwindigkeitseffekt verschwindet: „Der Poet will nicht bloß verständlich werden, seine Vorstellungen sollen nicht bloß klar und deutlich sein; hiermit begnügt sich der Prosaist. Sondern er will die Ideen, die er in uns erwecket, so lebhaft machen, daß wir in der Geschwindigkeit die wahren sinnlichen Eindrücke ihrer Gegenstände zu empfinden Glauben, und in diesem Augenblicke der Täuschung uns der Mittel, die er dazu anwendet, seiner Worte, bewußt zu sein aufhören."[31] Die Mittel der Literatur werden konsequent, dem (mündlichen) Paradigma der (dramatischen) Rede entsprechend, als „Ohr"/„Vernehmen" (Rezipient) bzw. „Worte"/

29 Ebd., S. 127.

30 „Ich würde in diese trockene Schlußkette weniger Vertrauen setzen, wenn ich sie nicht durch die Praxis des Homers vollkommen bestätiget fände, oder wenn es nicht vielmehr die Praxis des Homers selbst wäre, die mich darauf gebracht hätte." Ebd., S. 117.

31 Ebd., S. 124.

„Stimme" (Produzent) angesprochen. „Was das Auge mit einmal übersiehet"[32], das Werk der bildenden Kunst, stellt sich in seiner *Ganzheit* schnell als Ergebnis einer Wiederholungslektüre seiner materiellen Zeichen heraus, und bleibt so dem von der Speicherung *willkürlicher* Zeichen[33] abhängigen Ohr überlegen: „Jedennoch sollen wir uns aus diesen Zügen ein Ganzes bilden; dem Auge bleiben die betrachteten Teile beständig gegenwärtig; es kann sie abermals und abermals überlaufen: für das Ohr hingegen sind die vernommenen Teile verloren, wann sie nicht in dem Gedächtnisse zurückbleiben."[34]

Das rezeptionstheoretische Komplement der Literatur (*Dichtung*), das den durch die Wiederholungslektüre garantierten Ganzheitseffekt der unter der Norm der „Schönheit"[35] gefertigten Skulptur kompensiert, ist die „Lebhaftigkeit"[36] einer „Mitempfindung", die die realen Störungen eines vorbeirauschenden Textes ausgleicht. Es kommt zu einer Direktleitung zwischen den *Geistern*, die sich in einer gemeinsamen imaginativen Potenz nahe sind. Die Ganzheiten der Poesie sind *lebendig*, weil sie im Prozeß der Einbildung hergestellt werden müssen. Die Ganzheiten der bildenden Kunst sind Ergebnisse einer sich totlaufenden Wiederholungslektüre. Der Anteil der Einbildung ist zu gering. Laokoons verhaltener Schmerz wird zum Symbol einer der Poesie unterlegenen Kunstform.

32 Ebd., S. 124.

33 Hierzu vgl. insgesamt D. Wellbery, Lessing's Laocoon: Semiotics and aesthetics in the Age of Reason, Cambridge (1984) u. T. Todorov, Aesthetik und Semiotik im 18. Jahrhundert. G. E. Lessing: Laokoon, in: G. Gebauer (Hg.), Das Laokoon-Projekt. Pläne einer semiotischen Ästhetik, Stuttgart (1984), S. 9–22.

34 Lessing, Laokoon, S. 124.

35 „Der Meister arbeitete auf die höchste Schönheit, unter den angenommenen Umständen des körperlichen Schmerzes. Dieser, in aller seiner entstellenden Heftigkeit, war mit jener nicht zu verbinden. Er mußte ihn also herabsetzen; er mußte Schreien in Seufzen mildern. (…) weil der Anblick des Schmerzes Unlust erregt, ohne daß die Schönheit des leidenden Gegenstandes diese Unlust in das süße Gefühl des Mitleids verwandeln kann." Ebd., S. 29.

36 Nach Stierle ist Lessing „der erste, der in seinem ‚Laokoon' eine konsequente Medienästhetik entwickelt, wobei er die Malerei unter die ästhetische Norm der Schönheit, die sprachliche Kunst unter die ästhetische Norm der Lebendigkeit stellt." K. Stierle, Diskussionsbeitrag, in: W. Oelmüller (Hg.): Kolloquium. Kunst und Philosophie 2. Ästhetischer Schein, Paderborn (1982), S. 348.

Lessings hartnäckige, einer eigentlich überholten Diskussion angemessene Bemühung, (Kunst-) Disziplinen (als unterscheidbare Übertragungsmodi) von einander abzusetzen, läßt ihn immer wieder zu technischen Problemen zurückkehren, und erklärt die geringe Redundanz seiner Ausführungen.[37] Daß Schmerz in erster Linie ein Problem der Kommunikation/Lektüre und ihrer medial vorgegebenen Leistungsfähigkeit ist, hat er klar erkannt. Die offensichtliche Zurückhaltung des Bildhauers bei der Modellierung des erheblichen Schmerzes des Laokoon erklärt Lessing gerade mit der (begrenzten) medialen Möglichkeit der Plastik, zwar immer wieder von neuem gesehen, das heißt gelesen zu werden, aber nicht wirklich Neues beständig zu ermöglichen. Die „Einbildungskraft" war schon „bildnerisch" tätig und bleibt folglich (als „freier Gedankenflug") arbeitslos. Eine homogenisierende „Mitempfindung" des einmaligen, gestreuten Datenmaterials weicht bei Betrachtung der Plastik dem Ekel angesichts „immerwiederkehrender" Gesichtspunkte. Die Skulptur, die dann noch eine Maximalinformation festhält, blockiert das für die Theorie der Zeit alles entscheidende expansive Vermögen: „Dasjenige aber nur allein ist fruchtbar, was der Einbildungskraft freies Spiel läßt. Je mehr wir sehen, desto mehr müssen wir hinzu denken können. Je mehr wir darzu denken, desto mehr müssen wir zu sehen glauben. In dem ganzen Verfolge eines Affekts ist aber kein Augenblick, der diesen Vorteil weniger hat, als die höchste Staffel desselben. Über ihr ist weiter nichts, und dem Auge das Äußerste zeigen, heißt der Phantasie die Flügel binden, und sie nötigen, da sie über den sinnlichen Eindruck nicht hinaus kann, sich unter ihm mit schwächern Bildern zu beschäftigen, über die sie die sichtbare Fülle des Ausdrucks als ihre Grenze scheuet."[38]

Das dieser Konzeption der „Einbildungskraft" entsprechende Programm einer (idealen) empathetischen Kongruenz zwischen Autor/Sprecher und Leser/Hörer wird durch die angenommene Phänomenalität des Schmerzes, die im übrigen genau der hier in ihrer Genese nachgezeichneten Topik entspricht, einerseits und durch die Grenzen des Mediums (der Skulptur) andererseits vorerst in Frage gestellt: „Alle Erscheinungen, zu deren Wesen wir es nach unsern Begriffen rechnen, daß sie plötzlich ausbrechen und plötzlich verschwinden, daß sie das,

37 Vgl. auch D. Harth, Gotthold Ephraim Lessing, München (1993), S. 154–169.

38 Lessing, Laokoon, S. 32.

was sie sind, nur einen Augenblick sein können; alle solche Erscheinungen, sie mögen angenehm oder schrecklich sein, erhalten durch die Verlängerung der Kunst ein so widernatürliches Ansehen, daß mit jeder wiederholten Erblickung der Eindruck schwächer wird, und uns endlich vor dem ganzen Gegenstande ekelt oder grauet. (...) Der heftige Schmerz, welcher das Schreien auspresset, läßt entweder bald nach, oder zerstöret das leidende Subjekt. Wann also auch der geduldigste standhafteste Mann schreiet, so schreiet er doch nicht unabläßlich. Und nur dieses scheinbare Unabläßliche in der materiellen Nachahmung der Kunst ist es, was sein Schreien zu weibischem Unvermögen, zu kindischer Unleidlichkeit machen würde."[39]

Die *Dichtung* reagiert auf den von Lessing betonten transitorischen, *plötzlich ausbrechenden und plötzlich verschwindenden* und den transformatorischen, *das leidende Subjekt zerstörenden* Charakter des Schmerzes. Die Voraussetzung dieser Schmerzbeschreibung ist eine passive Eigenschaft, die sein Profil von nun an ausmachen wird. Für Lessing „ist der körperliche Schmerz überhaupt des Mitleidens nicht fähig, welches andere Übel erwecken. Unsere Einbildung kann zu wenig in ihm unterscheiden, als daß die Erblickung desselben etwas von einem gleichmäßigen Gefühl in uns hervorzubringen vermöchte."[40] Der Schmerz hat die für die Hermeneutik (später) so zentrale Intransparenz, die sein eigentlich produktives Potential ausmachen wird. Der von Lessing insinuierte Wechsel in der von der *Dichtung* ermöglichten Empathie von willkürlichen zu natürlichen Zeichen, kaschiert noch die Tatsache, daß auch hier eine (ausgewählte) Stellen verbindende Wiederholungslektüre Ganzheiten produziert. Der Schmerz jedenfalls ist schon hier kompakt, hermetisch, unzugänglich. Er läßt zu wenig differenzierte Phänomenalität erkennen, um ihn „mitzuerleiden", sich „einzufühlen", womit die zeitgenössischen Paradigmen der Kommunikation angesprochen und auf die Probe gestellt sind. Die *Dichtung* in Gestalt des Schauspiels macht sich diese Eigenschaft auf zwei Arten zunutze. Um seine Unzugänglichkeit zu durchbrechen, projiziert die Sprache den Schmerz in die Zweidimensionalität der „Verletzung", sie visualisiert ihn: „Wie wunderbar hat der Dichter die Idee des körperlichen Schmerzes zu verstärken und zu erweitern gewußt! Er wählte eine Wunde – (...) er wählte,

39 Ebd., S. 32f.
40 Ebd., S. 36f.

sage ich, eine Wunde und nicht eine innerliche Krankheit; weil sich von jener eine lebhaftere Vorstellung machen läßt, als von dieser, wenn sie auch noch so schmerzlich ist."[41]

Um seine Verschlossenheit zu überwinden, wird der Schmerz moralisch funktionalisiert, indem er „natürliche" Vorbilder schafft. Der Schmerz ist ein Agent der Menschlichkeit: „Philoktet, seiner Schmerzen Meister, würde den Neoptolem bei seiner Verstellung erhalten haben. Philoktet, den sein Schmerz aller Verstellung unfähig macht, so höchst nötig sie ihm auch scheinet, damit seinen künftigen Reisegefährten das Versprechen, ihn mit sich zu nehmen, nicht zu bald gereue; Philoktet, der ganz Natur ist, bringt auch den Neoptolem zu seiner Natur wieder zurück. Diese Umkehr ist vortrefflich, und um so viel rührender, da sie von der bloßen Menschlichkeit bewirket wird. (...) Des nämlichen Kunstgriffs, mit dem Mitleiden, welches das Geschrei über körperliche Schmerzen hervorbringen sollte, in den Umstehenden einen andern Affekt zu verbinden, hat sich Sophokles auch in den ‚Trachinerinnen' bedienet."[42] Der Schmerz „zerstöret" das „leidende Subjekt" nicht, sondern authentifiziert es so nachhaltig, daß auch der Mitmensch an diesem Effekt gesundet und zu „seiner (guten, H. C.) Natur" zurück gebracht wird. Nachdem der Schmerz „alle Verstellung" verstellt hat, macht er Helden, die „ganz Natur" sind, d.h. ganz sie selbst, und gleich darauf kopiert werden. Der Schmerz, im Medium der Bühne präsent, hat seinen moralischen Auftrag eines exemplarischen Leids, das den jeweils Mitleidenden zum *Vollmenschen* renaturalisiert, erfüllt.

Die von Lessing an einem historischen Beispiel zur moralischen Erbauung des Publikums explizierte Qualität des Schmerzes benötigt diese Einbindung in derart gründlich geführte geschichts- und moralphilosophische, rezeptionstheoretische oder poetikgeschichtliche Debatten nicht mehr lange. Die eingangs des *Laokoon* von Lessing gemachte Feststellung, daß „Schreien der natürliche Ausdruck des körperlichen Schmerzes (ist)"[43], kann mit anderer Gewichtung fortgesponnen werden. Herder gibt dem Thema eine anthropologische Stoßrichtung, indem er Schmerz als Intensiv-Erfahrung zum Stellvertreter für individuelle Empfindungen und ihren Ausdruck überhaupt macht, und

41 Ebd., S. 37f.
42 Ebd., S. 46f.
43 Ebd., S. 19.

so die antiken Belegtexte als Material einer neuen Anthropologie lesen kann, ohne sich in die oben genannten Diskussionen zu verstricken.[44] Die Eigenschaft des Schmerzes, sich „in der grotesken Übersteigerung der Empfindung zu bekunden"[45], liefert dem anthropologischen Diskurs in der Erörterung des Schmerzes die ihn kennzeichnenden generalisierenden Argumente über den Menschen als kommunikationsorientierten Empfindungsträger. Die detailgenaue Untersuchung von Liliane Weissberg[46] zeigt dabei die Unterschiede der Herderschen Versuche in der „Abhandlung" sowohl zu Lessing als auch zu den fortschrittsphilosophischen bzw. -kritischen Versuchen Condillacs und Rousseaus.

Rousseau und Herder setzen ohne Zweifel den kulturkritischen als anthropologischen Diskurs in Bewegung.[47] Der Leitkategorie eines frühgeschichtlichen „Natürlichen" kann nahezu jede Spielart des „Modernen" als *degeneriert, unnatürlich, entartet* entgegengesetzt werden. Sie vereinfacht auch die Stufenmodelle entscheidend und eint so Anthropologie und Kulturkritik, bis die Anthropologie diese Unterscheidung zu differenzieren beginnt, indem sie bis zur *Fremdheit* des *Eigenen* (Selbstethnographie) durchgespielt oder in dialektische Modelle (Schiller) überführt wird. Herder aber bedient sich keiner festgezurrten historischen Periodisierung. Es gibt hier kein verlassenes Reich *vollendeter Natürlichkeit*, keine Urszene zivilisationsferner Unschuld und Isolation,

44 „(...) es muß in dem Charakter eben dessen, den er (Homer, H. C.) schreien läßt, eine nähere Bestimmung dazu liegen, daß eben dieser schreiet und kein anderer. (...) denn keiner derselben ist an Empfindungen sowenig als an Worten, Gebärden, Körper, Eigenschaften dem andern gleich; jeder ist eine eigene Menschenseele, die sich in keinem andern äußert." J. G. Herder, Kritische Wälder. Erstes Wäldchen, Herrn Lessings ‚Laokoon' gewidmet (1769), in: ders., Schriften zur Literatur, Bd. 2/1, Berlin (1990), S. 22.

45 Scarry, Körper, S. 49.

46 L. Weissberg, Language's Wound: Herder, Philoctetes, and the Origin of Speech, in: Modern Language Notes. German Issue, Vol. 104 (1989), S. 548–579 u. die bei Weissberg angefertigte Arbeit von S. Richter, Laocoon's Body and the Aesthetics of Pain. Winckelmann. Lessing. Herder. Moritz. Goethe, Detroit (1992). An älteren Darstellungen vor allem: E. H. Brauer, Studien zur Darstellung des Schmerzes in der antiken bildenden Kunst Griechenlands und Indiens, Breslau (1934) u. K. Kiefer, Körperlicher Schmerz auf der attischen Bühne, Heidelberg (1908).

47 Vgl. U. Bitterli, Die ‚Wilden' und die ‚Zivilisierten'. Die europäisch – überseeische Begegnung, München (1976), S. 229–238 u. S. 280–288.

die als Entwürfe eine Rolle spielen. Herder sucht eine Schicht unmittelbarer Empfindung im Individuum, mit deren Artikulation eine gesuchte *Natürlichkeit* (als *Menschlichkeit*) sich einstellt. Anthropologie um 1800 heißt auch, daß der Ideenhimmel, nach dem die Natur gebildet wurde, in die Köpfe zurückprojiziert wird. Unterhalb des *Vernünftigen* liegt hier unmittelbar das von den französischen Philosophen in die Vergangenheit projizierte *Unzivilisierte* oder das in die Gegenwart oder Zukunft projizierte *Dezivilisierte.*

Auf der Suche nach einer „fälschungssicheren Semiotik des Einzelnen, nach der Naturschrift der Identität“[48], stößt Herder in der *Abhandlung über den Ursprung der Sprache* von 1772 auf die Unmittelbarkeit der Sprache der „Empfindungen“, deren Artikulation nicht durch eine menschheitsgeschichtliche Epoche von der „Vernünftigkeit“ des Menschen geschieden ist. Die Erzählung von Philoktets Schmerz ist das Exempel Herders für das Aneinandergrenzen dieser nur scheinbar getrennten Vermögen: „So füllete der Held Philoktet, von seinem brennenden unheilbaren Schmerz angefallen, mit Wehklagen das Griechische Lager, wenn er gleich wußte, daß ihn Alle deswegen hasseten und Niemand ihm helfen konnte: Und so füllete er nach seiner Aussetzung das wüste Eiland, ob gleich keine Spur eines helfenden Wesens um ihn war. Die Empfindung, der Schmerz hat in der ganzen tierischen fühlbaren Natur seine unmittelbare Stimme und Sprache, und es ist Eine der falschen Überfeinheiten eines bekannten Philosophen, daß leidende Tiere still und stumm leiden: sie wimmern so gut, als der Mensch, und der Mensch nicht besser als ein Tier.“[49]

Die jederzeit übersteigbare Grenze zur Natur (des Tieres) markiert die Artikulation eines Unmittelbaren, des Schmerzes. Doch diese angenommene Unmittelbarkeit einer Empfindung in ihrer Artikulation zu bezeichnen, wird das nächste und wichtigste Problem werden, denn die *Empfindsamkeit* lebt von der glaubwürdigen Notation ihrer selbst. Die von der sophokleischen Tragödie eingesetzten Schmerzenslaute werden in der englischen Übersetzung zu einem stereotypen „Oh, Oh“. Weissberg verlängert die Perspektive geschickt: „Philoctetes' pain is no longer a matter of human limitations alone. It touches the question of the pos-

48 Schneider, Herzensschrift, S. 25.

49 J. J. Herder, Abhandlung über den Ursprung der Sprache (1772). Ders., Sämmtliche Werke, Bd. 5, S. 148.

sibilities of expression. In Sophocles' drama, language moves into the foreground; linguistic articulation itself is thematized. (...) The verses express pain, but they also point to the difference between a cry and an onomapoetic artifact. If one can speak of any origin of language here, it has to be an artistic one already. Philoctetes' cries are created for, and appear on, stage."[50]

Solche Widersprüche der bühnengerechten Lautmalerei führen mitten ins Herz der diskursstrategischen Dilemmata der *empfindsamen* Literatur. Was für die Onomatopöie gilt, schaffen auch Gedankenstriche, Anakoluthe, Apokopen oder Aposiopesen nicht aus der Welt. Der Ursprung bleibt *künstlich*, denn auch die Entgegensetzung *echt/rhetorisch*, mit der das Feindbild einer *Vernunftsprache* bekämpft wird, bleibt Rhetorik.[51] Der Versuch, den Ausdruck des Schmerzes von aller medienspezifischen Technik zu reinigen, führt konsequent ins Schweigen. Der bloß *verwundete* Held teilt das der immanenten Logik des Diskurses gehorchende Schicksal der *gebrochenen* Helden: „Ist der Künstler als ‚geniales Individuum' nur im Außen der Gesellschaft ganz bei sich", schreibt Gerhard Plumpe, „dann verfehlt er sich notwendigerweise immer dann, wenn er sich ausdrücken will – bedarf er dazu doch der Gesellschaft. Aus dieser paradoxen Begründung künstlerischer ‚Autonomie' ergaben sich einige bezeichnende Konsequenzen. (...) Der ‚geniale' Künstler schweigt, weil er sich in der Gesellschaft verfehlt; der beste Künstler ist der, dessen Werk ungesagt bleibt."[52]

„Ästhetik", „Anthropologie", „Kulturkritik" und „Geschichtsphilosophie" bezeichnen mühsam zu rekonstruierende disziplinäre Anläufe, die neue Rede vom *Menschen* zu organisieren. Hierbei wird seine *Natürlichkeit* von der *Natur* abgehoben und seine ultimative Verantwortlichkeit (vor Gott) langfristig ersetzt durch temporalisierbare Programme der *Erfahrung*, *Selbstbeobachtung* und menschheitsgeschichtlichen Orientierung. Die strikte dualistische Leib-Seele-Fassung des Menschen entspricht, stark vereinfacht, der stratifikatorischen Differenzierung der Gesellschaft. Die neuen, bewußt unzureichend voneinander

50 Weissberg, Wound, S. 558f.

51 Vgl. F. A. Kittler, Aufschreibesysteme 1800/1900, München (1987; EA 1985), S. 11ff.

52 G. Plumpe: Ästhetische Kommunikation der Moderne. Bd. 1: Von Kant bis Hegel, Opladen (1993), S. 45f.

abgegrenzten Diskurse betreiben (füreinander) kommunikative Durchlässigkeit, die eine flexible, funktionale Differenzierung unterstützt. Der Impetus, die „tradierte Spezifik der bestehenden System- und Differenzierungsformen“[53] erst einmal zu neutralisieren, wird vor allem an der gezielten Sabotage am *commercium mentis et corporis* deutlich.

53 Vgl. P. Fuchs, Moderne Kommunikation. Zur Theorie des operativen Displacements, Frankfurt/M. (1989), S. 106f.

IV. Schmerz / Empfindlichkeit

„Gerade das Gegenteil! – Doch aus solchen Deutungen kann man immer machen, was man will, und die bloße Allegorie, ‚der Sinn des Dichters geht tiefer', kann uns endlich so tief führen, daß der Boden sinkt."
Johann G. Herder, Kritische Wälder. Erstes Wäldchen, Herrn Lessings ‚Laokoon' gewidmet (1769)

1. Physiologie und Literatur (I)

Verbindungen zwischen der Physiologie und der Literatur nachzuspüren, erscheint nur sinnvoll, wenn man Literatur nicht voraussetzungslos aus Schaffensräuschen junger Genies hervorgehen läßt. Das aber wird im gleichen Maße unwahrscheinlich, wie es ihren Bewunderern quälende Gewißheit sein kann, daß solche Ausnahmemenschen schon in der Schule gerade in dieser Eigenschaft penibler Aufsicht und Benotung unterlagen.[1] So bleibt vorerst nichts als der Blick auf Archive und Diskurse, die einem gezielt die Register wechselnden Autor zu dem begehrten Lorbeer verholfen haben. Dabei hat das Thema *Schmerz* den einzigen Vorteil, sich immer schon im Niemandsland mit ungewissen diskursiven Grenzverläufen aufzuhalten und so eine strategische Option für die eine oder andere Seite wichtiger Unterscheidungen oder ihren um so wackligeren Verbund deutlicher sichtbar zu machen.

1 F. A. Kittler berichtet über den „Eleven Nr. 447, auch Schiller genannt", daß er und seine Mitzöglinge auf den Zeugnissen der (seit 1782 *Hohen*) Carlsschule eine Beurteilung in der Rubrik *Genie* erfuhren. Vgl. ders., Carlos als Carlsschüler. Ein Familiengemälde in einem fürstlichen Haus, in: W. Barner/E. Lämmert/N. Oellers (Hg.), Unser Commercium. Goethes und Schillers Literaturpolitik, Stuttgart (1984), S. 241–273, hier: S. 256.

Körperliche Schmerzen sind, wo sie nicht in religiös-ethische Schemata von Glück und Unglück, Sühne und Schuld, Lust und Schmerz oder Freud und Leid transformiert werden, lange Zeit allein im medizinischen Wissen aufgehoben. Das hängt mit der besonderen Durchgängigkeit der antiken Säftelehre in der *Heilkunst* zusammen. Als strukturbildende Unterscheidungen für die Diagnose von Gesundheit und Krankheit behalten die Kategorien der Festigkeit und Flüssigkeit, Trokkenheit und Feuchtigkeit, Vermischtheit und Abgesondertheit oder Wärme und Kälte ihre Gültigkeit über einen Zeitraum von nahezu zweitausend Jahren.[2] Die Schrift des Hippokrates von Kos *Über die Natur des Menschen* liefert eine die wichtigsten Lehrsätze versammelnde Zusammenfassung: „Der Körper des Menschen enthält in sich Blut, Schleim, gelbe und schwarze Galle, sie stellen die Natur seines Körpers dar, und ihretwegen empfindet er Schmerzen und ist er gesund. Gesund ist er nun besonders dann, wenn diese Substanzen in ihrer wechselseitigen Wirkung und in ihrer Menge das richtige Verhältnis aufweisen und am besten gemischt sind; Schmerzen empfindet er, wenn sich eine von diesen Substanzen in geringerer oder größerer Menge im Körper absondert und nicht mit allen genannten gemischt ist. Denn es besteht die Notwendigkeit, daß, wenn sich eine von diesen absondert und für sich auftritt, nicht nur die Stelle krank wird, aus der sie heraustrat, sondern auch die Stelle, an der sie auftritt und sich ausbreitet, durch Überfüllung Schmerz und Beschwerden aufweist."[3]

Michel Foucault weist mehrfach darauf hin, daß sich das Set dieser Lehrsätze mit wenigen, unbedeutenden Hinzufügungen, bis zur Mitte des 18. Jahrhunderts halten kann. Die Medizin bezieht sich, folgen wir ein Stück weit Foucault, nicht auf ein normales Funktionieren des Or-

2 Vgl. dazu R. Jütte, Therapie im Wandel, in: Neue Rundschau, 108. Jg. (1997), S. 37–50. Außerdem W. U. Eckart, ‚Und setzet eure Worte nicht auf Schrauben'. Medizinische Semiotik vom Ende des 18. bis zum Beginn des 20. Jahrhunderts, in: Berichte zur Wissenschaftsgeschichte 19 (1996), S. 1–18, G. Keil, Krankheit und Zeit in der Medizin des Mittelalters und der Frühmoderne, in: T. Ehlert (Hg.), Zeitkonzeptionen. Zeiterfahrung. Zeitmessung. Stationen ihres Wandels vom Mittelalter bis zur Moderne, Paderborn (1997), S. 117–138 u. J. Jouanna, Die Entstehung der Heilkunst im Westen, in: M. D. Grmek (Hg.), Die Geschichte des medizinischen Denkens: Antike und Mittelalter, München (1996), S. 28–80.

3 Zit. n. J. Kollesch/D. Nickel (Hg.), Antike Heilkunst. Ausgewählte Texte aus den medizinischen Schriften der Griechen und Römer, Stuttgart (1994), S. 70–78, hier: S. 73.

ganismus, um Störungen oder Abweichungen zu beheben, sondern auf „Qualitäten der Kraft, Geschmeidigkeit, Flüssigkeit", aus denen sich dann Regeln für die Lebensführung ableiten lassen (Ernährung etc.). Die Besonderheit des Einzelfalles „wird nicht vom Organismus bestimmt, in dem sich etwa der pathologische Prozeß und die Reaktionen zu einem bestimmten ‚Fall' verbinden. Vielmehr handelt es sich um qualitative Variationen der Krankheit, die von den unterschiedlichen Temperamenten dann noch zusätzlich variiert werden."[4] Der von Foucault angeführte Belegtext, eine Schrift Tissots aus dem Jahre 1767[5], läßt an dieser These kaum Zweifel aufkommen: „Der menschliche Körper ist aus Gefäßen und Flüssigkeiten zusammengesetzt (...) wenn die Gefäße und die Fasern weder zu wenig noch zuviel Tonus haben, wenn die Flüssigkeiten die ihnen zukommende Konsistenz aufweisen, wenn sie weder zuviel noch zuwenig in Bewegung sind, dann befindet sich der Mensch im Zustand der Gesundheit. Wenn die Bewegung (...) zu stark ist, so verhärten sich die festen Teile und die Flüssigkeiten werden dick; wenn sie zu schwach ist, so erschlafft die Faser und das Blut verdünnt sich."[6]

Diese *Tableau* genannte Wissensordnung gerät dennoch gerade hier in eine folgenreiche Bewegung. Mit dem „Tonus" und der „Faser" nennt Tissot schon zwei Bausteine einer neuen nerventheoretischen Grundlegung der Medizin, mit den „Gefäßen" zeigt er William Harveys anatomischen Traktat über die Bewegungen des Herzens und des Blutes[7] respektvoll an. Die Nerventheorien von Hallers, Bonnets und Tissots ausschlachtend, greifen Johann Gottfried Herder[8] und Johann Carl We-

4 M. Foucault, Die Geburt der Klinik. Eine Archäologie des ärztlichen Blicks, Frankfurt/M. (1988; EA 1963), S. 29ff.

5 Tissot, *Avis aux gens de lettres sur leur santé*, Lausanne (1767).

6 Zit. n. Foucault, Geburt, S. 30f.

7 W. Harvey, *Exercitatio anatomicae de motu cordis et sanguinis* (1628). Zum Kontext siehe M. Sonntag, ‚Gefährte der Seele, Träger des Lebens'. Die medizinischen Spiritus im 16. Jahrhundert, in: G. Jüttemann/M. Sonntag/C. Wulf (Hg.), Die Seele. Ihre Geschichte im Abendland, Weinheim (1991), S. 165–179. Vor allem aber T. Fuchs, Die Mechanisierung des Herzens. Harvey und Descartes – Der vitale und der mechanische Aspekt des Kreislaufs, Frankfurt/M. (1992).

8 Zu Sulzers Anregungen für Herder s. W. Proß, ‚Meine einzige Absicht ist, etwas mehr Licht über die Physik der Seele zu verbreiten.' Johann Georg Sulzer (1720–1779), in: H. Thomke (Hg.), Helvetien und Deutschland, Amsterdam/Atlanta (1994), S. 133–148. Zu Herder und Bonnet vgl. R. Häfner, ‚L'âme est une neurologie en miniature': Herder

zel, Friedrich Schiller und Marcus Herz eine alte philosophische Preisfrage auf, um damit langfristig eine neue Literatur hervorzubringen. Diese entwickelt sich jenseits einer dramatischen Schilderung der „von den unterschiedlichen Temperamenten noch zusätzlich variierten Variationen der Krankheiten“ (Foucault) und auch jenseits der von den Akademien vorgegebenen philosophischen Preisfragen. Wezel atmet nach den für ihn wichtigen Funden auf: „Sich aus Hallers lateinischer und Unzers teutscher Physiologie zu unterrichten, ist ohnehin eine Arbeit, die beinah eine Märtyrkrone verdient, und wenn ich dagegen Tissot's Werk von den Nerven oder eine Schrift von Bonnet las, die beide den Teutschen viel zu verdanken haben, so mußte ich es alle mal bedauern, daß unsere Herren Landsleute uns den Weg zum Unterrichte so sauer machen. Unsere physiologischen und philosophischen Schriften sind wahre Goldgruben, aber es ist auch Bergmannsarbeit, aus diesen Schachten das Gold auszugraben.“[9]

In dieser Perspektive wird die Frage nach den gegenseitigen Einflußmöglichkeiten von *Materie* und *Geist*, die in der Konstellation von *Erkennen und Empfinden* weiterschlummert, nicht etwa im üblichen schulphilosophischen Sprachgebrauch von „influxus psychicus“ und „influxus physicus“[10] zum wiederholten Male erörtert, sondern – und nur so fällt nach Niklas Luhmann beobachtbares Neues[11] an – anders

und die Neurophysiologie Charles Bonnets, in: H.-J. Schings (Hg.), Der ganze Mensch: Anthropologie und Literatur im 18. Jahrhundert (DFG-Symposium 1992), Stuttgart (1994), S. 390–409.

9 In: J. C. Wezel, Versuch über die Kenntnis des Menschen, Leipzig (1784–85), 2 Bde., hier: Bd. 1, S. 16f. Zit. bei F. Futterknecht, Physiologie und Anthropologie – J. C. Wezels Menschenbild im philosophischen Kontext seiner Zeit, in: H. Laufhütte (Hg.), Literaturgeschichte als Profession. FS f. D. Jöns, Tübingen (1993), S. 145–178. Zwischen 1782 und 1784 erscheint in Leipzig: „Abhandlung über die Nerven und deren Krankheiten, von Herrn Tissot. Deutsch herausgegeben von J. C. G. Ackermann“, in 3 Bänden.

10 „Mit dem sogenannten ‚Einfluß der Seele auf den Körper und des Körpers auf die Seele‘ hat es eben die Bewandniß. Sollte hier etwas durch Zirbeldrüse, elastischgespannte Nerven, Hieb und Stoß erklärt werden, so stehe man immer an und läugne.“ J. G. Herder, Vom Erkennen und Empfinden der menschlichen Seele. Bemerkungen und Träume, Riga: J. H. Hartknoch (1778), in: ders., Sämmtliche Werke, hg. v. B. Suphan, Berlin (1892), Bd. VIII, S. 165–235, hier: S. 192. Dazu R. Bezold, Popularphilosophie und Erfahrungsseelenkunde im Werk von Karl Philipp Moritz, Würzburg (1984), 141f.

11 Genauer müßte es „neues Beobachtbares“ heißen. Vgl. z. B. N. Luhmann, Individuum und Gesellschaft, in: Universitas, 39. Jg. (1984), H.1, S. 1–11.

gestellt. Trotz oder gerade wegen der verbindlichen und bekannten Bayleschen Ausführungen im *Dictionnaire*[12] zur metaphysischen Abwegigkeit einer Vermittlungsmöglichkeit, wird nun durchaus auf dem Boden des „Undenkbaren“[13] über die Wirkungsweise und Reichweite eines „Nerven“- oder „Lebensgeistes“, eines „inneren Äthers“[14] spekuliert. Ein neuer Fächerverbund wird, in Erweiterung dieser These Rainer Bezolds, bewußt auf dem schwankenden, aber großflächigen Fundament eines nicht nur von Schiller formulierten Paradoxons errichtet: „Dies wäre also eine Kraft, die einesteils geistig, andernteils materiell, ein Wesen, das einesteils durchdringlich, andernteils undurchdringlich wäre, und läßt sich ein solches denken? – Gewiß nicht! Dem sei wie ihm wolle, es ist wirklich eine Kraft zwischen der Materie (...) und dem Geiste vorhanden.“[15] Die anderen Fragen häufig nachfolgenden neuen Disziplinen – im Falle Wezels und Herders u.a. „Anthropologie“[16] und „Ästhetik“ – verfolgen genau auf dieser „diffusen“ Grundlage die Strategien ihrer Legitimierung.

Diese neue Ästhetik betreibt in der emanzipationsgeschichtlichen Variante von Lessings *Laokoon* Aufklärung als Neueinschreibung grie-

12 P. Bayle, *Dictionnaire historique et critique* (1695). Es „gehörte“ immerhin, so Herder mit Überblick, „Leibnitzens Witz dazu, Bailens dialektischen Scharfsinn in seinem Uebertriebnen zu entfalten.“ Herder, Vom Erkennen, S. 196. P. Bayles Artikel und die Grundzüge der Debatte sind wiedergegeben bei Bezold, Popularphilosophie, S. 145ff.

13 Bezold, Popularphilosophie, S. 146.

14 „Wir empfinden nur, was unsre Nerven uns geben; ... Nenne man nun diesen lebendigen Geist, der uns durchwallet, Flamme oder Aether; ... Dieser innere Aether muß nicht Licht, Schall, Duft seyn, aber er muß alles empfangen und in sich verwandeln können.“ Herder, Vom Erkennen, S. 190. Vgl. a. de Sade, Justine, S. 385.

15 F. Schiller, Philosophie der Physiologie (1779), in: ders., Sämtliche Werke Bd. V. Philosophische und vermischte Schriften, München (1975), S. 14–32, hier: S. 17. Dazu auch W. Proß, ‚Ein Reich unsichtbarer Kräfte‘. Was kritisiert Kant an Herder?, in: Scientia Poetica. Jahrbuch f. Geschichte d. Literatur u. d. Wissenschaften, 1. Jg. (1997), S. 62–119.

16 Anthropologie ist nach Zedler noch „das Special-Theil der Physic, in welchem die natürliche Beschaffenheit und der gesunde Zustand des Menschen sonderlich was seine physicalischen und natürlichen Eigenschafften betrifft, abgehandelt und erklähret wird.“ Erst E. Platners *Anthropologie für Aerzte und Weltweise* von 1772 formuliert den verbindlichen universalistischen Anspruch. Nachweise bei Bezold, S. 121f. Siehe insgesamt O. Marquard, Zur Geschichte des philosophischen Begriffs ‚Anthropologie‘ seit dem Ende des 18. Jahrhunderts (1965), in: ders., Schwierigkeiten mit der Geschichtsphilosophie. Aufsätze, Frankfurt/M. (1982), S. 122–144.

chischer Modelle, um die politisch „horizontal und identifikatorisch strukturierte" (Wellbery)[17] Wirkung des „Mitleids" zu etablieren.[18] Ein zentraler Text, der den Anschluß an die europäische Diskussion herstellt, ist jene Erstlingsschrift Johann Joachim Winckelmanns: *Gedankken über die Nachahmung der griechischen Werke in der Mahlerey und Bildhauer-Kunst* von 1755. Winckelmanns umfangreiche *Geschichte der Kunst des Alterthums* (1764) reflektiert dann eine weitere strukturelle Umstellung der aufklärerischen Epoche. Hier werden an unübersehbarer Stelle – im Rahmen der europäischen Querelle-Diskussion – „Kulturmaterialien ohne Einordnung in ein vorgegebenes kosmisch-natürliches Ordnungssystem"[19] behandelt. Die stagnierende Diskussion um Kriterien für „vorbildliche" Kunstwerke führt zu einer Historisierung der Problemstellung[20], die im Falle Winckelmanns eine Kunstgeschichte als Stilgeschichte anbietet. Die Folgen dieser Umstellungen sind vielfältig und weitreichend. Es kann nun beispielsweise rückblickend der geschichtliche Raum als eine plane Fläche relativ gleichwertiger, voneinander unabhängiger Kulturen eingesehen und qualitativ neuen (geschichts-) philosophischen Konstruktionen zugänglich gemacht werden. Das oft kolportierte, aber immer wieder errechnete *Ende der*

17 Dazu ausführlich D. Wellbery, Das Gesetz der Schönheit. Lessings Ästhetik der Repräsentation, in: C. Hart Nibbrig (Hg.), Was heißt ‚Darstellen'?, Frankfurt/M. (1994), S. 175–204, hier: S. 191.

18 Vgl. Kap. III.3.

19 N. Luhmann, Die Herrschaft der Natur in ihren späten Tagen, in: Frankfurter Allgemeine Zeitung, 21. 11. 1994, Literaturbeilage, S. 13. Diese Zäsur betont schon J. Ritter, Art. ‚Ästhetik', in: Hist. Wörterbuch d. Phil. Bd. 1, hg. v. J. R., Darmstadt (1971), Sp.560.

20 P. Penisson schreibt in seinem umfangreichen Nachwort zu Herders Werken über ein „operatives Modell, in dem sich Natur und Geschichte verbinden" bei Winckelmann, das sich Herder hier „aneignet". Vg. P. P., Die Palingenesie der Schriften: die Gestalt des Herderschen Werks, in: J. G. Herder, Werke Bd. 1. Herder und der Sturm und Drang 1764–1774, München (1984), S. 864–924, hier: S. 876. In ähnlicher Weise hat die englische Bibel- und Altphilologie wichtige Anregungen gegeben. Die Arbeiten von Blackwell, Wood, Lowth und der Ossian-Kult gehören in diesen Kontext: T. Blackwell, *Enquiry into the Life and Writings of Homer* (1735), R. Lowth, *De sacra poesia Hebraeorum praelectiones* (1753). Vgl. dazu Penisson, Palingenesie, S. 907 ff. Zur deutschen Diskussion vgl. G. Walther, Friedrich August Wolf und die Hallenser Philologie – ein aufklärerisches Phänomen?, in: N. Hammerstein (Hg.), Universitäten und Aufklärung, Göttingen (1995), S. 125–136.

Zeiten und die korrespondierende Heilserwartung weichen der Vorstellung gesellschaftlicher oder individueller Vervollkommnungsfähigkeit.[21] Doch – und das ist der entscheidende Einschnitt – verstellt diese „vergleichende Praxis"[22] von Natur (-zustand) und Kultur (Zivilisation) den Rückweg in eine hierarchische, auf Schichtung beruhende Ordnung: „Es ersetzt die alte Unterscheidung von ‚Natur' und ‚Gnade'. Die Neufassung bietet den wichtigen ideenpolitischen Vorteil, in der Gleichheitsfrage ein Diskriminieren zu ermöglichen: Man kann zugestehen, daß es im Naturzustand schon Ungleichheiten der Kräfte, der Fähigkeiten, evtl. des Besitzes gibt, und zugleich betonen, daß die Ungleichheit der Stände als ein zivilisatorisches Artefakt nicht durch Natur gedeckt ist. (...) Der Naturzustand wird, sei es zeitlich, sei es räumlich, in die Ferne verlegt. Das gibt dem Schema einen erkennbaren Realitätsbezug."[23]

Größere Aufmerksamkeit aber soll hier der so erzwungenen Reintegration der *Natur* in das Menschenbild dieser Periode geschenkt werden. Die Aufklärung ermöglicht mit einer erfolgreicheren Wiederaufnahme der Rede vom „ganzen", als Mischwesen aus geistigen und körperlichen Vermögen gefaßten „Seelenmenschen" (Herder) die offensive Absetzung von benachbarten Diskursen.[24] Die Hauptstoßrichtung der polemischen Attacken ist hier die systematische Fassung der Philosophie, der Versuch einer terminologischen Aufweichung des schulphilosophischen Erbes.[25] Diese Polemik bringt die zentrale humoral-pathologische Metaphorik nur noch in der Metaphysik-Kritik zum Einsatz. Da jedoch diese Anthropologisierung wissenschaftsgeschicht-

21 Die Konstruktion einer fortschrittsgeschichtlichen Zeitachse über einer komprimierten eschatologisch-religiösen und geschlossenen kosmologisch-natürlichen Zeit erlaubt es in dieser Perspektive, *Natur* (unter Verwertung theologischer Restbestände) als irdisches *Paradies* (sozial) oder als Refugium des *Genies* (individuell oder sogar a-sozial) in die Reflexion auf gesellschaftliche Ordnung zu reintegrieren.

22 Luhmann, Herrschaft, S. 13.

23 Vgl. N. Luhmann, Individuum, Individualität, Individualismus, in: ders., Gesellschaftsstruktur und Semantik Bd. 3, Frankfurt/M.: Suhrkamp (1989), S. 149–258, hier: S. 195.

24 Kondylis weist das Auftreten des Ausdrucks vom ‚ganzen Menschen' schon seit 1691 bei Thomasius nach. Vgl. P. Kondylis, Die Aufklärung im Rahmen des neuzeitlichen Rationalismus, München (1986; EA 1981), S. 550.

25 Herder, Vom Erkennen, S. 196: „Das Wortgedächtnis der Schulpedanten ist eine elende Sache und trocknet die Seele zum jämmerlichen Namenregister auf."

lich nicht etwa die Rede vom „ganzen Menschen“ zum Zentrum eines zukünftigen, nunmehr anthropopetal geordneten Disziplinenkanons machen wird, sondern langfristig nur ein Schritt zur Ausdifferenzierung und Spezialisierung der Diskurse ist, müssen weitere Anschlüsse erst hergestellt werden.[26]

Die Nobilitierung der seit Leibniz' und Wolffs Philosophie sogenannten „unteren oder inferioren Erkenntnisvermögen“[27] durch die Begründer der Ästhetik in Deutschland, Baumgarten und Meier, ist eine noch im schulphilosophischen Rahmen vorgenommene Korrektur[28], welche die deutsche Diskussion an wesentlich früher gestartete Projekte in Frankreich und England wieder heranbringen soll.[29] Das den Aufstieg eines neuen Seitenarms der Philosophie begründende Gesamtprojekt „Ästhetik“, das von Schelling einmal zu ihrem Hauptgeschäft erklärt werden wird, gehört als Gegenreaktion auf die sogenannte *Cartesianische Revolution* und ihre methodologische Härte zur gezielten Rehabilitierung *diffuser* Sinnesvermögen.[30] René Descartes bekämpfte die theologisch-scholastische Lehrmeinung von den *substanziellen Formen* mit der Konstruktion eines Dualismus und propagiert mit der ausschließlichen Einsetzung der mathematisch-logischen, an der Mechanik Galileis orientierten Beschreibung eine Unabhängigkeit von Empirie und „Sinnlichkeit“[31]. Noch die Anordnung der Wissenschaftsklassen in der wolffianischen Umschrift reproduziert diese cartesianische Vorgabe: Die *vernunftfähigen, Ursachen*forschung betreibenden Fächer der Philosophie

26 Siehe z.B. M. Schneider, Der Mensch als Quelle, in: P. Fuchs/A. Göbel (Hg.), Der Mensch – das Medium der Gesellschaft?, Frankfurt/M. (1994), S. 297–322.

27 Vgl. C. Wolff, *Psychologica Empirica* §§ 31 ff. u. 54 f.; *Logica* § 80 ff.; *Vernünftige Gedanken von den Kräften des menschlichen Verstandes* I, 9 ff.

28 In diesem Zusammenhang zu Herder vor allem F. Solms, Disciplina Aesthetica. Zur Frühgeschichte der ästhetischen Theorie bei Baumgarten und Herder, Stuttgart (1990) und H. D. Irmscher, Zur Ästhetik des jungen Herder, in: G. Sauder (Hg.), J. G. Herder. 1744–1809, Hamburg (1987), S. 43 ff.

29 Vgl. die Abhandlungen von Perrault (4 Bde. 1688–1697), Crousaz (1715), Dubos (1719), Shaftesbury (1707 u.1720), Hutcheson (1725), Burke (1757) usw. Einen Überblick bietet z.B. A. Baeumler, Das Irrationalitätsproblem in der Ästhetik und Logik des 18. Jahrhunderts bis zur Kritik der Urteilskraft, Tübingen (1981; EA 1923), S. 18–82.

30 Hierzu mehrere wichtige Spezialstudien von H. Adler. Vgl. u.a. ders., Fundus Animae – der Grund der Seele. Zur Gnoseologie des Dunklen in der Aufklärung, in: Deutsche Vierteljahrsschrift, 62. Jg. (1988), S. 197–220.

31 Vgl. Kondylis, Aufklärung, S. 170 ff.

und Mathematik sind der bloße *facta* sammelnden Historie vorgeordnet. Diese, der Empirie keinen Platz einräumende europäische Tradition der *scientia* wird auch in der Unterscheidung von *Beschreibung* bzw. *Beobachtung* und *Erklärung* für den Gegenstandsbereich der Natur wiederholt, indem entsprechend zwischen *Naturgeschichte* und *Naturlehre* unterschieden wird.[32] Da es aber eben nicht um den *Triumph des Sinnenmenschen* in einer als Fortschritt mißverstandenen Geschichte von Strukturbrüchen geht, sondern um ein „Kampffeld der Begriffe" (F. Schalk)[33], das der Beobachtung Anlehnungskontexte und Durchsetzungswahrscheinlichkeiten bietet, darf die Darstellung hier weitergehen und weiterfragen.

Der Physiologe und Dichter Albrecht von Haller hält 1752 in Göttingen mehrere Vorträge, die 1756 unter dem Titel *Von den empfindlichen und reizbaren Teilen des menschlichen Körpers* erscheinen. Hier wird folgendes festgelegt: „Denjenigen Teil des menschlichen Körpers, welcher durch ein Berühren von außen kürzer wird, nenne ich reizbar; sehr reizbar ist er, wenn er durch ein leichtes Berühren, wenig aber reizbar, wenn er erst durch eine starke Ursache, sich zu verkürzen, veranlasset wird. Empfindlich nenne ich einen solchen Teil des Körpers, dessen Berührung sich die Seele vorstellet; und bei Tieren, von deren Seele wir nicht so viel erkennen können, nenne ich diejenigen Teile empfindlich, bei welchen, wenn sie gereizet werden, ein Tier offenbare Zeichen eines Schmerzes oder einer Unruhe zu erkennen gibt."[34]

Hier werden die „unfreiwilligen Bewegungen" des reizbaren Muskels ausschließlich „in Bezug auf ihre eigene Faserstruktur"[35] erklärt. Kur-

32 Dazu unentbehrlich R. Stichweh, Zur Entstehung des modernen Systems wissenschaftlicher Disziplinen. Physik in Deutschland 1740–1890, Frankfurt/M. (1984), S. 16ff. Die Aufnahme von Kants späterer Trennung zwischen „Vernunft" – und „Erfahrungswissenschaften" führt dagegen faktisch schon zu einer Ausarbeitung der erfahrungswissenschaftlichen Fächergruppe.

33 F. Schalk, Die europäische Aufklärung, in: Propyläen Weltgeschichte, Bd. 7: Von der Reformation zur Revolution, Berlin/Frankfurt/M. (1986; EA 1960–64), S. 467–512, hier: S. 482.

34 Zit. n. A. v. Haller: Von den empfindlichen und reizbaren Teilen des menschlichen Körpers, hrsg. von K. Sudhoff, Leipzig (1922), S. 14.

35 Hierzu ausführlich S. Richter, Medizinischer und ästhetischer Diskurs: Herder und Haller über Reiz, in: Lessing Yearbook (1993), Bd. XXV, S. 83–95 und G. Rudolph, Hallers Lehre von der Irritabilität und Sensibilität, in: K. E. Rotschuh (Hg.), Von

zerhand trennt Haller dieses Phänomen (*Irritabilität*) von seinem Signifikat des „beseelten“ Lebens (*Sensibilität*), um die Ergebnisse in der Hierarchie „beseelt“/ „unbeseelt“ auswerten zu können: „Reizbarkeit“[36] ist folglich noch kein Hinweis auf „Leben“. *Schmerz* taucht bei von Haller in einer empirischen Versuchsanordnung als Indiz für „seelisch“, in der „Vorstellung“ motivierte „Empfindlichkeit“ auf. So wertet von Haller seine Versuchsergebnisse zwar mit Blick auf das Signifikat des „beseelten“ Lebens aus, organisiert aber Versuchsaufbau und -auswertung schon in der Perspektive einer Empirisierung der Forschung (durch Katalogisierung der Versuchsergebnisse und Spezialisierung der Forschung[37]). Das Ergebnis der „Nicht-Reizbarkeit“ der „empfindlichen“ Nerven wird erfolgreich gegen ihre mechanistische Erklärung angeführt und nährt die oben geschilderten Spekulationen über ihren Status.

Hallers Auswertung entnimmt ihre Kategorien den Schriften des Chemikers und Leibarztes des Königs Georg Ernst Stahl (1659–1734).[38] Hier wird gegen den paradigmatischen Stellenwert der mechanistischen

Boerhaave bis Berger. Die Entwicklung der kontinentalen Physiologie im 18. und 19. Jahrhundert, Stuttgart (1964), S. 14–34.

36 Die von Glisson (1596–1677) erstmals angeführte Kategorie der *irritabilitas* wird Mitte des 18. Jahrhunderts in einer entstehenden deutschen medizinischen Fachterminologie als *Reiz* übersetzt. Die genauen Filiationen beschreiben neben Richter, Herder und Haller, S. 84–86, z. B. J. Brummack/M. Bollacher, Kommentar, in: J. G. Herder, Schriften zu Philosophie, Literatur, Kunst und Altertum 1774–1787 (Werke Bd. 4), Frankfurt/M. (1994), S. 795–1416, hier: S. 1084f., H. Adler, Aisthesis, steinernes Herz und geschmeidige Sinne. Zur Bedeutung der Ästhetik-Diskussion in der zweiten Hälfte des 18. Jahrhunderts, in: H.-J. Schings (Hg.), Der ganze Mensch: Anthropologie und Literatur im 18. Jahrhundert (DFG – Symposium 1992), Stuttgart (1994), S. 96–111, hier: S. 106f. und H. B. Nisbet, Herder and the Philosophy and History of Science, Cambridge (1970), S. 255–275.

37 Albrecht von Haller war Schüler H. Boerhaaves (1668–1738). Dieser legte die Grundlagen für Hallers Experimente, indem er die in der Tradition der *Künste* am Einzelfall ausgerichtete *ars medica* mit der Schrift *Institutiones medicae* für den Übertritt in das Gefüge moderner Wissenschaften vorbereitete. Vgl. Stichweh, Physik, S. 68 u. R. Toellner, Medizin in der Mitte des 18. Jahrhunderts, in: R. Vierhaus (Hg.), Wissenschaften im Zeitalter der Aufklärung, Göttingen (1985), S. 194–217.

38 Vor allem *Über den mannigfaltigen Einfluß von Gemütsbewegungen auf den menschlichen Körper* (1695) und *Theoria medica vera* (1708). Dazu J. Helm, Hallesche Medizin zwischen Pietismus und Frühaufklärung, in: N. Hammerstein (Hg.), Universitäten und Aufklärung, Göttingen (1995), S. 63–96.

Physik eine hochspekulative (Iatro-) Chemie aufgebaut, die unter der Annahme, „daß die Verhinderung der Fäulnis im lebenden Körper auf ein intelligentes wirksames Lebensprinzip zurückzuführen sein müsse“[39], ein Konkordat der Naturwissenschaften mit der pietistischen Religion ermöglichen möchte. Der Grundsatz dieser sogenannten „animistischen“ Theorie, daß die Seele sich ihren Körper „selbst baut und bewahrt, und in allem auf eine bestimmtes Ziel hin handelt, wenn sie zuweilen auch von diesem Ziel abirrt“[40], wird zwar durch von Haller mit institutioneller Härte[41] verfochten, darf aber nicht über die faktische Empirisierung der Medizin in der von Haller-Schule hinwegtäuschen. Diese Entwicklung wird von der neuen *Göttinger Physiologie*, der auch Herder angehört, beobachtet.

Herders Lektüre der zentralen Unterscheidung in von Hallers Vorträgen signalisiert den Auftakt einer neuen Politik: „Nochalso in den verflochtensten Empfindungen und Leidenschaften unsrer so zusammengesetzten Maschiene“, beginnt Herder seine Interpretation in moderater Anlehnung an die Zentralmetapher Descartes’, „wird das *Eine* Gesetz sichtbar, das die kleine Fiber mit ihrem glimmenden Fünklein von Reize regte, nehmlich: *Schmerz*, Berührung eines Fremden *zieht zusammen*: da sammlet sich die Kraft, vermehrt sich zum Widerstande und stellt sich wieder her. Wohlseyn und liebliche Wärme *breitet aus*, macht Ruhe, sanften Genuß und Auflösung. Was in der todten Natur Ausbreitung und Zurückziehung, Wärme und Kälte ist: das scheinen hier diese dunklen stamina des Reizes zur Empfindung: eine Ebbe und Fluth, in der sich, wie das Weltall, so die ganze empfindende Natur der Menschen, Thiere, und wo sie sich weiter hinab erstrecke, bewegt und reget. (...) Sind wir ganz ohne Reiz; – grausame Krankheit, sie heißt Wüste, Langeweile, Kloster. Die Faser zehrt gleichsam an sich selbst, der Rost frißt das müßige Schwert.“[42]

39 Siehe Bezold, Popularphilosophie, S. 126.

40 Georg E. Stahl, zit. n. K. E. Rotschuh, Physiologie. Der Wandel ihrer Konzepte, Probleme und Methoden vom 16. bis 19. Jahrhundert. Freiburg/München (1968), S. 152.

41 Haller unterdrückt C. F. Wolffs (1734–1794) philosophische Dissertation *Theoria Generationis* (1759), die zuerst eine (epigenetische) ursprüngliche Zeugungskraft der Natur (*vis essentialis*) gegen die Präformationstheorie behauptet. Dazu Futterknecht, Physiologie, S. 154.

42 Herder, Vom Erkennen, S. 173.

Die bei von Haller den „seelenlosen“ Regungen vorbehaltene „Reizbarkeit“ wird Herder als „Reiz“ zum basalen Impuls allen Lebens. Reiz ist „das erste glimmende Fünklein zur Empfindung“[43], die „Triebfeder unseres Daseyns“[44]. Herder ermöglicht mit diesen im Namen der „neuen“ Physiologie vorgetragenen Nivellierungen[45], die schon seine ersten Skizzen füllen[46], (im Feld der Sinnes- und Reizphysiologie) den regen terminologischen Tauschhandel[47] zwischen Physiologie und Philosophie, Ästhetik, Anthropologie und Medizin. Für den Universalitätsanspruch einer von der systematischen Schulmetaphysik unterscheidbaren Ästhetik ist die sich abzeichnende faktische Ausdifferenzierung einer experimentellen Physiologie kontraproduktiv. Herders bewußte Fehllektüre der von Hallerschen Versuchsanordnung etabliert ein Kontinuitäts-Modell an der Stelle einer voraussehbaren Trennung. Auch die „Reizlosigkeit“ ist jetzt ein literarisches Motiv: „Wüste, Langeweile, Kloster“.

Die terminologische Wahl ist kein Zufall, und führt auch nicht einfach in eine avisierte Ununterscheidbarkeit im Halbdunkel der Diskurse. Der neue „Seelenmensch, dem alle mechanische Triebwerke und Glieder willig dienen“[48], ist der neue Autor selbst: der Verfasser von „Träumen“, „Betrachtungen“, „Gedanken“ usw., der von der Durchsetzung des neuen „Seelenmenschen“ und der mit ihm einhergehenden Signifikate der „Seele“, des „Herzens“ etc. profitiert. Ein Theoriekonzept, das in der Form von „Analogien“ und „Metaphern“ bloß eine „Empfängnis der Wahrheit“[49] abzuwarten hat, setzt an die Stelle der alten Zweisam-

43 Ebd., S. 171.

44 Ebd., S. 199.

45 Vgl. Ebd., S. 180: „Meines geringen Erachtens ist keine Psychologie, die nicht in jedem Schritte bestimmte Physiologie sei, möglich. Hallers physiologisches Werk zur Psychologie erhoben und wie Pygmalions Statue mit Geist belebet – alsdenn können wir etwas übers Denken und Empfinden sagen.“

46 Herder erwartet schon 1769, „es würde ein Physiologe der Seele und des Körpers kommen, den wir noch nicht haben.“ Herder, Zum Sinn des Gefühls (1769), in: ders., Werke, Bd. 4, S. 233–242, hier: S. 236.

47 Herder arbeite „am Schnittpunkt verschiedener Diskurse“ mit „mobilen und geregelten ‚Vielheiten‘“ am Projekt einer „Entkategorisierung“, so Penisson, die aber eher an der „Mobilisierung eines Begriffsarsenals“, denn an einer „Abschaffung von Kriterien“ interessiert sei – so das milde Endurteil. Penisson, Palingenesie, S. 883f.

48 Herder, Vom Erkennen, S. 192.

49 Ebd., S. 170.

keit von *Philosophie* und *Wahrheit* die neue Allianz von *Dichtung* und *Ergriffenheit.* Doch diese Operation ist keine bloße Modebehauptung oder die Umsetzung „andrängender Gefühle“, sondern eine konzertierte Aktion, ein systematisches Umlegen diskursiver Weichen. In der Ahnengalerie wird fleißig und „poesiegerecht“ umgehängt – „Shakespear als Physiolog“[50] – und der Erwerb der Schreibkompetenz auf die neuen Verhältnisse abgestimmt: Wo der Körper „schwach und verworren (diktirt), muß also auch hie oder da meine Seele schreiben.“[51] Folglich „sollte man jedes Buch als den Abdruck einer lebendigen Menschenseele betrachten können“[52], solange es sich nicht um eine „Kothseele“[53] handelt. Die empirische Physiologie (wie die Schulphilosophie) verhilft gerade nicht zur „Menschenkänntniß“, gehört nicht zur „wahren Seelenkunde“, zur „lebendigen Physiognomik“ oder einfach zur „Psychologie“. Die neue Wissenschaft wird von „starken Seelen“, „lebendigern Geistern“, von „Genies außer der Bücherstube“[54] betrieben. Die „Fabrikanten nicht goldener und silberner Tempelchen, sondern hölzerner Kompendien, Theorien und Systeme“[55] beherrschen nicht „dies lebendige Lesen, diese Divination in die Seele des Urhebers das einzige Lesen und das tieffste Mittel der Bildung“[56], weil sie nicht in der Lage sind, „mehr im Geist des Urhebers, als im Buch zu lesen“[57].

Das neue alte Signifikat der *Seele* wird der Schulphilosophie streitig gemacht, indem ihre Unterscheidungen eingeebnet, und damit ihre begrifflichen Differenzierungsleistungen entwertet werden: „Man ist ge-

50 Ebd., S. 183.
51 Ebd., S. 181.
52 Ebd., S. 208.
53 Ebd.
54 Ebd., S. 223.
55 Ebd., S. 218.
56 Ebd., S. 208. Ein Schreckbild dagegen ist ein „blos nachl e s e n: Hilf Himmel!“, so Herder in der Skizze „Zum Sinn des Gefühls“, zit. n. H. D. Irmscher, Aus Herders Nachlaß, in: Euphorion, 54. Jg. (1960), S. 281–294, hier: S. 286. Zu Herders Lektüre-Konzept gibt K. Weimar, das Palingenesie-Bild Penissons aufgreifend, wichtige Hinweise. Vgl. K. Weimar, Anweisung, sich selbst zu verwandeln. Die Fragen eines Gestorbenen müssen nicht mit ihm gestorben sein: Herder zum 250. Geburtstag, in: Frankfurter Allgemeine Zeitung v. 25. 8. 1994, S. 25.
57 Herder, Vom Erkennen, S. 208.

wohnt, der Seele eine Menge Unterkräfte zu geben"[58], doch das sind „lauter Aeusserungen Einer und derselben Energie und Elasticität der Seele"[59]. Herder relativiert die Trennung „klarer" und „dunkler" Vorstellungen, und macht in einem weiteren Schritt die Sinnesvermögen zu einem rezeptiven Kontinuum, an deren Endpunkt als Resultante die „seelische" Kraft[60], das „Empfinden" stehen muß, „da unser ganzer Körper in seinen mancherlei Theilen so mannigfaltig beseelt, nur ein Reich unsichtbarer, inniger, aber minder heller und dunkler Kräfte zu seyn scheint."[61] Die Veränderung liegt in der Ansiedlung der vorher hierarchisch geordneten Vermögen auf nur einer Achse. „Erkennen", „Wollen" und „Empfinden" sind ein Wahrnehmungskomplex, dessen „Verständnis" und Explikation allein die „Literatur" ermöglicht. Diese Entdifferenzierungsarbeit ist Voraussetzung für die Konzeption eines fiktiven, alternativen Fächerkanons, der als einzige Kompetenz verlangt, „mehr im Geist des Urhebers als im Buch zu lesen". Die Materialien, die „allein uns Stoff zur wahren Seelenlehre schaffen" können, schreibt die zukünftige hermeneutische Autorenelite gleich selbst: „Lebensbeschreibungen: Bemerkungen der Aerzte und Freunde: Weissagungen der Dichter".[62] Der „Einbildungskraft, oder wie wir dies Meer innerer Sinnlichkeit nennen wollen"[63], als ihrer Schlüsselqualifikation in diesem bemerkenswert schnell geschlossenen *network*, assoziieren diese Autoren das „Nervengebäude" als bloßes „Medium der Empfindung für den geistigen Menschen", als „inneren Aether"[64]. Schließlich kommt auch die bis zu von Hallers Tod ehrwürdige, d.h. mächtige Religion unter das neue Dach, denn was ein „denkender und fühlender Physiolog"[65] schreibt, „müßte die schönste Buchstaben-

58 Ebd., S. 195.

59 Ebd., S. 196.

60 Zentral in diesem Zusammenhang Herders „Viertes Wäldchen, über Riedels Theorie der schönen Künste" von 1769 (veröffentl. 1846), in: Herder, Schriften zur Literatur, Bd. 2/1, hg. v. R. Otto, Berlin/Weimar (1990), S. 453–637.

61 Herder, Vom Erkennen, S. 192.

62 Ebd., S. 180.

63 Ebd., S. 190.

64 Ebd.

65 Ebd., S. 191.

schrift des Schöpfers ... Wunder über Wunder! eine wahre, reine Flammenschrift des Schöpfers"[66] enthalten.

Um diese Entdifferenzierung, die de facto einen Kanon hermeneutischer Fächer (vor-) lanciert, nicht ins Stocken zu bringen, wird der *Mensch* in dieser Phase eines umfassenden Austauschs der Parameter und Kategorien als Passepartout konstruiert, dessen Beschreibungen immer nur die Umrisse des gebrauchten Versuchsfeldes angeben und der flankiert wird von einem wahren Delirium neuer Wissenschaften: „Menschheit ist das edle Maas, nach dem wir erkennen und handeln". Dieses Maß aber taucht immer auf beiden Seiten möglicher diskursiver Grenzen auf: „Selbst- und Mitgefühl also, (abermals Ausbreitung und Zurückziehung) sind die beiden Aeusserungen der Elasticität unsres Willens".[67] So hat diese, die terminologische Vermengung alter Diskurse vorantreibende Euphorie ihren sehr präzisen Sinn. Die Differenzierung dieser Fächeragglomerate läuft über eine benötigte Unspezifität und Redundanz des Programmatischen, die eine Nivellierung der vorgängigen Unterscheidungen und ihrer institutionellen Aufbewahrung erst ermöglicht.

Der neue Diskurs der *Humanität*, mit der „Menschheit" als „edlem Maß", den Kant ganz unspektakulär als bloße ‚Geselligkeit' abtut[68], versucht sich auf verschiedenen Ebenen zu etablieren. Auch die angestrebte Profilierung der Anthropologie vom „Special-Theil der Physic" (Zedler) zur Universalwissenschaft ist ein komplementärer Strang. Hier wird aus den umgeschriebenen Signifikaten ein neuer Komplex aus Geschichtsphilosophie, Medizin und Ästhetik gebildet, der am ehesten als philosophische Nachrüstung der Medizin zu umschreiben ist. Den einen Endpunkt stellt dabei in einem bezeichnenden terminologischen Spagat die Psychologie als „Erfahrungsseelenkunde"[69] dar, und hält so auf einem Teilgebiet Anschluß an die Hermeneutik.

66 Ebd.

67 Ebd., S. 199f.

68 Vgl. H. Pfotenhauer, Anthropologische Ästhetik und Kritik der ästhetischen Urteilskraft oder Herder, Schiller, die antike Plastik und Seitenblicke auf Kant, in: ders., Um 1800. Konfigurationen der Literatur, Kunstliteratur und Ästhetik, Tübingen (1991), S. 201–220, hier: S. 206.

69 Vgl. M. L. Davies, Moritz und die aufklärerische Berliner Medizin, in: M. Fontius/A. Klingenberg (Hg.), K. P. Moritz und das 18. Jahrhundert, Tübingen (1995), S. 215–226.

Ebensowenig bereitet eine geschichtsphilosophische Konstruktion Schwierigkeiten: Der ‚philosophische Arzt' Marcus Herz führt verschiedene psychische Erkrankungen auf die „Überforderung" (Schwindel) bzw. „Unterforderung" (Langeweile) des frisch inthronisierten Vorstellungsvermögens zurück. Als Theorie von Beschleunigung und Verlangsamung steht Herz' Theorie des Schwindels „in untergründiger Verbindung mit dem Rhythmus der signifikanten neuen Zeiterfahrung der Aufklärung".[70] Die Forderung von der Akkumulation des Wissens und seiner nutzbringenden Verwaltung werden hier auf den Gedankenumlauf der Maschine Mensch übertragen.[71] So dient hier das Bild der Maschine der umfassenden Naturalisierung des Menschen, da im Falle der Medizin und der neuen (empirischen) Wissenschaften, deren Nähe hier gesucht wird, seine Mechanik nur der genauen, kontrollierten Beobachtung zugänglich sein soll. Dieser Beobachter aber beobachtet häufig nach Herders Anweisung „Bekenntnisse", „Träume", „Bemerkungen".

Weitaus interessanter sind die Bemühungen des schon mehrfach erwähnten Eleven Schiller. Im Jahr 1780 ist Friedrich Schiller Regimentsmedikus. Diese Tatsache spielt rezeptionsgeschichtlich nur eine untergeordnete Rolle, da er Jahre später ein di(o)skursives Verhältnis eingehen wird, das ihn schließlich in den ehrenvolleren Stand des *Klassikers* versetzt. Eine bestimmte Verdichtungsleistung aus dem genannten Bündel (seit etwa 1765) eruptiv projektierter Fächer (sogenannte *Sturm und Drang*-Periode) und Elementen der Kantischen Philosophie nennt man gemeinhin *Deutscher Idealismus.* Käte Hamburger hat eine einfachere Definition: Idealismus „kündet Ideale"[72] – z.B. als „Ideengedichte". Diese *Ideen* wiederum unterteile man in *echte, populäre, objektive, platonische* (das *Schöne, Wahre* und *Gute*) und *subjektive, kantische, vernünftige* (*Freiheit, Tugend, Gott* usw.) Ideen. Um 1800 wird eine zeitgemäß ergänzte Signifikatformation der Philosophie institutionell verankert: Fortan nämlich sei, bescheidet sich Fichte 1807 nach gelun-

70 Vgl. L. Müller, Die kranke Seele und das Licht der Erkenntnis: Karl Philipp Moritz' ‚Anton Reiser', Frankfurt/M. (1987), S. 70.

71 M. Herz, Versuch über den Schwindel, Zweyte umgeänderte und vermehrte Auflage, Berlin (1791).

72 K. Hamburger, Zum Problem des Idealismus bei Schiller, in: Jahrbuch d. deutschen Schiller-Gesellschaft, 4. Jg. (1960), S. 60–71, hier: S. 61 f.

gener Umkehrung der Falkultätshierarchie, „der Geist der Philosophie derjenige, welcher zuerst sich selbst, und sodann in sich selber alle anderen Geister verstände.“[73]

Noch bevor Schiller lernt, sich in dieser Erfolgsstory mit dem nötigen Weitblick einzuordnen[74], nimmt er schon an ihrer Einfädelung teil. Von der Physiologie aus benötigt Schiller immerhin, von seinem Lehrer Abel präpariert[75], drei Ausfahrten, um schließlich im sicheren Hafen der „Ideen“ (-dramen und -gedichte) anlegen zu können.[76] Die beiden vergeblichen Versuche[77], den Strudeln der (begutachtenden) philosophisch anspruchslosen Schulanthropologie zu entkommen, lehren ihn, vor dem dritten Versuch, dem Herzoglichen Landesherrn selbst alle Schuld am Bevorstehenden unterzuschieben: „(...) aber Euer Herzogliche Durchlaucht haben die hippokratische Kunst aus der engen Sphäre einer mechanischen Brotwissenschaft in den höhern Rang einer philosophischen Lehre erhoben.“

Schillers Gemälde jener Urszene der *empfindsamen* Menschheit fällt erwartungsgemäß anders als die Herdersche Vorlage aus: „(...) man

73 Zitiert n. dem für die hier nur angeschnittenen Aspekte zentralen Aufsatz von F. A. Kittler, Das Subjekt als Beamter, in: M. Frank/G. Raulet/W. van Reijen (Hg.), Die Frage nach dem Subjekt, Frankfurt/M. (1988), S. 401–420, hier: S. 412.

74 „Entweder man erklärt es objektiv oder subjektiv; und zwar entweder sinnlich subjektiv (wie Burke u.a.), oder subjektiv rational (wie Kant), oder rational objektiv (wie Baumgarten, Mendelssohn und die ganze Schar der Vollkommenheitsmänner), oder endlich sinnlich objektiv“, wie Schiller, muß man wohl ergänzen. Schiller 1793 in einem Brief an Körner (*Über die Schönheit*), zit. u. erläutert bei H. Pfotenhauer, Ästhetik, S. 201.

75 Zu dem Philosophen und Autor des ersten deutschen Psychologielehrbuchs vgl. Kittler, Don Carlos, S. 244f.

76 Dazu brilliant aus anderer Perspektive: M. Schuller, Körper. Fieber. Räuber. Medizinischer Diskurs und literarische Figur beim jungen Schiller, in: W. Groddeck/U. Stadler (Hg.), Physiognomie und Pathognomie. Zur literarischen Darstellung von Individualität. FS f. K. Pestalozzi z. 65. Geb., Berlin/New York (1994), S. 153–168, und R. Toellner, Medizin in der Mitte des 18. Jahrhunderts, in: R. Vierhaus (Hg.), Wissenschaften im Zeitalter der Aufklärung, Göttingen (1985), S. 194–217 sowie W. Riedel, Die Anthropologie des jungen Schiller. Zur Ideengeschichte der medizinischen Schriften und der ‚Philosophischen Briefe‘, Würzburg (1985).

77 Die Arbeiten *Philosophie der Physiologie* von 1779 und *Über den Unterschied zwischen den entzündlichen und den fauligen Fiebern* von 1780 werden wegen eines von den Gutachtern bei Schiller sehr früh erkannten „gefärlichen Hang zum besser wissen“ abgelehnt. Vgl. Schuller, Körper, S. 157f.

versetze die Seele in den Zustand des physischen Schmerzens. Das war der erste Stoß, der erste Lichtstrahl in die Schlummernacht der Kräfte, tönender Goldklang auf die Laute der Natur. Itzt ist Empfindung da, und Empfindung war es ja auch nur allein, was wir vorhin vermißten. (...) Dort konnten wir keine herausbringen, weil wir keine Idee voraussetzen durften; hier vertritt die Modifikation in dem körperlichen Werkzeug die Stelle der Ideen, und so hilft tierische Empfindung das innere Uhrwerk des Geists (...) in den Gang bringen. Der Übergang von Schmerz zu Abscheu ist Grundgesetz der Seele."[78]

Bevor Schiller diesen Augenblick inszeniert, zieht er die von Hallerschen Kategorien der „Empfindlichkeit" und „Reizbarkeit" als Eigenarten des „tierischen Organismus" in einer (von zwei) „Hauptklassen" der „organischen Kräfte des menschlichen Körpers"[79] zusammen, um seine eigene Unterscheidung einführen zu können. Die Erscheinungsweise des Schmerzes (etwa als „Zusammenziehung" und „Ausdehnung") interessiert Schiller nicht. Der Schmerz hat einen Auftritt und „Itzt ist Empfindung da". Zentral aber ist „der Übergang von Schmerz zu Abscheu" als „Grundgesetz der Seele". Indem der Schmerz als „Abscheu" am Signifikat der „Tugend"[80] partizipiert, ist er *ideenfähig* und hinreichend erklärt. Das von Herder in einer bewußt undifferenzierten Aneignung der von Hallerschen Termini von „Zusammenziehung" und „Ausdehnung" formulierte „eine Gesetz" als Genese der *Empfindung* wird von Schiller wiederum verkürzt, ja umgekehrt: „Mit einem Wort: der Zustand des größten Seelenschmerzens ist zugleich der Zustand der größten körperlichen Krankheit. Die Seele wird durch tausend dunkle Sensationen vom drohenden Ruin ihrer Werkzeuge unterrichtet, und von einer ganzen Schmerzempfindung übergossen, die sich an die ursprünglich geistige anheftet, und solcher einer desto schärfern Stachel gibt."[81]

78 F. Schiller, Über den Zusammenhang der tierischen Natur des Menschen mit seiner geistigen (1780), in: ders., Sämtliche Werke, Bd. V, München (1975), S. 40–76, hier: S. 52.

79 Schiller, Zusammenhang, S. 46.

80 „Wer begreift nun nicht, daß diejenige Verfassung der Seele, die aus jeder Begebenheit Vergnügen zu schöpfen, und jeden Schmerz in die Vollkommenheit des Universums aufzulösen weist, auch den Verrichtungen der Maschine am zuträglichsten sein muß? Und diese Verfassung ist die Tugend." Ebd., S. 60.

81 Ebd., S. 61.

Beibehalten aber wird die harte Linie gegen die Empirie und ihre Stätten. „Wenn ich die Wahrheit des Bisherigen von dem Krankenbett aus beweisen wollte, welches immerhin eine Hauptschule des Psychologen ist," gibt Schiller zu Bedenken, „so würde mein Stoff sich ins Unendliche dehnen".[82] Was aber von den solchen Stoff erst organisierenden Signifikaten der Anlage ins Unendliche folgen darf – und genau hier wird der Verzeitlichungszug gebremst – kann jetzt festgeschrieben werden: „Jeder Schmerz wächst seiner Natur nach, so wie jede Lust, ins Unendliche. (...) In Absicht auf den Schmerz ist es also erwiesen, daß er auf den Tod des Subjekts abzielt. (...) Und also reißen uns beide, Schmerz und Vergnügen, einem unvermeidlichen Tod entgegen, wenn nicht etwas vorhanden ist, das ihr Wachstum beschränkt."[83] Diese Beschränkung leistet die Mechanik des „Schlafes". Deren „Sparsamkeit"[84] hält ein die Fortdauer der irdischen Existenz begrenzendes „Übergewicht der Konsumtion"[85] aufrecht, und garantiert so, daß einzig die (unendliche) „Freiheit den Mechanismus mißbrauche"[86] und der Seele, anders als dem Körper, die Möglichkeit bleibt, „ihre Denkkraft in andern Kreisen zu üben, und das Universum von andern Seiten zu beschauen."[87]

Der Mohr der „tausend dunklen Sensationen"[88] jedenfalls hat seine Schuldigkeit getan. „Das ganze System der dunklen Ideen"[89], der „Grund des Denkorgans"[90], ist wieder dorthin auf den Weg gebracht, woher Herder sie für seine Zwecke geholt hatte. Die Humoral-Pathologie wird wie ein brauchbarer Fundus, nur ohne jede Polemik geplündert, und die Einebnung und Umordnung der Sinnesvermögen durch Herder ist rückgängig gemacht.[91] Das Reich des „beseelten" Menschen als „Sensorium seines Gottes in allem Lebenden der Schöpfung"[92] und

82 Ebd., S. 69.

83 Ebd., S. 72f.

84 Ebd., S. 76.

85 Ebd.

86 Ebd.

87 Ebd.

88 Ebd., S. 61.

89 Ebd., S. 62.

90 Ebd.

91 Dazu F. Schiller, Philosophie der Physiologie, S. 19.

92 Herder, Vom Erkennen, S. 200.

seiner das „Menschengeschlecht“ mit *Ideen* erziehenden Beamten soll nun kommen, und Schillers Geduld spricht genau die Bände, die dieses Reich bald schon füllen werden: „Wir legen itzo manches Buch weg, das wir nicht verstehn, aber vielleicht verstehn wir es in einigen Jahren besser.“[93]

2. Beobachtungen

Die Umordnung des medizinischen Wissens im 17. und 18. Jahrhundert versteht sich anfänglich durchaus als Restituierung eines überlieferten Wissensbestandes, und führt entsprechend eine Relektüre ihrer *Klassiker* (Hippokrates, Theophrast, Galen) durch. Doch ergibt gerade in dieser Disziplin das mit Tele- und Mikroskop erweiterte Beobachtungsparadigma eine nur Abweichungen produzierende Dynamik. Weil die menschlichen Vermögen instrumentell erweitert oder unterlaufen werden, lassen sich Vorgaben der Poetik und philosophischen Ästhetik nicht erfüllen, läßt sich die Autorität des *klassischen* Textes nicht aufrechterhalten.

Der seit Platon und Aristoteles valorisierte Augensinn sichert sich seine Vorherrschaft über strenge Analogiebildungen ausgesprochen lange.[1] Als eigentlicher Oberflächensinn erfüllt er seine Aufgabe, (wohl-) proportionierte, harmonisch geordnete Flächen zu taxieren, denen ein *Zentrum*, ein *Kern*, eine *Wahrheit* zugehört, gewissenhaft. Schließlich aber wird er auf dem eigenen Feld entmachtet: Der diesem

93 Schiller, Zusammenhang, S. 76.

1 Vgl. Kap. III.1. Siehe Goethes, bis auf Platon zurückverfolgbare Reime aus dem 3. Buch der *Zahmen Xenien* von 1821: „Wär’ nicht das Auge sonnenhaft, / Die Sonne könnt’ es nie erblicken, / Läg’ nicht in uns des Gottes eigne Kraft, / Wie könnt’ uns Göttliches entzücken?“ (Goethe, MA 13.1, 108). Vgl. auch Goethe (*Maximen und Reflexionen*): „Das Gesicht ist der edelste Sinn; die andern vier belehren uns nur durch die Organe des Takts, wir hören, wir fühlen, riechen und betasten alles durch Berührung; das Gesicht aber steht unendlich höher, verfeint sich über die Materie und nähert sich den Fähigkeiten des Geistes.“ (Goethe, MA 17, 854). Dazu M. Völcker, Bild und Blick: das Augenmotiv von Platon bis Goethe, Bielefeld (1996), R. Konersmann, Die Augen der Philosophen, in: ders. (Hg.), Kritik des Sehens, Leipzig (1997), S. 9–47 u. W. M. Fues, ‚Here’s looking at you, kid!‘. Das Auge der Moderne, in: B. J. Dotzler/E. Müller (Hg.), Wahrnehmung und Geschichte, Berlin (1995), S. 181–197.

Soll der Wohlgeratenheit vorgeordnete Leib-Seele-Dualismus wird in den neuen Diskursen der Anthropologie, Medizin und Physiologie nur noch formal beibehalten. Vielmehr „greift im 18. Jahrhundert ein als umfassende Naturalisierung des Begriffs vom Menschen beschreibbares Projekt energisch alle dualistischen Traditionen an.“[2] Körper und Seele werden nicht länger als Substanzen, sondern als Funktionen betrachtet. Krankheiten, damit auch körperliche Schmerzen, sind Funktionsstörungen innerhalb einer komplexen Maschine, deren Unbeobachtbares nicht länger die Seele, sondern das Nervensystem[3] ist. Auch die Physiologie des 18. Jahrhunderts läßt den cartesianischen Dualismus vorderhand unangetastet, sorgt aber für eine schleichende Empirisierung des Gegenstandes *Mensch.*[4] Die instrumentell forcierte Geltung des Beobachtungsparadigmas[5] fördert ein strukturelles Wissen zutage, das mit einem als Proportionssoll vorherrschenden Wissen der alten Disziplinen kollidiert. Ein vom fernen Lissabon inspiriertes metaphorisches Erdbeben eines Liebes-Schmerzes, das Goethes Dichter Torquato Tasso für den Verlust seiner „Talente“ bemüht, die ihm ein Gott dank seiner dichterischen Berufung vor allen Menschen zurückgibt, wiederholt sich im Kanon der Disziplinen mit weit schwerwiegenderen Folgen.[6] Das humanistische, integrative Bild vom Menschen, das die Empfindsamkeit (als eine *sinnliche Revolte)* mit einigen aufgeregten Randglossen versieht, stürzt schon vor seiner eigentlichen Wei-

2 Vgl. Müller, Seele, S. 61. Hier Hinweis auf die *Briefe an Ärzte* von M. Herz (1777).

3 Vgl. noch 1921 H. Dekker: „Was die Nerven leiten, wir wissen es nicht. Nennen wir es Nervenerregung, Nervenkraft.“ Ders., Auf Vorposten im Lebenskampf. Biologie der Sinnesorgane. I. Fühlen und Hören, Stuttgart (1921), S. 7. Den Reigen der *Weder-noch-Kräfte* vermehrt in Deutschland F. C. Medicus 1774 in Mannheim mit der für Schillers *Mittelkraft* (oder *Nervengeist*) bedeutsamen *Lebenskraft.* Vgl. Toellner, Medizin, S. 203.

4 Vgl. H. Thome, Roman und Naturwissenschaft. Eine Studie zur Vorgeschichte der deutschen Klassik, Frankfurt/M./Bern/Las Vegas (1978), S. 170ff.

5 C. Wolffs *Deutsche Experimentalphysik* (1727–1729) enthält schon einen 200 Seiten langen Abschnitt „Von dem, was die Vergrößerungsgläser zeigen“. Grundlegend dazu H. Blumenberg, Das Fernrohr und die Ohnmacht der Wahrheit. Einleitung zu Galileo Galilei, Siderius Nuncius. Nachricht von neuen Sternen. Dialog über die Weltsysteme (Auswahl). Vermessung der Hölle Dantes. Marginalien zu Tasso, Frankfurt/M. (1966), S. 7–75.

6 Vgl. Goethe, MA 3.1, 519.

marer Hoch-Zeit ein.[7] Die Trümmer dieses Einsturzes sichtet Lichtenberg mit der ganzen Schärfe und Rauheit des (metaphysik-) feindlichen Göttinger Klimas: Die Gewißheit, „sich aus dem Schutt fremder Dinge herauszufinden, selbst an (zu) fangen zu fühlen, und selbst zu sprechen und ich möchte fast sagen auch einmal selbst zu existieren“[8], erscheint ihm so gering, daß er sein lang gehegtes autobiographisches Projekt[9] nie beginnt. Seine an dessen Stelle vorgelegte „Heautobiographie“ (M. Schneider) vermißt im Vorläufigkeits-Genre der Kladde, des „Sudelns“, die Ränder. Lichtenberg treibt sein konsequenter Kopernikanismus in eine „exzentrische“ Beobachterposition.[10] Diese kopernikanische Wende hat die Ästhetik als Leitdisziplin der Klassik nie vollzogen[11], – wenn auch Herder das Gegenteil beteuert.[12]

Lichtenberg versammelt in seinen *Sudelbüchern* alte und neue Positionen der Schmerz-Debatte. Einen Disput zwischen Bayle und Leibniz fortsetzend[13], spricht er die Vermutung aus, der Schmerz warne uns, „ja unsere Glieder nicht bis zum Zerbrechen anzustrengen“.[14] Der bei Leibniz als „irgendein Gefühl der Unvollkommenheit der Seele“ ins Verhältnis (zur Unvollkommenheit, d.h. Sterblichkeit der Körper) gesetzte Schmerz, erhält von Lichtenberg das Prädikat eines Einsehens, das sich wie „offenbarte Religion“ zu „bloßer Vernunft“ („Spinozismus“) verhalte. Diese Polemik gegen die „Vernunftphilosophie“ im Na-

7 Sehr kurz und plausibel erläutert diesen durch eine *Akzeleration der Konzeptbildungen* ausgelösten Prozeß H. Böhme in: H.-J. Schings (Hg.), Der ganze Mensch: Anthropologie und Literatur im 18. Jahrhundert (DFG-Symposium 1992), Stuttgart/Weimar (1994), S. 139–144.

8 G. C. Lichtenberg, Sudelbücher, B 264. Ders., Schriften und Briefe, Bd. 1, hg. v. W. Promies, Frankfurt/M. (o.J.), S. 115. Im folgenden wird nur Heft- und Fragmentnummer angegeben.

9 M. Schneider, Lichtenbergs ungeschriebene Autobiographie. Eine Interpretation, in: M. Frank/F. A. Kittler/S. Weber (Hg.), Fugen. Deutsch-Französisches Jahrbuch für Text-Analytik, Freiburg/B. (1980), S. 114–124.

10 Vgl. H. Blumenberg, Die Lesbarkeit der Welt, Frankfurt/M. (1981), S. 201.

11 Vgl. Heinz Schlaffer, Poesie und Wissen. Die Entstehung des ästhetischen Bewußtseins und der philologischen Erkenntnis, Frankfurt/M. (1990), S. 120.

12 Herders Schrift *Wie die Philosophie zum Besten des Volkes allgemein und nützlich werden kann* von 1765. Vgl. I. Mülder-Bach, Eine ‚neue Logik für Liebhaber‘. Herders Theorie der Plastik, in: H.-J. Schings (Hg.), Der ganze Mensch, S. 341–370, hier: S. 344.

13 Vgl. Leibniz, Theodizee III, Abs. 342.

14 Lichtenberg, Sudelbücher, J 302.

men „geoffenbarter Religion“ rückt den Aufklärungskritiker Lichtenberg nicht nur hinsichtlich der Schreibart in die Nähe des Philologen Johann Georg Hamann. Das Stigma des *Exzentrikers* wird hier im (astronomischen) Ursprungsbild greifbar.

Anläßlich der an der Dignität der Seele langfristig zehrenden Debatte um die Funktionsweise der Nerven und die Frage, ob „die Nerven durch Oszillation würken“[15], weist Lichtenberg die Kritik seines Göttinger Kollegen[16] Albrecht von Haller an David Hartleys Ausführungen zum Thema[17] zwar zurück, doch wie von Haller arbeitet er hartnäckig am „Transfer eines naturwissenschaftlichen Aufmerksamkeitstypus auf den Bereich der Wissenschaft vom Menschen“[18] und zieht das „Studium der Naturgeschichte“, selbst wenn es schon in seinen Augen „in Deutschland bis zur Raserei gestiegen ist“, noch den „strotzenden Freiheitsoden“ und der „erstimulierten Begeisterung“[19] der zeitgenössischen Literatur vor. Diesem frühen Verdikt gegen den bloß „erstimulierten“ Schmerz der Seele fügt Lichtenberg eine weitere Spekulation hinzu, welche die von uns nachzuzeichnende diskursive „Wechselwirtschaft“[20] weiter konturiert: „Der Tod ist eine unveränderliche Größe, allein der Schmerz ist eine veränderliche die unendlich wachsen kann.“[21]

Hier wird das andernorts von ihm verfochtene *Balancement* der allegorischen Ordnung zwischen Lust und Schmerz[22] aufgegeben, und die bei Pascal begegnende Asymmetrisierung der Größen vorangetrieben.

15 Ebd. F 53.

16 Von 1736 bis 1753.

17 Hartley behauptet bezeichnenderweise, daß „überhaupt genommen die Schmerzen stärker als die Vergnügungen sind“, aber die Lust quantitativ überwiege. David Hartley, *Betrachtungen über den Menschen, seine Natur, seine Pflicht und Erwartungen* (1749), hg. v. H. A. Pistorius, Leipzig (1772–73), 2 Bde., hier: Bd. 1, S. 30. Zit. n. einem Aufsatz von A. Koschorke, Wissenschaften des Arbiträren. Die Revolutionierung der Sinnesphysiologie und die Entstehung der modernen Hermeneutik um 1800, unveröffentl. Tagungsbeitrag, Köln (1995), S. 19.

18 Müller, Seele, S. 184.

19 Lichtenberg, Sudelbücher, F 262.

20 Vgl. O. Marquard, Über einige Beziehungen zwischen Ästhetik und Therapeutik in der Philosophie des neunzehnten Jahrhunderts (1963), in: ders., Schwierigkeiten mit der Geschichtsphilosophie. Aufsätze, Frankfurt/M. (1982), S. 85–106, hier: S. 101.

21 Lichtenberg, Sudelbücher, A 53.

22 Ebd. A 64.

Der Zusammenhang dieser Überlegung mit der Abneigung gegen den bloß „erstimulierten" Schmerz der Dichter läßt sich herstellen. Die durch den zunehmenden Körperschmerz der Folter erzwungene physische Präsenz übersteigt in der Vorstellung des Deliquenten die Absolutheit eines *erlesenen* Todesbildes. Dieser Vorrang einer unabschließbaren Steigerungsfähigkeit des Körperschmerzes vor der Eindrücklichkeit eines Zustandes jenseits aller Phänomene wird zum zentralen Merkmal des Schmerzes. Ein solcher Wechsel der Perspektive (auf den Folterschmerz) ist nicht nur von tagespolitischem Interesse, sondern leitet den Umbau einer semantischen Großformation ein. „Die wirkliche Welt hat ihre Grenzen, die Welt der Einbildung ist grenzenlos", läßt Rousseau im *Emile* in ebenso großem Vertrauen auf das Organ des Dichters verlauten. Lichtenbergs Note rückt den Schmerz als *Verkörperung* des Unlimitierbaren ins Zentrum. Das den Dichter exklusiv verliehene (substratlose) Organ einer unbegrenzten Vorstellung kann einer Sektion in physiologicis nicht standhalten und wandert in die Zuständigkeit einer *bis aufs Blut* gereizten Peripherie. Der Autor Elias Canetti resubstantialisiert die hier frühzeitig freigesetzte Größe im Fahrwasser Rousseaus, um sein Konzept von *Dichtung* unter den Bedingungen der Moderne aufrechtzuerhalten. In den *Aufzeichnungen* resümiert er unter der Jahreszahl *1971* die Verschiebung wie folgt: „Es gibt keinen Schmerz, der nicht zu übertreffen wäre; das einzig Unendliche ist der Schmerz"[23] – um schließlich dem *Dichter* in der Fortsetzung seiner Notate eine neue titelgebende Wahrnehmungsinstanz zu verleihen, welche tatsächlich die alten Verhältnisse exakt restauriert: „Der Schmerz macht den Dichter, der voll empfundene, in nichts vermiedene, erkannte, erfaßte, bewahrte Schmerz."[24]

Diese imaginierte Oberhoheit aber bleibt, wie ihr wiederbelebtes Organ, ein Phantasma. Was der *Dichter* Canettis zu beherrschen vorgibt,

23 E. Canetti, Die Provinz des Menschen. Das Geheimherz der Uhr. Aufzeichnungen, 1942–1985, Frankfurt/M. (o.J.), S. 333. Vgl. auch: „Das Schlimmste die untödlichen Schmerzen." F. Kafka, Beim Bau der chinesischen Mauer (= Ges.Werke, Bd. 6), Frankfurt/M. (1994), S. 148.

24 E. Canetti, Die Fliegenpein, München (1992), S. 55. Vgl. F. Hebbel, Werke, Bd. 4 (Tagebücher 1), hg. v. G. Fricke, W. Keller u. K. Pörnbacher, München: Hanser (1966) S. 738 (Frg. Nr. 3453 v. 1845): „Im Dichter wird, wie in dem glühenden Stier des Phalaris, der Schmerz der Menschheit Musik."

kann der Autor der (neunzehnhundert) achtziger Jahre nur mehr in akribischer Spurenlese „archivieren“[25]. Die problemlose Anschließbarkeit von Elaine Scarrys Studie *Der Körper im Schmerz* an die restaurativen Bemühungen Canettis erweist die Wirkungsmächtigkeit dieser bloß umgewälzten, nahezu unumgänglichen Semantik gerade auch jenseits der Erdichtung. Denn in der Unabschließbarkeit, d.h. „Unendlichkeit“ von Schmerz und Vorstellungsvermögen macht sie den „Rahmen“ aus, „in den sich alles perzeptive, somatische und emotionale Geschehen einfügt“[26] – und schreibt so ungewollt mit am Mythos des *schöpferischen* Menschen.

Das ungebührliche Vorpreschen in dieser Geschichte des Geistes zeigt, wie sich seit Lichtenberg an die Einführung eines physiologischen Signifikats[27] die Hoffnung knüpft, den Aporien des nur verschriftlicht erscheinenden Subjekts zu entkommen. Dennoch (und gerade): das Projekt des sich unmittelbar aussprechenden *Selbst* bleibt Episode. Die Objektivität seiner Bekenntnistätigkeit wird im Augenblick ihrer Transparenz als Literatur obsolet. Das Leben, als *Leben im Buch* und *Leben nach dem Buch* entlarvt, verlangt nach einer neuen Beobachtungsplattform, die das Individuelle als bloßen Sonderfall mitzubeobachten erlaubt.

Der Privatdozent für Medizin Georg Büchner beschreibt in seiner Züricher Probevorlesung *Über Schädelnerven* von 1836[28], welchen Weg eine *neue* Philosophie einschlagen wird, und welche Stationen sie dabei hinter sich läßt: „Alles, was ist, ist um seiner selbst willen da. Das Gesetz dieses Seins zu suchen, ist das Ziel der, der teleologischen gegen-

25 Vgl. H. Winkels, Einschnitte. Zur Literatur der 80er Jahre, Köln (1988), S. 19.

26 Scarry, Körper, S. 246.

27 Dazu D. Grünbein in seiner Büchner-Preis-Rede: „Hier möchte ich innehalten (...) um hinzuweisen auf eines der Zentren in diesem Werk (...) Aus der kleinen Schrift (...) einer Studie zum Kopfnervensystem der Barben, wird später die Zürcher Probevorlesung mit dem schlichten Titel ‚Über Schädelnerven‘. Ich habe sie immer als Bruchstück einer Konfession gelesen, als eine Art literarisches Manifest.“ D. Grünbein, Den Körper zerbrechen. Rede zur Verleihung des Georg-Büchner-Preises 1995, in: ders., Galilei vermißt Dantes Hölle und bleibt an den Maßen hängen. Aufsätze 1989–1995, Frankfurt/M. (1996), S. 75–86, hier: S. 78.

28 Zur medizinhistorischen Einordnung vgl. M. Arz, Literatur und Lebenskraft: vitalistische Naturforschung und bürgerliche Literatur um 1800, Stuttgart (1996), S. 77–87.

überstehenden Ansicht, die ich die philosophische nennen will. Alles, was für jene Zweck ist, wird für diese Wirkung. Wo die teleologische Schule mit ihrer Antwort fertig ist, fängt die Frage für die philosophische an. (…) Die Philosophie a priori sitzt noch in einer trostlosen Wüste; sie hat einen weiten Weg zwischen sich und dem frischen grünen Leben, und es ist eine große Frage, ob sie ihn je zurücklegen wird."[29] Der idealistischen Philosophie als einer Ethik der „Zwecke" wird der philosophische Anspruch kurzerhand abgesprochen. Der Weg aber zwischen der *neuen* Philosophie der „Wirkungen" und dem mächtigen Signifikat „Leben", das hier aus Treue zum biblischen Motiv des darbenden Zwischenhalts in der „trostlosen Wüste" noch mit den Attributen „frisch" und „grün" versehen wird, ist kürzer als von Büchner befürchtet. Wie der Physiker Lichtenberg verweigert der Mediziner Büchner dem Gespenst des identitär gefaßten Menschen die Gefolgschaft.

Zwei hoffnungslosen Abweichlern vom Pfad menschlicher Bildsamkeit legt Büchner die Befunde in den Mund, deren Konsequenzen er sich gleichfalls zu ziehen nicht scheut. Die geradezu traurig stimmende Albernheit des Landesvaters König Peter wird dem Leser von Büchners *Leonce und Lena* (1838) vor Augen geführt, indem der König dem „Präsidenten" ausgerechnet die dummdreiste Variation des zerteilten cartesianischen Identitätstheorems zur Begutachtung vorträgt: „Der Mensch muß denken. (Steht eine Zeitlang sinnend.) Wenn ich so laut rede, so weiß ich nicht wer es eigentlich ist, ich oder ein anderer, das ängstigt mich. (Nach langem Besinnen.) Ich bin ich. – Was halten Sie davon, Präsident?"[30] Was der die Restbestände der idealistischen Philosophie so kümmerlich daherstammelnde König verloren hat – die Gewißheit, wer eigentlich redet, wenn er redet –, weiß der Dichter *Lenz* in der gleichnamigen Erzählung Büchners aus dem Jahr 1836 auf unorthodoxe, den Zeitgenossen notwendig pathologisch erscheinende Weise zurückzugewinnen: „Die halben Versuche zum Entleiben, die er indes fortwährend machte, waren nicht ganz Ernst, es war weniger der Wunsch des Todes, für ihn war ja keine Ruhe und Hoffnung im Tod; es war mehr in Augenblicken der fürchterlichen Angst oder der dump-

29 Büchner, Werke, S. 260.

30 Büchner, Werke, S. 165. Das andere Extrem formuliert Herder in der Skizze *Zum Sinn des Gefühls*: „Ich fühle mich! Ich bin!" (Herder, Sämmtliche Werke, Bd. VIII, S. 96).

fen an's Nichtsein gränzenden Ruhe ein Versuch, sich zu sich selbst zu bringen durch physischen Schmerz. (...) Oft schlug er sich den Kopf an die Wand, oder versetzte sich sonst einen heftigen physischen Schmerz."[31]

Der Tod kann weder ein Schreckbild, noch ein Ort ersehnter Ruhe sein, wenn die „Erfahrung des Existierens" in Frage steht. Ein Toben, welches das beginnende 19. Jahrhundert ausschließlich mit der Unterscheidung von Wahnsinn und Normalität zu besänftigen weiß, signalisiert im Werk des nachmodernen Schriftstellers, der um seine erschriebene Existenz auf dem Papier weiß, nur noch die Besorgnis um den Verlust auch dieser letzten Kompetenz: „Meine Verzweiflung schreit. Sie schreit: Dich gibt es gar nicht. Du kannst das schwere Deutsch nicht. Da erbrennt mein Kopf vor Schmerz. Ich muß ihn aufschlagen an der Tischkante."[32] Rainald Goetz begnügt sich anläßlich des Klagenfurter Literaturwettbewerbs beim Verlesen just dieses Textes mit dem Schnitt einer Rasierklinge. Doch was auch immer die Jury zu verstehen vorgibt, der Autor Goetz läßt eine andere Instanz wahr reden: „Wo es weh tut, fester hin drücken, bis der Schmerz so schreit, daß man es versteht."[33]

„Ich gebe den Schmerz nicht her", schreibt dagegen Adalbert Stifter trotzig seinem Verleger Gustav Heckenast, „weil ich sonst auch das Göttliche hergeben müßte."[34] Doch die Bescheidung, „zwar kein Göthe aber einer aus seiner Verwandschaft"[35] zu sein, hindert ihn nicht daran, seine Sendung eines unmittelbaren Wertetransfers im Namen des produktiven Schmerzes wenigstens anzudeuten: „der Same des Reinen Hochgesinnten Einfachen geht auch aus meinen Schriften in die Herzen."[36] Das umfangreiche Konvolut der Tagebücher Friedrich Hebbels, welches – post mortem ausgezählt und veröffentlicht – kaum noch „in die Herzen" gezielt haben dürfte, kappt auch sonst schon frühzeitig die Hauptverbin-

31 Büchner, Werke, S. 157.

32 R. Goetz, Subito (1983), in: ders., Hirn, Frankfurt/M. (1986), S. 9–25, hier: S. 20.

33 R. Goetz, Gewinner und Verlierer (1984), in: ders., Hirn, S. 32–56, hier: S. 56.

34 Stifters Brief an seinen Verleger G. Heckenast vom 13. Mai 1854, zit. n. A. Stifter, Sämtliche Werke, XVIII. Bd., Briefwechsel, II. Bd., hg. v. G. Wilhelm, 2. Aufl., Reichenberg (1941), S. 224f.

35 Ebd.

36 Ebd.

dungen des Schmerzes[37] zum klassischen Werte-Kanon des „Reinen Hochgesinnten Einfachen". Inmitten der Zeugnisse einer enthusiastischen Lektüre von Büchners *Danton* findet man 1839 Hebbels skeptische Antwort auf die erneut formulierte „Frage, ob wir persönlich existieren"[38]: „Der Traum ist eine Hülle um das Ich, das Wachen ist eine andere, und alle diese Hüllen bedecken am Ende – ein Nichts. So besteht die Zwiebel aus lauter Häuten, zieht die letzte ab, so ist sie nicht mehr."[39]

Alle seit der Empfindsamkeit projektierten Eigenschaften des von der idealistischen Philosophie in einem „Intermezzo" (H. Böhme) als *individuelles Bewußtsein* substantiierten Subjekts wandern hier in den Schmerz: er ist „dauerhaft"[40], „unendlich"[41], „positiv"[42], „unerklärlich"[43] und „individualisiert den Menschen"[44]. Was dieser Aufzählung kaum noch anzusehen ist, hier versammeln sich die Reste semantischer Großbestände: die sprichwörtlich gewordene *Ineffabilität* des Individuums genauso wie die erst vom 18. Jahrhundert mit der *Seinswirklichkeit* erfolgreich gekoppelte Vorstellung von der *unbegrenzten Seinsmöglichkeit* (des Infinitums).[45] Der Autodidakt Hebbel entzieht sich wie Büch-

37 Siehe die hilfreiche Studie von H. Kaiser, Schmerz und ästhetisches Bewußtsein. Überlegungen zu Hebbel und seiner literaturgeschichtlichen Position, in: Hebbel-Jahrbuch (1986), S. 25–38 und insgesamt G. Häntzschel (Hg.), Studien zu Hebbels Tagebüchern, München (1994).

38 F. Hebbel, Werke, Bd. 4: Tagebücher 1 (1835–1847), hg. v. G. Fricke, W. Keller u. K. Pörnbacher, München (1966), S. 394 (Frg. Nr. 2060).

39 Ebd.

40 „Der Schmerz liegt überhaupt in der Dauer, die Freude im Augenblick." Hebbel, Werke, S. 12 (Frg. Nr. 250 v. 1835).

41 „Der Gedanke: so viele Schmerzen litt ich schon, wird ein neuer Schmerz; wo gibts dann noch ein Ende?" Ebd., S. 267 (Frg. Nr. 1465 v. 1839).

42 „Schmerz ist etwas Positives." Ebd., S. 362 (Frg. Nr. 1915 v. 1840).

43 „Was ist Schmerz? Indefinible!" Ebd., S. 473 (Frg. Nr. 2488 v. 1842). Vgl. a. Morris, Geschichte, S. 110: „Die Undefinierbarkeit von Schmerz ist vielleicht seine schrecklichste Eigenschaft."

44 „Die Freude verallgemeinert, der Schmerz individualisiert den Menschen." Hebbel, Werke, S. 864 (Frg. Nr. 4083 v. 1847).

45 Zu dem gerade für die Ästhetik des 18. Jahrhunderts zentralen Dilemma einer „immanenten Gegenläufigkeit" der „maximalen Fassung des Begriffs der Vollkommenheit von Schöpfer und Werk" und der „maximalen Fassung des Begriffs der göttlichen Macht" seit dem 11. Jahrhundert siehe H. Blumenberg, ‚Nachahmung der Natur'. Zur Vorgeschichte der Idee des schöpferischen Menschen, in: Studium Generale, 10. Jg. (1957), H.5, S. 266–283, hier: S. 280.

ner den etablierten, übermächtigen Themen der idealistischen Philosophie und der Theologie und kann (ohne den Hintergrund einer naturwissenschaftlichen Ausbildung) auf den bereits von Schopenhauer eingeübten polemischen, antiidealistischen Kurs gehen. Aus der alternativen, für Außenseiter attraktiven *Naturphilosophie* um Henrik Steffens entlehnt Hebbel die bei Nietzsche radikalisierten *homöopathischen* Modelle: „Geister heilen sich am Ende auch homöopathisch; was einen krank macht, muß ihn wieder gesund machen und die Krankheit ist nur ein Übergang zur Gesundheit."[46] Nietzsche wird hier anknüpfen mit seinem Aufruf zur Hinnahme, zum „Aushalten" jedes pathologischen Symptoms bis zum „Umschlag" in eine „neue Gesundheit".[47]

Die Nähe zu Nietzsche ist kein Zufall. Der gemeinsame Lehrer Schopenhauer[48] legt mit den thematischen Vorgaben von „Leid", „Mangel" und „Schmerz"[49] den Grundstein für eine antiidealistische, d.h. antiuniversitäre philosophische Tradition, die nur im Modus der ständigen konzeptuellen und terminologischen *Verschärfung* ihrer Wirkung sicher sein kann. Die von der Aufklärung im Vertrauen auf unbegrenzten Erkenntniszuwachs entwickelte Temporalsemantik wird im 19. Jahrhundert in den fortschrittskritischen Diskursen zu einer entreferenzialisierenden Rhetorik der punktuellen, höchst möglichen *Zuspitzung*. Der (obsolete) Parameter (Fortschritts-) *Zeit* wird in den Stil zurückgenommen, wirkt nicht mehr perspektivierend in einer begrenzten Menge von Konzepten, sondern komprimierend aus Furcht vor ihrer faktischen Akzeleration. Die asymmetrischen Zuschreibungen des Diskurses über den Schmerz werden gesammelt und ausgebaut. Indem das (verabsolutierte) Subjekt-Konzept entkernt und schließlich aufgegeben, ja be-

46 Hebbel, Werke, S. 345 (Frg. Nr. 1852 v. 1839).

47 In diesem Kontext ein Blick auf *die* geflügelten Worte Nietzsches: „Aus der Kriegsschule des Lebens. – Was mich nicht umbringt, macht mich stärker." (Nietzsche, KSA 6, 60) „Wer sich stets viel geschont hat, der kränkelt zuletzt an seiner vielen Schonung! Gelobt sei, was hart macht!" (ders., KSA 4, 194).

48 Hebbel besucht Schopenhauer 1851 in Frankfurt. Vgl. insgesamt L. Lütkehaus, Der Philosoph Hebbel und die Widersprüche im Denken des 19. Jahrhunderts – am Beispiel des Philosophie-Begriffs, in: Hebbel-Jahrbuch (1984), S. 13–35.

49 „Die Basis alles Wollens aber ist Bedürftigkeit, Mangel, also Schmerz". „Unmittelbar gegeben ist uns immer nur der Mangel, d.h. der Schmerz." A. Schopenhauer, Die Welt als Wille und Vorstellung. Erster Band (1819), in: Sämtliche Werke, Bd. 2, hg. v. A. Hübscher, Wiesbaden (1949), hier: S. 367 u. 377.

kämpft wird, wird die Semantik fast vollständig in den Schmerz überführt und erhält damit als *Extremwert* Erkenntniskraft. Das Modell einer substantiellen Aufhebung der Teile in einem höheren Ganzen wird nun neu gelesen im Blick auf die Teile: „Schmerz" ist nach Hebbel so als ein „das Gemeingefühl überragende Einzelgefühl des Teils zu definieren"[50], das Bewußtsein selbst „in demselben Sinn ein Schmerzgefühl", wie „das individuelle Lebensgefühl des Fingers oder eines sonstigen Gliedes am Körper" erst im Augenblick der Schädigung „für sich zu leben und sich individuell zu empfinden anfängt."[51] Die Konsequenz, die daraus zu ziehen ist, schreibt Nietzsche (noch im Erscheinungsjahr) wörtlich aus Wilhelm Roux' Studie *Der Kampf der Theile im Organismus* von 1881[52] in sein Exzerptheft ab: „Die Centralisation ist gar keine so vollkommene – und die Einbildung der Vernunft, dies Centrum zu sein ist gewiß der größte Mangel dieser Vollkommenheit. Verschiedenheit herrscht in den kleinsten Dingen, Samenthierchen Eiern – die Gleichheit ist ein großer Wahn."[53]

Die (extreme) Äußerung des Schmerzes wird zum Beobachtungsposten, um den *Zwiebelkomplex* Subjekt zu beschreiben. Man zeichnet nicht mehr (als *unmittelbar/ wahrheitsgemäß*) die Expression des Innen aus, sondern verzeichnet aus einer (behaupteten) Distanz die Verformungen des Randes (oder der „Theile") und ihre „Wirkungen". Die quasi-instrumentelle Beobachtung des Gegenstandes ersetzt das *Hören auf eine Stimme* oder die *Anschauung eines harmonisch gegliederten Ganzen.* Dieses instrumentelle Pathos verdrängt die Erwartung von Authentizität. „Das Individuum ist das Fernrohr, was die Sachen heranholt."[54] Dieses sich bei Hebbel noch in eine Poetik fügende Notat wird von Nietzsche zu einem Argument erweitert, das jeden Ehrgeiz nach *Selbsterkenntnis* seiner Absurdität überführen soll: „Ein Werkzeug kann nicht seine eigene Tauglichkeit kritisiren."[55] An die Stelle des *Selbst* tritt das Verhalten im Ausnahmezustand des Schmerzes, das es mit größtmög-

50 Hebbel, Werke, S. 498 (Frg. Nr. 2566 v. 1842).

51 Ebd., S. 858 (Frg. Nr. 4019a v. 1847).

52 Zu dieser Lektüre Nietzsches ausführlich W. Müller-Lauter, Der Organismus als innerer Kampf. Der Einfluß von Wilhelm Roux auf Friedrich Nietzsche, in: Nietzsche-Studien, 7. Jg. (1978), S. 189–223.

53 Nietzsche, KSA 9, 490.

54 Hebbel, Werke, S. 208 (Frg. Nr. 1101 v. 1838).

55 Nietzsche, KSA 12, 133.

licher Distanz zu registrieren gilt. Diese Konstellation aus einer *äußersten Empfindung* und einer *sachlichen Distanz* füllt die Lücke eines unvermittelt gebliebenen Leib-Seele-Dualismus. Von hier nimmt auch eine weitere Überlegung Hebbels ihren Ausgang: „Der leibliche Schmerz wird allerdings bis in die Seele hinein empfunden, wie der geistige, um mich so auszudrücken, bis in den Körper hinaus. Aber dies ist nicht die Unmittelbarkeit, sondern die Reziprozität des beiderseitigen Schmerzes. Der leibliche Schmerz hemmt den geistigen Werkmeister im freien Gebrauch des Werkzeugs und diese Hemmung, die seine Wirksamkeit beschränkt und aufhebt, empfindet er und sie wird ihm zum Schmerz."[56]

Der Begriff der „Hemmung", der hier die *Arbeit* des Schmerzes charakterisiert, ist schon in Schellings *Ästhetik* nachweisbar[57], und wird seine eigentliche Wirkung erst im Stammvokabular der Psychoanalyse entfalten. „Wenn die leiblichen Schmerzens- und Krankheits-Zustände steigen", führt Hebbel weiter aus, „so wird auch die Hemmung, also auch die Empfindung derselben und der reziproke Schmerz, um so größer. Der Leib zentralisiert sich in sich selbst; er ist gewissermaßen ein Diener, der auf den Herrn nicht länger achten kann, weil die Sorge für seine gefährdete eigene Existenz seine ganze Tätigkeit in Anspruch nimmt. Dasselbe tut nun auch der Geist; daher hört das Denken, welches ein immerwährendes bewußtes oder unbewußtes Vergleichen, Anpassen und Analogisieren ist, auf und das Anschauen, das unvermittelte Ergreifen, tritt ein."[58] Erst die ungeklärten Herrschaftsverhältnisse im Körper sorgen für die Möglichkeit der *Unmittelbarkeit.* Diesen Tagebucheintrag Hebbels, mit dem folgenden Schluß, kann man getrost als einen *Vorgriff* auf Nietzsche und Jünger lesen: „Da jedoch die Trennung zwischen Leib und Geist immer nur noch eine halbe ist und das reine Geistergesetz nur freier, aber keineswegs frei wirkt, so schlagen die Bilder, oder wie man die Resultate der dem Denken entgegengesetzten höheren und unabhängigeren Geistes-Tätigkeit sonst nennen will, in Phantastereien um. Übrigens ist die Philosophie des Schmerzes aus diesem Gesichtspunkt noch zu liefern."[59]

56 Hebbel, Werke, S. 210f.

57 Hinweis bei O. Marquard, Beziehungen, S. 88.

58 Hebbel, Werke, S. 211.

59 Ebd., S. 511 (Frg. Nr. 2598 v. 1842).

3. Physiologie und Literatur (II)

Das 19. Jahrhundert prämiert zunehmend naturwissenschaftliche, sozio-biologische und physiologische Kategorien und ist aus dieser Sicht die ereignisreiche Epoche vieler, qualitativ neuer terminologischer Ersetzungen. Der Mensch tritt in den Werken Darwins im erweiterten Gesichtskreis der *Arten* auf, die allen Optimismus und teleologischen Eifer der gattungszentrierten Perfektibilitätsdoktrin vermissen lassen. Nietzsche zerlegt das *Individuum* und das *Leben* gleichgültig in flottierende „Machtquanten“[1] und stemmt sich dem schal gewordenen humanistischen Universalismus mit einer kriegerischen Physik der Körper entgegen. Die subjektive (Seelenschmerz-) Perspektive wird Mitte des 19. Jahrhunderts eliminiert zugunsten der Gattungs-, Fremd- oder Außenperspektive: Das Individuum wird fortan vom *Typus* aus beleuchtet. Naturwissenschaften und Literatur treiben gemeinsam in neuen Austauschprozessen eine idealistische Philosophie in die Enge, deren bildungstheoretische Prämissen noch die integrativen Konzepte alter diskursiver Rangordnungen und Vorbilder festzuschreiben bemüht sind – und doch nur ‚Neonaivitäten a la Stifter‘ (G. Plumpe) hervorbringen.

Üblich wird im 19. Jahrhundert die Rochade von dezentriertem *entkerntem* Subjekt und dem *Substanz* verleihenden Schmerz. Sie ist auch einer der Eröffnungszüge in Nietzsches Oeuvre: „Der Schmerz ist das wahrhafte Sein d.h. Selbstempfindung. (…) Wir sind nur Hülsen um jenen unsterblichen Kern.“[2] Die Frage nach einem dauerhaften immateriellen Zentrum der Person weicht der Vorstellung von einem begrenzten Vorgang der Konzentration. Das Subjekt wird schon bei Hebbel zu einer „Zwiebel aus lauter Häuten“[3]. Schmerz übernimmt die Rolle eines physiologisch motivierten Zustands gesteigerter Präsenz: „Der Leib zentralisiert sich, wenn die leiblichen Schmerzens- und Krankheitszustände steigen, in sich selbst; er ist gewissermaßen ein Diener,

1 „Ein Machtquantum ist durch die Wirkung, die es übt und der es widersteht, bezeichnet. Es fehlt die Adiaphorie: die an sich denkbar wäre. Es ist essentiell ein Wille zur Vergewaltigung und sich gegen Vergewaltigungen zu wehren.“ Nietzsche, KSA 13, 257f.

2 F. Nietzsche, Musarion-Ausgabe, Bd. III, 333f. (1870/71). Im Folgenden zitiert als MUS mit Angabe von Band- und Seitenzahl.

3 Hebbel, Werke, Bd. 4, S. 394.

der auf den Herrn nicht länger achten kann."[4] Die langsame Aushöhlung und Nachordnung des *Geistig-Seelischen* hüllt Hebbel noch vorsichtig in das feudalistische Bild eines in unverschuldete Nöte geratenen „Dieners", dessen „Herrschaft" in die gleiche Klemme gerät: „Dasselbe tut nun auch der Geist."[5] Nietzsches Apo-Diktion läßt an der Vorgängigkeit des Leiblichen wenig Zweifel mehr und verleiht dem Hallerschen Versuchsaufbau der gezielten *Reizung* von Körperteilen und Organen[6] seine besondere Prägung: „Urform aller Schutzbewegungen, bei unangenehmer Berührung sich zusammen zu ziehen, alle Theile an sich zu ziehen. Was entspricht dem psychologisch? Die Sammlung: der Schmerz c o n c e n t r i r t uns."[7] Das Resümee seiner Beschäftigung mit dem Schmerz findet sich in der späten Schrift *Zur Genealogie der Moral* (1887). Eine Umkehrung der aus Psyche und Physis resultierenden Gewißheiten fordert ein „gut physiologisches" Fundament für eine „wissenschaftlich verbindliche", „exakt" formulierte Beschreibung des Phänomens: „Der ‚seelische Schmerz' selbst gilt mir überhaupt nicht als Thatbestand, sondern nur als eine Auslegung (Causal-Auslegung) von bisher nicht exakt zu formulirenden Thatbeständen: somit als Etwas, das vollkommen noch in der Luft schwebt und wissenschaftlich unverbindlich ist, – ein fettes Wort eigentlich nur an Stelle eines sogar spindeldürren Fragezeichens."[8] Die Umkehrung ist in den Grenzen von Nietzsches Werk beschreibbar. Anschauung und Verdauung, Ästhetik und Physiologie tauschen die Plätze.

„Ist der Schmerz etwas Vorgestelltes?"[9], „Wie entsteht die Kunst?"[10], „Ist nun aber die Realität vielleicht nur der Schmerz, und daher die Vorstellung geboren? (...) Und welches ist jener indifferente Punkt, den die

4 Ebd., S. 510.

5 Ebd.

6 Vgl. Kap. IV. 1.

7 Nietzsche, KSA 10, 315 (1883).

8 Nietzsche, KSA 5, 376. Die Fortsetzung des Zitats lautet: (...) Ein starker und wohlgerathner Mensch verdaut seine Erlebnisse (Thaten, Unthaten eingerechnet) wie er seine Mahlzeiten verdaut, selbst wenn er harte Bissen zu verschlucken hat. Wird er mit einem Erlebnisse ‚nicht fertig', so ist diese Art Indigestion so gut physiologisch wie jene andere – und vielfach in der That nur eine der Folgen jener anderen."

9 Nietzsche, KSA 7, 197 (1870).

10 Ebd., S. 198 und S. 199.

Natur erreicht? Wie ist Schmerzlosigkeit möglich?"[11], „Und was ist Nervenleben, Gehirn, Denken, Empfinden? (...) Was ist Lust, wenn nur das Leiden positiv ist? (...) Ist das physiologisch gegründet?"[12] Nietzsches anfängliche Unsicherheit im Umgang mit dem Phänomen fällt auf. Die *Fragmente der nicht ausgeführten Theile der ursprünglichen Disposition der ‚Geburt der Tragödie'* aus dem Winter 1870/71 zeigen einen zwischen „Erscheinung", „Realität", „Vorstellung", „Wille" und „Leiden" umhertappenden Schopenhauerianer, dem keine eigene Fragestellung gelingen will. Natürlich liegt die Unterstellung nahe, daß schon hier ‚alles angelegt ist', doch die Antworten weisen in keine neue Richtung, sorgen für keinen Funkenschlag. „Meine Philosophie umgedrehter Platonismus: ... Das Leben im Schein als Ziel."[13] Eine derartige Umdrehung oder Negation von vormaligen Zweckmäßigkeiten und Idealitäten, die Valorisierung des „An-Scheins" als Spitze gegen Kausalitätsketten, „Bewußtseine" und „Wahrheiten" ist nicht eben originell. Nietzsche gesteht dies ein: „Die Visionen des Ur-Einen können ja nur adäquate Spiegelungen des Seins sein. Insofern der Widerspruch das Wesen des Ur-Einen ist, kann es auch zugleich höchster Schmerz und höchste Lust sein: das Versenken in die Erscheinung ist höchste Lust, wenn der Wille ganz Aussenseite wird. Dies erreicht er im Genius. (...) Insofern er eine adäquate Spiegelung des Ur-Einen ist, ist er das Bild des Widerspruchs und das Bild des Schmerzes. Jede Erscheinung ist nun zugleich das Ur-Eine selbst: alles Leiden, Empfinden ist Ur-Leiden, nur durch die Erscheinung gesehen, localisirt, im Netz der Zeit. Unser Schmerz ist ein vorgestellter: unsre Vorstellung bleibt immer bei der Vorstellung hängen. Unser Leben ist ein vorgestelltes Leben. Wir kommen keinen Schritt weiter."[14]

Der pessimistische Projektionismus entlarvt „unsre Realität" und „uns" als „Vorgestelltes" einer „ur"-sächlichen, „vorstellenden" Instanz, eines vorzeitlichen („ur"-) oder „reinen" „Leidens", „Willens" oder „Schmerzes". Hier wird die transzendentale Substantiierung des Subjekts in der Möglichkeit der (damit „vernunftlosen") vorzeitlichen Gründung aufgehoben, und damit einer Vorsilbe bzw. einem Adjektiv angelastet. Untrügliche Anzeichen für den ästhetischen Rahmen dieser

11 Ebd., S. 164f.
12 Ebd., S. 216.
13 Ebd., S. 199.
14 Ebd., S. 199f.

Spekulationen sind die Erwartung des „Genius“ und der „Schmerzlosigkeit“, der „Indifferenz“ als Bezugspunkte einer denkbaren, wenn auch noch so fragilen Aufhebung und Harmonisierung. Die unüberbrückbare Kluft zwischen den „Ur“-phänomenen und einem „Subjekt“ faßt Nietzsche in die frühromantisch-poetologische Kernmetapher einer mehrfachen Spiegelung[15] und bewegt sich auch dort im sicheren Gleis der traditionellen ästhetischen Spekulation: „Freiheit des Willens, jede Aktivität ist nur Vorstellung. Also ist auch das Schaffen des Genius Vorstellung. Diese Spiegelungen im Genius sind Spiegelungen der Erscheinung, nicht mehr des Ureinen: als Abbilder des Abbildes sind es die reinsten Ruhemomente des Seins. Das wahrhaft Nichtseiende – das Kunstwerk. Die anderen Spiegelungen sind nur die Außenseite des Ureinen. Das Sein befriedigt sich im vollkommenen Schein.“[16] Doch die doppelte Spiegelung „im Genius“ projiziert nicht die „scheinbar beglückende Ursprünglichkeit und Unmittelbarkeit“[17] der „Urvisionen“[18]. Das gesuchte NATÜRLICHE „demaskiert sich als Herd des Zunichtewerdens“[19]. Die „definition noire“[20] der Natur beherrscht unwiderruflich das Jahrhundert und damit die Ästhethik. Baudelaires Sonett über die *Alchimie des Schmerzes* (*Nr. LXXXI*) preist in der 1857 erschienenen

15 Vgl. den Schluß dieses Fragments: „Die Subjectivität der Welt ist nicht eine anthropomorphische Subjectivität, sondern eine mundane: wir sind die Figuren im Traum des Gottes, die errathen, wie er träumt.“ Nietzsche, KSA 7, 165. Traum- und Spiegel- (bzw. Doppelgänger-) Metaphorik sind die Hauptträger einer zunehmend selbstreflexiv gelesenen Brechungs- und Verschachtelungspoetik der Moderne, in der Referentialisierungsnöte zum Ausdruck gebracht werden. Vgl. a. ders., KSA 9, 309 und als Variante ders., KSA 2, 548 bzw. KSA 3, 417. Im Zusammenhang mit der Schmerz-Thematik siehe auch K.-H. Bohrer, Nietzsches ‚Wahnsinn‘ im kulturellen System, in: ders., Plötzlichkeit. Zum Augenblick des ästhetischen Scheins, Frankfurt/M. (1981), S. 139–160, hier: S. 140.

16 Nietzsche, KSA 7, 200.

17 O. Marquard, Über einige Beziehungen zwischen Ästhetik und Therapeutik in der Philosophie des neunzehnten Jahrhunderts (1963), in: ders., Schwierigkeiten mit der Geschichtsphilosophie. Aufsätze, Frankfurt/M. (1982), S. 85–106, hier: S. 93.

18 Nietzsche, KSA 7, 197.

19 Marquard, Beziehungen, S. 93.

20 Ebd. Marquard nennt „als Leitsatz der hier zugrundegelegten Interpretation Nietzsche, MUS XVIII, 88: ‚RÜCKKEHR ZUR NATUR immer entschiedener im umgekehrten Sinne verstanden als es Rousseau verstand. Weg vom Idyll und der Oper!‘“ Marquard, Beziehungen, S. 195 (Anm. 69). S. Nietzsche, KSA 12, 407.

ersten Sammlung der *Blumen des Bösen* die destruktive Potenz dieser „Alchimie“: „Durch dich verwandle ich Gold in Eisen und das Paradies zur Hölle.“[21] Der Schmerz ist fester Bestandteil des ästhetischen (Un-) Wertekanons der *pessimistischen* (K. H. Bohrer) oder *schwarzen* (M. Praz) Romantik: „Ein Naturschönes giebt es nicht. Wohl aber das Störende-Häßliche und ein indifferenter Punkt. Man denke an die Realität der Dissonanz gegenüber der Idealität der Konsonanz. Produktiv ist also der Schmerz, der als verwandte Gegenfarbe das Schöne erzeugt – aus jenem indifferenten Punkte.“[22]

Nietzsches *Ausnahme*-Werk beginnt also nicht mit einer ohne weiteres Verblüffung erzielenden Umkehrung oder Verwerfung überlieferter Fragestellungen. Es sind vielmehr die von Schopenhauers oder Büchners Antiidealismus schon in der Abkehr von (teleologischen) „Zwekken“[23] zugespitzten Fragen nach der Möglichkeit einer ‚Grund-legenden‘ Erfahrung, ihrem unmittelbaren *Fundament*[24] und dem Ursprung des *Risses*, der *Störung* – eigentlich: der Legitimität und der Ökonomie des Disharmonischen[25] –, die den Auftakt und einen roten Faden seiner Texte bilden. Der Schmerz taucht in dieser ästhetischen Flucht auf der Seite der *Dissonanz* auf. Diese Frage-Konstellation kehrt nun im Umgang mit Nietzsches Werk wieder. Seitdem die vorerst repräsentative und breitenwirksame kritische Studien-Ausgabe der Werke die Proportionen zwischen den zu Lebzeiten herausgegebenen *Hauptwerken* und einem in Umfang und Wildheit nur zeitweise durch eine gestraffte thematische Lesart (*Der Wille zur Macht*)[26] gebändigten „Nach-

21 Vgl. K. Pestalozzi, Nietzsches Baudelaire-Rezeption, in: Nietzsche-Studien, 7. Jg. (1978), S. 158–178.

22 Nietzsche, KSA 7, 164.

23 Diese *philosophischen* Stellungnahmen behält Nietzsche bei. Ein Beleg steht hier für eine ganze Lektüremöglichkeit: „‚Zweck und Mittel‘ – ist nur aus der Sprache des GEFÜHLS genommen. Also sämmtliche Functionen GEHEN IHREN GANG: aber wie wenig merken wir davon! – Und doch meinen wir, mit ‚Zwecken‘, mit Glückseligkeits – Streben unser Handeln zu ERKLÄREN!“ MUS XVI, 282 (1882–88).

24 Zur Erinnerung: „Unmittelbar gegeben ist uns immer nur der Mangel, d.h. der Schmerz.“ Schopenhauer, Sämtliche Werke, Bd. 2, S. 377.

25 Mit einem späten Wort Nietzsches: des ‚Disgregativen‘. Nietzsche, KSA 13, 527. Vgl. C. Asendorf, Ströme und Strahlen. Das langsame Verschwinden der Materie um 1900, Gießen (1989), S. 45–56.

26 Unter diesem Titel wurde der Nachlaß im Rahmen der „Großoktav-Ausgabe“ (Naumann/Kröner) 1901 zum ersten Mal *geordnet* und herausgegeben.

lass"[27] endgültig umgekehrt hat, ist die Lektüre von Nietzsches Werk eine Handhabung der Disproportion. Das quantitative Übergewicht der *unfertigen* Texte ist nicht der einzige Grund, warum auch hier tendenziell das *Hauptwerk* von der *Peripherie* her gelesen werden soll.[28] Der unverhohlene Exzerpt-Charakter dieser Texte läßt Nietzsches eigene Lektüren transparenter werden und erleichtert die Rekonstruktion diskursiver Anbindungen. Dabei kommt zutage – diese Pointe sei vorweggenommen –, daß der Nimbus des *Groß-*, *Selbst-* oder *Original*denkers, der Nietzsche auf besondere Weise anhaftet, einer selektiven Beobachtung seiner Lektüren zu verdanken ist. Solange Nietzsches Stimme in einem *zeitenthobenen Gespräch der Geister* vernommen wird, und „Nietzsche als Leser" so ausschließlich in einen Kanon schöngeistig-denkerischer Provenienz eingereiht wird[29], dem er dann eine gewisse *existenzielle* Dramatik verleihen darf, solange bleibt auch unerklärlich, warum gerade Nietzsche *als Philosoph* der mehrfache Wechsel der Perspektive (eine Art Markenzeichen seiner Philosophie) gelingen kann. Ganz anders stellt sich die Sache dar, wenn man Nietzsches eigene Ankündigungen zu seinem Lektüreprogramm[30] und seinen professionellen Lektüre-Fundus[31]

27 Die Musarion-Ausgabe führt die verhalten thematisch zusammengestellte Abteilung „Aus dem Nachlass: Studien aus der Umwerthungszeit" für den Zeitraum 1882–1888. Der Begriff der *Studie* wahrt (mit der Implikation *Vor-Studie*) dabei die hierarchischen Verhältnisse.

28 Auf dieser Linie liegt P. Klossowski, Nietzsche und der Circulus vitiosus deus, München (1986; EA 1969), hier: S. 400.

29 Zuletzt R.-R. Wuthenow, Nietzsche als Leser, in: ders., Nietzsche als Leser. Drei Essays, Hamburg (1994), S. 39–90. Als (unsichtbare) Grenzlinie in Nietzsches Lektürelandschaft (zwischen *Schöngeistigem* und *Fach- oder Tagesliteratur*) fungieren normalerweise Bourgets *Essais*.

30 „Ein geradezu brennender Durst ergriff mich: von da an habe ich in der That nichts mehr getrieben als Physiologie, Medizin und Naturwissenschaften, – selbst zu eigentlichen historischen Studien bin ich erst wieder zurückgekehrt, als die Aufgabe mich gebieterisch dazu zwang." (Nietzsche, KSA 6, 325) Wichtige Fundstelle: M. Stingelin: ‚Moral und Physiologie'. Nietzsches Grenzverkehr zwischen den Diskursen, in: B. J. Dotzler (Hg.), Technopathologien, München (1992), S. 41–57, hier: S. 46.

31 Nietzsche ist Philologe. Dazu erschöpfend N. Wegmann, Was heißt einen ‚klassischen Text' lesen? Philologische Selbstreflexion zwischen Wissenschaft und Bildung, in: J. Fohrmann/W. Voßkamp (Hg.), Wissenschaftsgeschichte der Germanistik im 19. Jahrhundert, Stuttgart (1994), S. 334–450, hier: S. 419–441.

zum Anlaß nimmt, um auch hier den Schwerpunkt der Betrachtung zu verschieben.[32]

Der *Philosoph mit dem Hammer* von eigenen Gnaden bringt, so der ins Bild gefaßte Anspruch, eine neue Durchschlagskraft, sprich: Evidenz in die Argumentationen der zeitgenössischen Philosophie. Diesen Zuschlag aber haben in der zweiten Jahrhunderthälfte längst andere Wissenschaften erhalten. Mit Hermann von Helmholtz' Formulierung des Gesetzes von der Erhaltung der Energie und Emil Du Bois-Reymonds elektrophysiologischen Untersuchungen um 1850[33] ist die gesetzgeberische Autorität, deren Notwendigkeit Nietzsche das Wort redet, aus der Rhetorik der moralischen Welt – und damit aus der Zuständigkeit der philosophischen Ethik – in die Naturwissenschaften abgewandert. Von hier aus bezieht denn auch Nietzsches Forderung nach einer *physiologischen* Ausgangsstellung sämtlicher politischer und (moral-) philosophischer Überlegungen ihr innovatives Prestige. Schon die wahllose Aufzählung einiger Namen zeigt, daß es sich keineswegs um vereinzelte Höhen, sondern um ein ganzes Massiv[34] handelt: Autoren

32 Zu Nietzsches regelmäßigen wörtlichen Übernahmen aus Zeitschriften vgl. Hubert Treiber, ‚Das Ausland' – die ‚reichste und gediegenste Registratur' naturwissenschaftlich-philosophischer Titel in Nietzsches ‚idealer Bibliothek', in: Nietzsche-Studien, 25. Jg. (1996), S. 394–412. Daß Nietzsche „sich binnen weniger Jahre von einem gefährlichen Denker, der angeblich mit dem Hammer philosophierte, in einen intellektuellen Biedermann verwandeln konnte," bezweifelt verständlicherweise H. Ritter, Friedrich Nietzsches Lektüren. Fremde Feder, in: FAZ, 12.2. 1997, Nr. 36, S. N5.

33 Vgl. H. v. Helmholtz, Über die Erhaltung der Kraft, Berlin (1847). „Du Bois-Reymond zeigt dann zwischen 1843 und 1849 die animalische Elektrizität als nachweisbares Medium der Nerventätigkeit auf: Als Helmholtz experimentell die Leitungsgeschwindigkeit von Nervenfasern bestimmt, glaubt niemand mehr an einen stofflichen Transport als Übertragungsprinzip in den Nerven." M. Sonntag, Die Seele und das Wissen vom Lebenden. Zur Entstehung der Biologie im 19. Jahrhundert, in: G. Jüttemann/M. Sonntag/C. Wulf (Hg.), Die Seele. Ihre Geschichte im Abendland, Weinheim (1991), S. 293–318, hier: S. 311.

34 R. Avenarius, Philosophie als Denken der Welt gemäss dem Prinzip des kleinsten Kraftmasses. Prolegomena zu einer Kritik der reinen Erfahrung (1878); M. Drossbach, Über die scheinbaren und die wirklichen Ursachen des Geschehens in der Welt (1884); L. Dumont, Vergnügen und Schmerz. Zur Lehre von den Gefühlen (1876); A. Espinas, Die thierischen Gesellschaften, übs. v. W. Schlösser (1879); M. Foster, Lehrbuch der Physiologie (1881); W. Griesinger, Die Pathologie und Therapie der psychischen Krankheiten (1845); E. Hermann, Cultur und Natur (1887); F. A. Lange, Geschichte des Materialismus (1866); O. Liebmann, Zur Analysis der Wirklichkeit (1880); J. Lub-

wie Virchow, Mayer, Roux, Féré[35], Drossbach[36] oder Griesinger sind Nietzsches Handapparat zuzuordnen.

Die Physiologie hat in dieser Auswahl eine Spitzenstellung als Pionierwissenschaft inne, hat Konjunktur.[37] Die Konvergenz der Begriffe *Physiologie* und *Leib* in Nietzsches Werk zeigt außerdem einen altertümelnden, vergröbernden, der innerdisziplinären Differenzierung[38] nicht mehr gerecht werdenden (nur zu Beginn des Jahrhunderts üblichen) Gebrauch. Physiologie fungiert weiterhin als *Wissenschaft vom Leib*, die

bock, Die Entstehung der Zivilisation, Vorw. v. R. Virchow (1875); H. Maudsley, Die Zurechnungsfähigkeit des Geisteskranken (1875); J. R. Mayer, Die organische Bewegung in ihrem Zusammenhang mit dem Stoffwechsel (1845); ders., Mechanik der Wärme (1874); W. H. Rolphs, Biologische Probleme zugleich als Versuch zur Entwicklung einer rationalen Ethik (1882); W. Roux, Der Kampf der Theile im Organismus. Ein Beitrag zur Vervollständigung der mechanischen Zweckmässigkeitslehre (1881); G. H. Schneider, Der tierische Wille (1880); K. Semper, Die natürlichen Existenzbedingungen der Thiere (1880); A. Spirs, Denken und Wirklichkeit (1877); G. Teichmüller, Die wirkliche und die scheinbare Welt (1882); R. Virchow, Die Cellularpathologie in ihrer Begründung auf physiologische und pathologische Gewebelehre (1858); J. G. Vogt, Die Kraft. Eine real-monistische Weltanschauung (1878); E. H. Weber, Untersuchungen über den Energieprozess im Muskel- und Nervensystem (1870).

35 Dazu B. Wahrig-Schmidt, ‚Irgendwie, jedenfalls physiologisch'. Friedrich Nietzsche, Alexandre Herzen (fils) und Charles Féré 1888, in: Nietzsche-Studien, 17. Jg (1988), S. 434–464, hier: S. 439 und H. E. Lampl, Ex Oblivione: Das Féré-Palimpsest. Noten zur Beziehung Friedrich Nietzsche – Charles Féré (1857–1907), in: Nietzsche-Studien, 15. Jg. (1986), S. 225–264. Außerdem: M. Stingelin, Mit dem Buch ertappt. Nietzsches Jagd nach origineller Lektüre, in: FAZ, 13. 5. 1998, Nr. 110, S. N5.

36 Vgl. R. Schmidt, Nietzsches Drossbach-Lektüre. Bemerkungen zum Ursprung des literarischen Projekts ‚Der Wille zur Macht', in: ders., ‚Ein Text ohne Ende für den Denkenden'. Studien zu Nietzsche, Frankfurt/M. (1989), S. 225–239.

37 Vgl. Lampl, Ex Oblivione, S. 239. *Physiologie* heißt auch das Bemühen, „Fragen des gesellschaftlichen Lebens und der Kunst als naturkundlichen Diskurs zu organisieren." Pfotenhauer nennt Texte von Brillat-Savarin, Balzac und Baudelaire, vgl. H. Pfotenhauer, Physiologie der Kunst als Kunst der Physiologie? Überlegungen zur literarischen und mythologischen Faktur der Texte, in: Nietzsche-Studien, 13. Jg. (1984), S. 399–411, hier: S. 399f. Dazu jetzt auch der wichtige Sammelband P. Sarasin/J. Tanner (Hg.), Physiologie und industrielle Gesellschaft. Studien zur Verwissenschaftlichung des Körpers im 19. und 20. Jahrhundert, Frankfurt/M. (1998). Hier vor allem P. Sarasin/J. Tanner, Physiologie und industrielle Gesellschaft, ebd., S. 12–43.

38 Z.B. in „Experimentelle Physiologie", „physiologische Psychologie", „Sinnesphysiologie", „Neurophysiologie" usw. Dazu Lampl, Ex Oblivione, S. 239.

so den reformistischen (C. Geertz) Zugriff auf heterogene Disziplinen und die „Entdifferenzierung traditionell gegeneinander abgeschotteter Diskurse“[39] erleichtert: Der Leib soll künftig über das Subjekt befragt werden, um subjektiv *nützliche*, aber *falsche* Interpretationen zu vermeiden, welche die Möglichkeit einer (fest-stellbaren) „letzten Bedeutung“[40] suggerieren. „Ausgangspunkt vom LEIBE und der Physiologie: warum? – Wir gewinnen die richtige Vorstellung von der Art unsrer Subjekt-Einheit, nämlich als Regenten an der Spitze eines Gemeinwesens, nicht als ‚Seelen‘ oder ‚Lebenskräfte‘, insgleichen von der Abhängigkeit dieser Regenten von den Regierten und den Bedingungen der Rangordnung und Arbeitstheilung als Ermöglichung zugleich der Einzelnen und des Ganzen. (…) Das direkte Befragen des Subjekts über das Subjekt und alle Selbst-Bespiegelung des Geistes hat darin seine Gefahren, daß es für seine Thätigkeit nützlich und wichtig sein könnte, sich falsch zu interpretiren.“[41]

Mit dem „productiven Schmerz“, der „als verwandte Gegenfarbe das Schöne zeugt“, ist die bisher entfaltete Mythologie des Schmerzes, die eine Schöpfungs-Mythologie[42] ist, auch innerhalb von Nietzsches ver-

39 G. Plumpe, Ästhetische Kommunikation der Moderne. Bd. 2: Von Nietzsche bis zur Gegenwart, Opladen (1993), S. 27–94, hier: S. 29. Ganz ähnlich erweitert Nietzsche die diagnostische Reichweite der Philologie: „In der That, man ist nicht Philolog und Arzt, ohne nicht zugleich auch ANTICHRIST zu sein. Als Philolog schaut man nämlich hinter die ‚heiligen Bücher‘, als Arzt hinter die physiologische Verkommenheit des typischen Christen. Der Arzt sagt ‚unheilbar‘, der Philolog ‚Schwindel‘.“ (Nietzsche, KSA 6, 226)

40 „Das Phänomen des Leibes ist das reichere, deutlichere, fassbarere Phänomen; methodisch voranzustellen, ohne etwas auszumachen über seine letzte Bedeutung.“ (Nietzsche, MUS XIX, 17) „Es ist mehr Vernunft in deinem Leibe, als in deiner besten Weisheit.“ (ders., MUS XIII, 36f.).

41 Nietzsche, KSA 11, 638f. (1885). Hierüber auch das berühmte Aperçu von der Philosophie als „eine(r) Auslegung des Leibes und ein(em) MISSVERSTÄNDNIS DES LEIBES.“ (ders., KSA 3, 348, 1887).

42 Nietzsche schließt mehrfach an die oben dargelegte philosophische Tradition der Asymmetrisierung / Verzeitlichung von Lust und Schmerz an: „Schmerz begreifen als Werkzeug, als Vater der Lust“. (Nietzsche, MUS XIX, 368). „Die Lust ist eine Art des Schmerzes“. (ders., KSA 11, 650). Schmerzzufügung („Wehetun“) ist das effektivere Mittel der Machtausübung, „denn der Schmerz ist ein viel empfindlicheres Mittel dazu als die Lust: – der Schmerz fragt immer nach der Ursache, während die Lust geneigt ist, bei sich selber stehenzubleiben und nicht rückwärts zu schauen.“ (ders., KSA 3, 384). Ein Exzerpt Nietzsches aus L. Dumont, Vergnügen und Schmerz (1876) führt die

zweigtem Werk leicht aufzuspüren. Der ‚Mehr-als-nur-Dichter', der Gesetzgeber, der Prophet und Dichter *Zarathustra*, der bloße „Dichtung" von seiner „Höhe" in die Niederungen, die „Täler", verweist, leitet die Kompetenz der unterlegenen Mitstreiter höhnisch in seiner *Über-Poetik* her: „Der Schmerz macht Hühner und Dichter gackern. / Ihr Schaffenden, an euch ist viel Unreines. Das macht, ihr musstet Mütter sein."[43] Der *Zarathustra*, als Grundbuch einer Gegenreligion verfaßt, zielt mit dieser (Speer-) Spitze gegen den Mythos von der „unbefleckten Empfängnis" ins Herz der christlichen Mythologie: „(...) alles Werden, Wachsen, alles Zukunftsverbürgende b e d i n g t den Schmerz; damit es die ewige Lust des Schaffens giebt, muß es ewig die Qual der Gebärerin geben (...) Ich kenne keine höhere Symbolik. – Erst das Christenthum hat aus der Geschlechtlichkeit eine S c h m u t z e r e i gemacht: der Begriff von imm(aculata conceptio) war die höchste seelische Niedertracht, die bisher auf Erden erreicht wurde".[44] *Zarathustra* geht den umgekehrten Weg in die Schwärze, den Schmutz: „– tiefer hinab in den Schmerz als ich jemals stieg, bis hinein in seine schwärzeste Fluth!"[45]

Die philosophische Ästhetik des 19. Jahrhunderts[46] wird also auf zwei Wegen verlassen: (1.) Genieästhetik kulminiert in einer explizit religiösen Stiftungskompetenz (eines *Zarathustra*), (2.) Ästhetik wird als *Irrthum in physiologicis*[47] „Physiologie der Kunst" – und damit dem phy-

zentrale Kant - Stelle (wiederum ein Exzerpt Kants aus der Schrift Graf Verris „Sull' indole del piacere e del dolore" von 1781): „Der Schmerz ist immer das erste." vgl. KSA 10, 314 u. KGA VII, 4/1, 183 f. Dazu ausführlich C. Zelle, Die doppelte Ästhetik der Moderne. Revisionen des Schönen von Boileau bis Nietzsche, Stuttgart (1995).

43 Nietzsche, KSA 4, 362.

44 Nietzsche, KSA 13, 628.

45 Nietzsche, KSA 4, 195 (1884).

46 „Philosophie" mußte im 19. Jahrhundert nach O. Marquardt „Ästhetik" werden, weil „gerade angesichts der Macht der Natur die Geniekunst philosophische Fundamentalgeltung (gewinnt), und zwar durch ihre Vermeidungskraft, ihre Kompetenz fürs Ersparen: als eine Form nämlich von ‚unriskanter' Präsenz der Natur." Marquardt, Beziehungen, S. 95.

47 „Der Irrthum ist der kostspieligste Luxus, den sich der Mensch gestatten kann; und wenn der Irrthum gar ein physiologischer Irrthum ist, dann wird er lebensgefährlich. Wofür hat folglich die Menschheit bisher am meisten gezahlt, am schlimmsten gebüßt? Für ihre ‚Wahrheiten': denn dieselben waren allesamt Irrthümer in physiologicis." (Nietzsche, KSA 13, 504).

siologischen Diskurs[48] subsumiert: „Es sind die Ausnahme-Zustände, die den Künstler bedingen: alle die mit krankhaften Erscheinungen tief verwandt und verwachsen sind: so daß es nicht möglich scheint, Künstler zu sein und nicht krank zu sein. Die physiologischen Zustände, welche im Künstler gleichsam zur ‚Person' gezüchtet sind, die an sich in irgend welchem Grade dem Menschen überhaupt anhaften: 1. der Rausch: das erhöhte Machtgefühl (...) 2. die extreme Schärfe gewisser Sinne (...) 3. eine extreme Irritabilität (...)."[49] Diese Wendung ist allerdings abrupt: Es sind nicht mehr die „Ausnahme-Menschen", die die Kunst bedingen, es sind die „Ausnahme-Zustände, die den Künstler bedingen": „Physiologie des kunstschaffenden Körpers"[50] statt Ästhetik, alle Organe arbeiten „in Ämtern der Erkenntnis"[51]. Physiologie wird auch hier als *master-discourse* eingeführt. Die daraus resultierenden Umstellungen gilt es zu rekonstruieren. Vorerst kann man festhalten, daß von Hallers seelenspezifische Zielgröße der *Sensibilität* (zugunsten der *Irritabilität*) fallengelassen wird, und die klassischen Unterscheidungen von Theologie und Philosophie (wahr/falsch, gut/böse, objektiv/subjektiv, allgemein/individuell usw.) mit Einsetzung der *Physiologie* ausgetauscht werden. Die Unterscheidungen werden wie im Falle von gesund/krank und Zustand/Person nicht mehr als absolute Gegensätze benutzt, sondern bekommen relativen Beschreibungswert auf einer Skala[52] und wenden sich gegen die „Gewohnheit der Gegensätze".[53]

Erste Konsequenz dieser Umstellungen ist eine Politisierung[54] des neuen Diskurses, der bei Aufgabe einer deutlichen Erkennbarkeit und

48 Z.B. Nietzsche, KSA 13, 516. An anderer Stelle ist Ästhetik „ja nichts als angewandte Physiologie" (ders., KSA 6, 418). Dazu T. Eagleton, Ästhetik. Die Geschichte ihrer Ideologie, Stuttgart (1994), S. 244. Außerdem: U. Pörksen, Die Funktion einer naturwissenschaftlichen Metapher in einem Satz Nietzsches, in: Nietzsche – Studien, 13. Jg. (1984), S. 443–447.

49 Nietzsche, KSA 13, 356 (1888). Außerdem: „Aesthetica. Drei Elemente vornehmlich: der Geschlechtstrieb, der Rausch, die Grausamkeit, alle zur ältesten Festfreude des Menschen gehörend: alle insgleichen im anfänglichen ‚Künstler' überwiegend." (ders., KSA 12, 393, 1887).

50 F. A. Kittler, Nietzsche (1844–1900), in: H. Turk (Hg.), Klassiker der Literaturtheorie, München (1979), S. 191–205, hier: S. 191.

51 Schneider, Liebe, S. 209.

52 Dazu Lampl, Ex Oblivione, S. 231.

53 Nietzsche, KSA 2, 582.

54 Dazu Plumpe, Kommunikation, S. 85f.

einmaligen Festlegung der Positionen kein neutrales Gebiet mehr anerkennen darf. Die unumgängliche perspektivische Befangenheit des ‚Anwenders' wird so in Rechnung gestellt, um im kulturkritisch-politischen Zusammenhang gerade als *Entschiedenheit der Stellungnahme* zum Hauptargument gegen die allgegenwärtige *Lauheit* zu werden. Sichtbar wird ein besonderes, im Fortschreiten genauer zu beschreibendes *Textbauproblem* (C. Geertz) dieses umfangreichen kulturkritischen Textcorpus: Beständig überkreuzen sich eine radikale Gegensätzlichkeits-, Kampfes- oder Entscheidungsrhetorik und eine Analytik der Phänomenwelt als nicht-teleologisches Kontinuum von Reiz- oder Machtquanten bzw. Zeichen.[55] *Decadence* – nach Nietzsches Bourget-Lektüre[56] ein zentraler diagnostischer Komplex[57] – kann als Befund dem Autor Nietzsche nicht wirklich entgegengesetzt werden, sondern bleibt

55 Nietzsche betont in der 2. Abhandlung der *Genealogie der Moral*, „dass alles Geschehen in der organischen Welt ein Überwältigen, Herrwerden und dass wiederum alles Überwältigen und Herrwerden ein Neu-Interpretieren, ein Zurechtmachen ist, bei dem der bisherige ‚Sinn' und ‚Zweck' nothwendig verdunkelt oder ganz ausgelöscht werden muss. (...) die ganze Geschichte eines ‚Dings', eines Organs, eines Brauchs kann dergestalt eine fortgesetzte Zeichen-Kette von immer neuen Interpretationen und Zurechtmachungen sein, deren Ursachen selbst unter sich nicht im Zusammenhange zu sein brauchen, vielmehr unter Umständen sich bloss zufällig hinter einander folgen und ablösen." (Nietzsche, KSA 5, 313ff.) Dazu die grundlegende Studie von A. Nehamas, Nietzsche. Leben als Literatur, Göttingen (1991; EA 1985). Hier bes. S. 66ff.

56 P. Bourget, Essais de psychologie contemporaine, Paris (1883; 5. A. 1887!), dtsch. Übs.: ders., Psychologische Abhandlungen über zeitgenössische Schriftsteller, Minden (1903). Hinzugenommen wird im 7. Abs. von *Der Fall Wagner* (Nietzsche, KSA 6, 26ff. [1888]) der Begriff der „Degenerescenz". Vgl. C. Féré, Dégénérescence et criminalité, Paris (1888; dazu a. ders., KSA 13, 255). Nietzsche exzerpiert Bourgets Essays im Winter 1883/84 (ders., KSA 10, 646; außerdem KSA 14, 405) Im Januar 1889 resümiert Nietzsche: „Fromentin, Feuillet, Halevi, Meilhac, les Goncourt, Gyp, Pierre Loti – oder um einen von der tiefen Rasse zu nennen, Paul Bourget, der bei weitem am meisten von sich aus mir nahe gekommen ist –". (ders., KSA 13, 642).

57 Eine ähnliche Übertragungsleistung stellt der ältere, aus dem Hypochondrie-Diskurs entliehene (und kulturkritisch universalisierte) Befund der *Schwäche* dar. Hufeland schreibt 1812: „Nervenperiode (achtzehntes Jahrhundert). – Durch Luxus, Sittenlosigkeit, Geistes- und Gefühlskultur, immer höher steigende Verfeinerung der Menschenorganisation; Präpotenz des Nervensystems." Hufelands „Geschichte der Gesundheit nebst einer physischen Charakteristik des jetzigen Zeitalters" (1812), zit. n. Müller, Seele, S. 160f. Vgl. a. J. Radkau, Geschichte der Nervosität, in: Universitas, 49. Jg. (1994), S. 533–544.

ein bewußt „contagiöses“[58] Phänomen: „Die vollkommene Helle und Heiterkeit des Geistes verträgt sich bei mir nicht nur mit der tiefsten physiologischen Schwäche, sondern sogar mit einem extremen Schmerzgefühl. In jenen Höllenqualen, die ein ununterbrochener Schmerz unter mühseligem Schleim-Erbrechen mit sich bringt, besaß ich die dialektische Klarheit par excellence und dachte Dinge durch, zu denen ich in gesünderen Verhältnissen nicht Kletterer, nicht raffinirt genug bin. (...) Von der Kranken-Optik aus nach gesünderen Begriffen und Werthen und wiederum umgekehrt aus der Fülle und Selbstgewißheit des vollen Lebens hinunter sehen in die Filigran-Arbeit des decadent-Instinkts – das ist meine größte Übung, meine längste Erfahrung gewesen: wenn irgendworin, so bin ich hier Meister. Ich habe es in der Hand, ich habe die Hand dafür, Perspektiven umzustellen.“[59]

Die zweite Konsequenz der angezeigten Umstellungen ist eine spezifische Dramaturgie der Verquickung von Biographie und *Thema*: „jene Zeit mühseligen Schleim-Erbrechens, in der Alles sich verfeinerte“. Der *Denker-Arzt*, der den bedrängten Zeitgenossen schließlich ein *Recept* ausstellt, hat die allgemeine Krisis schon in ihrer härtesten Form durchlebt – und überstanden. Jedes biographische Detail einer (wiederum stilisierten) Bedrängung, „Noth“ oder „Schwäche“ kann unter der Behauptung des Erfahrungsvorsprungs einer schon *überstandenen* individuellen Krankengeschichte zum exemplarischen Symptom[60] erhoben werden. Die in Aussicht gestellte Heilung ist keine „blosse Affekt-Medikation“, also eine Beruhigung der Oberfläche, sondern eine „wirkliche Krankenheilung im physiologischen Verstande“.[61] Bestärkt wird der Patient in seinen Aussichten dabei durch die Dokumentation der Krankengeschichte des Autor-Arztes. Um dem Vorwurf einer subjektiv verzerrten, dramatisierten *Leidensgeschichte* zu begegnen, schildert der Bericht das Siechtum und schließlich die Genesung eines möglichst unabhängig agierenden Körpers, dessen (pluralisierte) dezentrale Meldungen und Aufzeichnungen – unkoordiniert und unbe-

58 Nietzsche, KSA 13, 356 (1888).

59 Ebd., 629f.

60 Dazu insgesamt die ausgezeichnete Studie von J. Zwick, Nietzsches Leben als Werk. Ein systematischer Versuch über die Symbolik der Biographie bei Nietzsche, Bielefeld (1995). Außerdem P. Sloterdijk, Der Denker auf der Bühne – Nietzsches Materialismus, Frankfurt/M. (1986), S. 153–190 und Rutschky, Lebensromane, S. 31–49.

61 Nietzsche, KSA 5, 375f.

aufsichtigt von einem zentralen immateriellen Organ – *echter* nicht sein können: „Unsere Sinne sind entwickelte Empfindungscentra mit starken Resonanzen und Spiegeln."[62] Den minimalen (individualisierenden und d.h. zentralisierenden) Zusammenhalt und Zusammenhang des Geschehens, den es braucht, um den eigenen Körper nicht zu einem beliebigen Ort des Geschehens werden zu lassen, gewährleistet der Schmerz, dessen „concentrirende" Qualität aus Autoren *Dichter*, aus Dichtern *Propheten/Heilkünstler* und aus Menschen *Über-Menschen* macht. Doch die Freiwilligkeit[63], das eigene Körper-Dasein zum Ort dieser Entscheidungsschlacht zu machen und sich der *einsamen* Beobachtung des Krankheitsverlaufs vorerst *fern von der Menge* zu verschreiben, sichert den Abstand zu denen, die letztlich nur erneut Verschriebenes zur Anwendung bringen können. Die Distanz aber zum Gegenstand weicht der Suggestion einer Form des Beteiligtseins, welche die Zone des Selbstverlusts bewußt anzusteuern vorgibt, und dem traditionellen philosophischen Projekt der Selbstvergewisserung gerade entgegengesetzt ist. Die Freiwilligkeit ist kein freier Entschluß[64], sondern eine Bejahung des Unumgänglichen: „Es steht uns Philosophen nicht frei, zwischen Seele und Leib zu trennen, wie das Volk trennt, es steht uns noch weniger frei, zwischen Seele und Geist zu trennen. Wir sind keine denkenden Frösche, keine Objektivir- und Registrir- Apparate mit kalt gestellten Eingeweiden, – wir müssen beständig unsre Gedanken aus unsrem Schmerz gebären und mütterlich ihnen Alles mitgeben, was wir von Blut, Herz, Feuer, Lust, Leidenschaft, Qual, Gewissen, Schicksal, Verhängniss in uns haben. Leben – das heisst für uns Alles, was wir sind, beständig in Licht und Flamme verwandeln, auch

62 Nietzsche, KSA 9, 309 (1880). Schon 1878 stellt Nietzsche fest: „(...) man wird vom Auge tyrannisiert" (ders., KSA 2, 150).

63 Die bewußte Abkehr vom (passiven) „Erleiden" zu einer bewußten Konfrontation mit der Schmerzerfahrung faßt Nietzsche 1881 in eine Anmerkung zur Philosophiegeschichte (und erschreibt sich eine eigene *Tradition*): „Der STOICISMUS im gefaßten Ertragen ist ein Zeichen gelähmter Kraft, man stellt seine Trägheit gegen den Schmerz auf die Wage – Mangel an Heroismus, der immer kämpft (nicht leidet), der den Schmerz ‚freiwillig aufsucht'." (ders., KSA 9, 600).

64 „Ihr (der Philosophen, H. C.) entfremdetster Calcul und ‚Geistigkeit' bleibt immer nur der letzte blasseste Abdruck einer physiologischen Thatsache; es fehlt absolut die Freiwilligkeit darin, Alles ist Instinkt, Alles ist von vorn herein in bestimmte Bahnen gelenkt." (Nietzsche, KSA 13, 285).

Alles, was uns trifft, wir können gar nicht anders. Und was die Krankheit angeht, würden wir nicht fast zu fragen versucht sein, ob sie uns überhaupt entbehrlich ist? Erst der grosse Schmerz ist der letzte Befreier des Geistes, als der Lehrmeister des grossen Verdachtes (...) Erst der grosse Schmerz, jener lange langsame Schmerz, der sich Zeit nimmt, in dem wir gleichsam wie mit grünem Holze verbrannt werden, zwingt uns Philosophen, in unsere letzte Tiefe zu steigen und alles Vertrauen, alles Gutmüthige, Verschleiernde, Milde, Mittlere, wohinein wir vielleicht vordem unsre Menschlichkeit gesetzt haben, von uns zu thun."[65]

Die Objektivierung, die *Tiefe* leistet kein „Apparat", sondern ein „langsamer" Schmerz. Hier kommt es zu der bezeichnenden Konvergenz: die Krankheitsgeschichte Nietzsches erstreckt sich als Inszenierung von persönlich gehaltenen (Brief-) Notaten[66] bis zur mythisierenden Stilisierung zur Märtyrer-Legende: „Hat man mich verstanden? – DIONYSOS GEGEN DEN GEKREUZIGTEN"[67]. Dazwischen liegt der Schmerz als zentrales (bio-graphisches) Medium, das den Körper des Autors zum Vehikel einer neuen wissenschaftlichen, *exakten* Philosophie macht: „Wie viel", fragt Nietzsche in der *Fröhlichen Wissenschaft* unter dem Titel „Prophetische Menschen", „mögen die Thiere durch die Luft- und Wolken-Electricität leiden!", um schließlich („Mensch" und „Thier" kurzschließend) ins Gedächtnis zu rufen, „dass ihre

65 Nietzsche, KSA 3, 349f. Aus der „Vorrede" zur 2. Auflage der „Fröhlichen Wissenschaft" (1882) von 1887.

66 Ein Beispiel steht für viele: „Was für Ferien habe ich, verehrte Frau! Vor Schmerz und Erschöpfung halbtodt; die ganze Woche ein Anfall nach dem andern, eine Art von nachträglicher Abzahlung an die erste Hälfte des akademischen Semesters. –". Brief 787. An Marie Baumgartner v. 29. 12. 1878, Nietzsche, KGA, Briefwechsel II 5, 375.

67 Nietzsche, KSA 6, 374 (1888/89). Im *Nachlaß* kommentiert Nietzsche dieses Diktum: „(...) da habt ihr den Gegensatz. Es ist nicht eine Differenz hinsichtlich des Martyriums, – nur hat dasselbe einen anderen Sinn. Das Leben selbst, seine einzige Fruchtbarkeit und Wiederkehr bedingt die Qual, die Zerstörung, den Willen zur Vernichtung ... im anderen Fall gilt das Leiden, der ‚Gekreuzigte als der Unschuldige', als Einwand gegen dieses Leben, als Formel seiner Verurtheilung." (ders., KSA 13, 266). Vgl. a. J. Salaquarda, Dionysos gegen den Gekreuzigten. Nietzsches Verständnis des Apostels Paulus, in: Zeitschrift f. Religions- u. Geistesgeschichte, 26. Jg. (1974), S. 97–124 und R. Girard, Der grundlegende Mord im Denken Nietzsches, in: D. Kamper/C. Wulf (Hg.), Das Heilige. Seine Spur in der Moderne, Frankfurt/M. (1987), S. 255–274.

SCHMERZEN – für sie die Propheten sind!“[68] Deutlich wird: „Thiere“, genauer: „Frösche“, an deren Extremitäten erstmals *animalische Electricität* nachgewiesen werden konnte, zeigen die Kompetenz einer Philosophie an, die den Ballast veralteter philosophischer Prämissen abwerfen und den Forschungsstand der Naturwissenschaften, deren Stellvertretung der Physiologie obliegt, nutzen möchte. Der Philosoph, der das „Erleiden prophetischer Schmerzen“ aufzeichnet, der „einen Sinn mehr hat“[69], bezahlt für die Bereitung des Weges – und das ist das letzte Kapitel *dieser* Inszenierung des Faust-Stoffes – mit notwendiger „radikaler Vereinsamung als Nothwehr gegen eine krankhaft hellseherisch gewordene Menschenverachtung“[70].

Die Exklusivität des Schmerzes kann im übrigen auch einfach als Vorwurf formuliert werden: „Die meisten Menschen sind gar keiner Erlebnisse fähig: sie lebten nicht genug in der Einsamkeit – das Ereigniß wird durch Neues gleich fortgespült. Der tiefe Schmerz ist SELTEN und eine Auszeichnung.“[71] So erreicht die Inszenierung der eigenen Biographie eine Geschlossenheit und Stringenz, die den anonymen Erkenntnisgewinn eines Fächeragglomerats an die Bedingung und den Leidensprozeß eines *großen Einsamen* zurückbinden möchte – und ihn dafür außerhalb des *Menschlichen* ansiedelt. Hierbei sind der Rückgriff auf den Schmerz als Medium einer *tragischen* Biographie und als Grenzphänomen der neuen Wissenschaften eine Hauptachse der Argumentation. Die experimentell gewonnenen Erkenntnisse komplizieren die vom metaphysischen Leib-Seele-Modell vorgegebene Trennung zwischen bewußten und vegetativ-energetischen Prozessen. Grenzfälle werden Normalfälle, rücken ins Zentrum der Aufmerksamkeit.

Um Orte der Radikalisierung in Nietzsches Werk zu finden – das zeigen diese Auslassungen – müssen ganz heterogene Stränge vorsichtig freigelegt werden. Eine erste Scheidung, die Nietzsche selbst vornimmt, ist die zu beobachtende Abkoppelung vom eng verflochtenen Ästhetik/Philosophie-Komplex: „Es gäbe schon ein Recept gegen pessimistische

68 Nietzsche, KSA 3, 549 (1882).

69 F. Nietzsche/F. Overbeck, Briefwechsel, hrsg. von R. Oehler u. C. A. Bernoulli, Leipzig (1916), S. 199.

70 Nietzsche, KSA 3, 346. (= Die Fröhliche Wissenschaft, 1882, Vorrede z. 2. A. v. 1887).

71 Nietzsche, KSA 10, 313 (1883).

Philosophien und die übergrosse Empfindlichkeit" (die immer eine *Schmerzhaftigkeit*[72] ist), „welche mir die eigentliche ‚Noth der Gegenwart' zu sein scheint"[73], versichert er den Zeitgenossen in der *Fröhlichen Wissenschaft* von 1882 und beklagt dabei ihre „Ungeübtheit im Schmerz beiderlei Gestalt" und „Armuth an wirklichen Schmerz-Erfahrungen"[74]. Dieser Gestus, der „eigentlichen Noth der Gegenwart" zu begegnen, der Dringlichkeitsappell im Namen einer *wirklichen* Erfahrung (solcher „langen gefährlichen Uebungen der Herrschaft über sich"[75]), statuiert den kulturkritischen Diskurs, der in seiner Geltung erzwingenden Mitte ein *Konkretum* sans phrase, eine *Kur*, einen *Schnitt* präsentieren muß: der Philosoph als Arzt/Chirurg in „Kenntniss der Noth" des Patienten „Gegenwart". *Die eigene Empfindlichkeit, die eine Verkleinerung, die Schmerzhaftigkeit war, ist abgetötet.* Bevor der Arzt vor den Patienten tritt, hat er seine Kur im Selbstversuch, unter Bedingungen ständiger, extremer Schmerzzufuhr, erprobt. Diese Suggestion des vorausgegangenen Selbstversuchs erlaubt es, dem Philosophieren eine neue Wendung zu geben, was heißt, es mit neuen Wendungen zu versorgen.

Eine zentrale terminologische Anleihe bei den Naturwissenschaften macht Nietzsche von Anfang an. Schon die *Ästhetik* führt eine Art Stochastik der künstlerischen Befähigung ein: „Ich glaube an die Unverständigkeit des Willens. Die Projektionen sind lebensfähig nach unendlicher Mühe und zahllosen mißlungenen Experimenten. Der Künstler wird nur hier und da erreicht."[76] Die Reichweite dieses die *Experimental-* oder *Erfahrungs*wissenschaften anschneidenden Begriffs wird proportional zu ihrer wachsenden Bedeutung (in Nietzsches reformistischen Projekt) ausgebaut. Die Vorläufigkeit, die eingestandene Inauthentizität als bloße Simulation von (nicht erreichbaren) natürlichen Bedingungen, die Wiederholbarkeit und damit verbundene

72 „Ursachen für die Heraufkunft des Pessimismus (...) 4) daß die Verkleinerung, die Schmerzhaftigkeit, die Unruhe, die Hast, das Gewimmel beständig zunimmt, – daß die Vergegenwärtigung dieses ganzen Treibens und der sogenannten ‚Civilisation' immer leichter wird, daß der Einzelne Angesichts dieser ungeheuren Maschinerie verzagt und sich unterwirft." (Nietzsche, KSA 12, 430f.).

73 Nietzsche, KSA 3, 414.

74 Ebd.

75 Ebd., 350.

76 Nietzsche, KSA 7, 209 (1870/71).

Rücksichtslosigkeit gegenüber dem Einmaligen, der „Genuss an aller Art Ungewissheit, Versuchhaftigkeit“[77], machen das Experiment zum signum seines Philosophierens: „Experiment als wirklicher Charakter unseres Lebens und JEDER Moral: etwas WILLKÜRLICHES muß daran sein!“[78] Am Ende wird der Begriff folgerichtig eingeschlossen in die umfassende, kein *Außen* mehr zulassende Inszenierung von philosophischem und wissenschaftlichem Engagement, alltäglichem und emphatischem Leben: „Das EXPERIMENT geht gegen den Instinkt des Leidenden: in einem hohen Sinn könnte man es geradezu den Beweis der Kraft nennen. Aus seinem Leben selbst ein Experiment machen – das erst ist FREIHEIT des Geistes, das wurde mir später zur Philosophie“.[79]

Nietzsches im engeren Sinne wissenschaftliche Beschäftigung mit dem Thema Schmerz ist nicht wirklich aus dem kulturkritischen Kontext seiner Schriften herauszulösen. Dennoch muß dieser Versuch, Nietzsches Thesen zu einem zeitgenössischen Forschungsstand in Beziehung zu setzen, wenigsten ansatzweise unternommen werden, um die Art der reformistischen Anverwandlung dieses Themenkomplexes untersuchen zu können. Gustav Theodor Fechners Studie *Elemente der Psychophysik* von 1860[80] wird nicht nur „hauptsächlich Physiologen interessiren“[81], sondern ein für die zweite Jahrhunderthälfte bedeutsames Werk werden. Das liegt weniger an Fechners redlichen Bemühungen, „eine exacte Lehre von den Beziehungen zwischen Leib und Seele“[82] zu

77 Nietzsche, MUS XIX, 368. Vgl. auch ders., KSA 3, 380 (1882).

78 Nietzsche, KSA 10, 321 (1883). Zentral ist dieser Terminus auch für Klossowskis Nietzsche-Lektüre: „Denn sowohl der Begriff der Kultur wie der Begriff der Freiheit verdekken eine spezifisch moderne Tatsache, nämlich das Experiment (...) Das Experiment, das immer einen Erfinder, einen experimentellen Gegenstand, Mißerfolg, Erfolg, Opfer und Opferer umfaßt.“ Klossowski, Circulus, S. 29. Vgl. ebd., S. 61 u. S. 200.

79 Nietzsche, KSA 13, 618 (1888). Unter diesem Begriff erfährt Hebbels Frage, „ob wir persönlich existieren“, ihre schärfste Wendung, und zeigt Nietzsches große Entfernung von der Subjekt – Kategorie: „Die Menschheit avanciert nicht, sie existiert nicht einmal ... Der Gesamtaspekt ist der einer ungeheuren Experimentir – Werkstätte, wo Einiges gelingt, zerstreut durch alle Zeiten, und Unsägliches mißräth, wo alle Ordnung, Logik, Verbindung und Verbindlichkeit fehlt.“ Nietzsche, KSA 13, 408f. (1888). Außerdem ders., KSA 9, 14f., 421, 508 u. 548.

80 Hier zitiert nach G. T. Fechner, Elemente der Psychophysik. 2 Bde. Zweite unveränderte Auflage, Leipzig (1889).

81 Aus dem Vorwort z. 1. A., Bd. 1, S. XI.

82 Ebd., S. VII.

liefern (und deren Ergebnissen), als an der dafür vorgeblich in Anschlag gebrachten Methode. In Anwendung des (von Fechner) sogenannten „Weberschen Gesetzes“[83], demzufolge „gleiche relative Reizzuwüchse gleichen Empfindungszuwüchsen entsprechen“[84], wird durch eine vorausgesetzte Proportionalität von (auslösendem) Reiz und (ausgelöster) Empfindung die Aufstellung einer aus diskreten Einheiten bestehenden „Reizskala“ und die Ermittlung einer darauf angezeigten „Reizschwelle“ möglich. „Principiell also“, schreibt Fechner, „wird unser Mass der Empfindung darauf hinauskommen, jede Empfindung in gleiche Abtheilungen, d.s. die gleichen Incremente, aus denen sie vom Nullzustande erwächst, zu zerlegen, und die Zahl dieser gleichen Abtheilungen als wie durch die Zolle eines Massstabes durch die Zahl der zugehörigen variablen Reizzuwüchse bestimmt zu denken, welche die gleichen Empfindungszuwüchse hervorzubringen im Stande sind.“[85] Endgültig abgetan ist damit für ihn die Annahme, „dass der Punct, von wo an die Empfindung, der Empfindungsunterschied bemerklich zu werden beginnt, mit dem Nullpuncte des Reizes, Reizunterschiedes zusammenfalle.“ Es zeige sich vielmehr, „dass jeder Reiz wie Reizunterschied schon eine gewisse endliche Grösse erreicht haben muss, bevor die Merklichkeit desselben nur eben beginnt, d.h. bevor er eine unser Bewusstsein merklich afficirende Empfindung erzeugt oder einen merklichen Empfindungsunterschied begründet. Umgekehrt schwindet die Merklichkeit des Reizes, Reizunterschiedes schon eher, als er zum Nullwerthe herabgekommen ist.“[86]

Die Konsequenzen dieser Anordnung sind vielfältig: (1.) Hiermit gelingt es Fechner, von Helmholtz' *Gesetz von der Erhaltung der Kraft* auf das Gebiet des Psychischen zu übertragen.[87] (2.) Lust und Schmerz sind *Werte*, wenn man will: *Extremwerte* auf einer Skala, deren Eigenschaften als Spannungsanstiege bzw. -abfälle, als rein quantitativ erfaßbare Stär-

83 Vgl. E. H. Weber, Tastsinn und Gemeingefühl, in: Handwörterbuch der Physiologie mit Rücksicht auf physiologische Pathologie, 3. Bd., 2. Abth., hrsg. v. R. Wagner, Braunschweig (1846), S. 481–588.

84 Fechner, Psychophysik, Bd. 1, S. 65. Ausführlich: Bd. 1, S. 134. Der Begriff der „Empfindung“ als Korrelat der erregten Nervenfasern wurde schon in J. Müllers *Gesetz der spezifischen Sinnesenergien* (1820) geprägt.

85 Fechner, Bd. 1, S. 60.

86 Ebd., S. 238.

87 H. v. Helmholtz, Über die Erhaltung der Kraft, Berlin (1847).

ken für sich neutraler Reize (wie „Oscillationen" bei elektrischen Phänomenen[88]), aufgezeichnet werden können. Damit sind die qualitativen Unterscheidungen und Entgegensetzungen moralisch-theologischer, oder auch nur physio-philosophischer Art (*Sensibilität/ Irritabilität*) hinfällig. (3.) Die „sogenannten negativen Empfindungen haben psychisch genommen an sich nichts Negatives"[89] mehr. (4.) Der ältere Begriff der *Hemmung* erhält eine elektro-physiologische Plausibilität als *Spannungsspanne*, die dem Beginn der *Merklichkeit* eines Reizes vorausgeht und überschritten werden muß.

Diese Ergebnisse sind Nietzsche bekannt. Mit dem Physiologen (und Freund Sigmund Freuds) Josef Paneth verkehrt er „von Mitte Dezember 1883 bis Ende März 1884 unter anderem im physiologischen Laboratorium der zoologischen Station in Villefranche bei Nizza"[90]. Seine Lektüre der physiologischen Schriften von Charles Féré und Alexandre Herzen verweist ihn auf die Arbeiten über „Reizreaktionszeiten" von Wilhelm Wundt, Fechner und Moritz Schiff[91]. Zwischen 1882 und 1888, während jener von der Musarion-Ausgabe erwartungsvoll als *Umwerthungszeit* angezeigten Periode, faßt Nietzsche dieses Material ganz einfach zusammen: „Vor den Lust- und Unlustgefühlen giebt es KRAFT- UND SCHWÄCHEGEFÜHLE im Ganzen. Lust als das sich fühlbar machende ANWACHSEN des Machtgefühls. Lust und Schmerz sind etwas Verschiedenes und nicht Gegensätze. Die Lust ist eine Art von Rhythmus in der Aufeinanderfolge von geringeren Schmerzen und deren GRADverhältnissen, eine REIZUNG durch schnelle Folge von Steigerung und Nachlassen, wie bei der Erregung eines Nerven, eines Muskels, und im Ganzen eine aufwärts sich bewegende Curve: Spannung ist wesentlich darin und Anspannung. Kitzel. Die Unlust ist ein Gefühl bei einer Hemmung: da aber die Macht ihrer nur bei Hemmungen bewusst werden kann, so ist die Unlust ein NOTHWENDIGES INGRE-

88 Für die „Amplitude" der „besonderen Bewußtseinsphänomene" stellt Fechner fest, daß sie „an besonderen periodischen Bewegungsformen hängen, die als Abänderungen einer allgemeineren periodischen Bewegungsform anzusehen, an welcher der allgemeine Stand und Gang des Bewusstseins hängt, und dass die besonderen Thätigkeiten wie die Gesammtthätigkeit ihre Schwelle haben." Fechner, Psychophysik, Bd. 2, S. 455f.

89 Fechner, Psychophysik, Bd. 1, S. 17.

90 Stingelin, Moral, S. 47.

91 Dazu Wahrig-Schmidt, „Irgendwie", S. 456f.

DIENS ALLER THÄTIGKEIT (alle Thätigkeit ist GEGEN Etwas gerichtet, das überwunden werden soll.) Der Wille zur Macht STREBT also nach Widerständen, nach Unlust. Es giebt einen Willen zum Leiden im Grunde alles organischen Lebens. (Gegen ‚Glück' als ‚Ziel'.)"[92].

Läßt man die kulturkritische Zuspitzung („Macht", „gegen Glück als Ziel") einen Augenblick außer acht, und nimmt man Nietzsches etwa gleichzeitige Beteuerung, daß „Schmerz kein Beweis gegen Gesundheit (sondern nur ein starker Reiz)"[93], der „Reiz an sich" aber „weder Lust noch Unlust"[94] sei, hinzu, so zeigt sich die Übernahme des zeitgenössischen naturwissenschaftlichen Parameters der (skalierbaren) Reizungsintensität in Nietzsches Werk. Der volle Wortlaut der letzten Wendung aber führt hier noch weiter: „Der Reiz ist an sich weder Lust noch Unlust, wohl aber kann er von Lust oder Unlust begleitet sein ein Mittleres das nicht Lust und nicht Unlust wäre kann es nicht geben! – was ‚nicht Lust' ist ist dann eben nicht Lust!"[95] Nietzsches trotziges Fazit faßt Lust und Schmerz als (abstrakte) „Begleiterscheinungen"[96] auf: Wenn aber Lust darstellbar wird „als Differenz minimaler Unlustzeichen"[97], als Zeichen-Stelle auf einer infinitesimalen Skala ohne *Mitte*, entledigt sich – Nietzsches Erleichterung wird spürbar – die Ideengeschichte mittels dieses elektro-physiologischen Parameters einer schwerwiegenden Last: der Last absoluter Gegensätze. Denn nur bei potentieller Verschiebbarkeit aller Gegensätze auf einer Skala ist die Möglichkeit einer neutralen Mitte ausgeschlossen: „Es giebt kein Gesetz: jede Macht zieht in jedem Augenblick ihre letzte Consequenz. Gerade, daß es kein mezzo termine giebt, darauf beruht die Berechenbarkeit. Ein

92 Nietzsche, MUS XVI, 299.

93 Nietzsche, KSA 9, 483.

94 Nietzsche, KSA 10, 322.

95 Ebd.

96 „Man hat Lust und das Vermeiden der Unlust geradezu Jahrtausende lang als Motive für jedes Handeln aufgestellt. Mit einiger Besinnung dürften wir zugeben, daß Alles so verlaufen würde, nach genau derselben Verkettung der Ursachen und Wirkungen, wenn die Zustände ‚Lust und Schmerz' fehlten: und man täuscht sich einfach, zu behaupten, daß sie irgend etwas verursachen: – es sind Begleiterscheinungen mit einer ganz anderen Finalität, als der, Reaktionen hervorzurufen; es sind bereits Wirkungen innerhalb des eingeleiteten Prozesses der Reaktion (...)." (Nietzsche, KSA 13, 335).

97 Kittler, Nietzsche, S. 205.

Machtquantum ist durch die Wirkung, die es übt und der es widersteht, bezeichnet. Es fehlt die Adiaphorie: die an sich denkbar wäre."[98] Nietzsches Texte bekämpfen die von der stoischen Ethik gepflegte Möglichkeit der *Adiaphorie*, des *Indifferenten*, der *Nicht-Unterschiedenheit*.[99]

Den Versuchen, eine *Mitte* zu etablieren, gegen die „Cultur der Ausnahme, des Versuchs, der Gefahr, der Nüance"[100], gilt Nietzsches Feindschaft, denn „in der Mitte hört die Furcht auf, hier giebt es Gleichheit"[101], d.h. Nicht-Unterschiedenes. Auch diesen Kampf aber führt Nietzsche im Namen einer polarisierenden Gegenkraft: „Erst der grosse Schmerz, jener lange, langsame Schmerz, der sich Zeit nimmt, in dem wir gleichsam wie mit grünem Holze verbrannt werden, zwingt uns Philosophen, in unsre letzte Tiefe zu steigen und alles Vertrauen, alles Guthmütige, Verschleiernde, Milde, Mittlere, wohinein wir vielleicht vordem unsre Menschlichkeit gesetzt haben, von uns zu thun."[102] Die Variabilität und Verschiebbarkeit der Gegensätze führt zu keiner einfachen Ersetzung alter Unterscheidungen, sondern modifiziert die Bauweise der neu eingesetzten Kriterien (und ermöglicht ihren selbstreflexiven Gebrauch): „Gesundheit und Krankheit sind nichts wesentlich Verschiedenes. (...) Thatsächlich giebt es zwischen diesen beiden Arten des Daseins nur Gradunterschiede."[103] Es bleibt allerdings die Frage nach dem *Umschlagspunkt* und seiner Bestimmung bzw. dem Ort, der Instanz dieser Festlegung. Die Gegensätze fallen auf allen Diskursebenen.

98 Nietzsche, KSA 13, 258 (1888).

99 Dem evangelischen Pfarrerssohn Nietzsche dürfte die kirchenpolitische Invektive des „Zweiten Adiaphoristenstreites" der radikalen Pietisten um Spener und Francke bekannt gewesen sein. Seine „Vorschrift für den jungen Theologen: 1. daß er sich des Weibes enthalte und überhaupt jeder gegorenen Substanz; daß er weder Stiefeln, und Sonnenschirm trage, daß er sich jedes Sinnesreizes (Gesang, Tanz und Musik) enthalte" (Nietzsche, KSA 13, 284, 1888), gibt jedenfalls den Katalog ihrer Forderungen nahezu geschlossen wieder. Beispiele von Tanz-, Schauspiel-, Trink- und Spielverbot innerhalb des radikalen niederländischen Calvinismus schildert A. Ritschl, Geschichte des Pietismus, 3 Bde., (1880–1886), hier: Bd. I: Der Pietismus in der reformirten Kirche, Bonn (1880), S. 104ff. Der evangelische Theologe A. Ritschl (1822–1889) war Professor in Bonn (1852–64) und der Vetter von Nietzsches Lehrer der Klassischen Philologie F. W. Ritschl.

100 Nietzsche, KSA 12, 414 (1887). Vgl. auch KSA 2, 206 (1878).

101 Nietzsche, KSA 12, 474.

102 Nietzsche, KSA 3, 350 (1887).

103 Nietzsche, KSA 13, 250 (1888).

Schon zu Beginn des Jahrhunderts, noch unter dem Einfluß der Morphologie, werden Untersuchungen zur Beschaffenheit des Gehirns als Spezialfall und Verlängerung des Rückenmarks[105] angestellt. Spekulationen über eine mangelnde Trennschärfe zwischen Gehirn und Nervenapparat erhalten nun aus zwei Richtungen neuen Aufwind. Die (durch von Helmholtz) nachgewiesene spezifische Leitungsfähigkeit der Nerven und die Zelle als *Atom* der Biologie usurpieren immer umfassendere, dem bewußten Sein (und damit der Philosophie) zugeschriebene Vorgänge. Ein sichtlich verwirrter Heinrich von Köselitz berichtet auf Nietzsches ausdrücklichen Wunsch am 22. Januar 1881 ausführlich über den aktuellen Stand der Hirn- und Sinnesphysiologie[106]: „Die Sinneseindrücke (mit Ausnahme der des Ohrs) gehen alle in die äusseren Theile des Gehirns. Was wir Bild, Vorstellung nennen, ist Nichts als ein physiologischer Zustand einer Gehirnzelle, ein Reiz, eine ausserordentlich complicirte Zellenveränderung oder so ähnlich."[107] Das Bild der Amplitude, deren heftigerer Ausschlag den Übertritt eines Eindrucks als „Wellenberg der Erregung"[108] aus der spontanen, nur vorläufigen Aufbewahrung im Nervengeflecht ins Bewußtsein signalisiert, wird bald von noch radikaleren Theoremen abgelöst: „Das Nervensystem hat ein viel ausgedehnteres Reich: die Bewußtseinswelt ist hinzugefügt. Im Gesammtprozeß der Adaption und Systematisation spielt es keine Rolle. (...) Das Bewußtsein, in zweiter Rolle, fast indifferent, überflüssig, bestimmt vielleicht zu verschwinden, um einem vollkommenen Automatismus Platz zu machen –".[109]

Zwischen Köselitz und Nietzsches Notaten erscheinen zwei Arbeiten von Theodule Armand Ribot (1839–1916), der unter ausdrücklicher Bezugnahme auf Fechners und Herbarts Arbeiten „ein Stück deskriptiver Psychologie, d.h. nichts als ein Kapitel aus den Naturwissenschaften"[110] neu schreiben möchte. Ribots Veröffentlichungen fragen erneut nach dem Zusammenhang von Nerventätigkeit und (Ich-)

105 Vgl. vor allem G. Büchner, *Über Schädelnerven* (1836), dazu Kap. IV.2.

106 Hinweis bei Stingelin, Moral, S. 46.

107 Nietzsche, Kritische Gesamtausgabe des Briefwechsels, München/Berlin/New York (1986), Bd. III 2, S. 130–34, hier: S. 131.

108 Nietzsche, KSA 9, 44.

109 Nietzsche, KSA 13, 329 (1888).

110 T. A. Ribot, Das Gedächtnis und seine Störungen, Hamburg/Leipzig (1882), aus dem Vorwort, o.S.

Bewußtsein: „Nicht jede nervliche Tätigkeit muß eine psychische Tätigkeit implizieren. Die nervliche Tätigkeit ist wesentlich umfangreicher als die psychische Tätigkeit. Das Bewußtsein ist folglich etwas Aufgesetztes.“[111] Die weitreichenden Schlüsse Ribots machen eine von mehreren Seiten bekämpfte[112] Extremposition aus: „Die Einheit des Ich im psychologischen Sinne ist folglich die Kohäsion einer gewissen Anzahl klarer Bewußtseinszustände innerhalb einer gegebenen Zeit, die von anderen, weniger klaren Bewußtseinszuständen sowie einer Unzahl physiologischer Zustände begleitet werden.“[113] Das aber bedeute nach Ribot, „daß, da der Konsensus des Bewußtseins dem Konsensus des Organismus untergeordnet ist, das Problem der Einheit des Ich in seiner letzten Ausprägung ein biologisches Problem ist.“[114] Mit dem Rückgriff auf hierarchisierte „Konsensus“-bildungen hilft eine zeitgenössische liberale politische Metapher aus dem Dilemma zwischen Bewußtsein und Unbewußtem, Cerebralität und Nervenapparat. Nietzsche findet unabhängig von Ribot zu einer ganz ähnlichen vorläufigen Lösung, auch wenn seine politischen Metaphern bevorzugt anderen (autoritären) Traditionen[115] entnommen sein dürften: „Die letzten Organismen, deren Bildung wir sehen (Völker Staaten Gesellschaften), müssen zur Belehrung über die ersten Organismen benutzt werden. Das Ich-Bewußtsein ist das letzte, was hinzukommt, wenn ein Orga-

111 T. A. Ribot, Les maladies de la personalité (1885; dt. 1894). Hier zit. n. der bei Starobinski benutzten 3. Aufl. der frz. Ausgabe von 1889, S. 171 f. Vgl. J. Starobinski, Kleine Geschichte des Körpergefühls, Frankfurt/M. (1987; EA 1983), S. 12–33. Vgl. auch Ribot, Das Gedächtnis, S. 19: „Sobald der Nervenprozeß eintritt, existiert jener Vorgang an sich; kommt das Bewußtsein noch hinzu, so existiert er für sich. Das Bewußtsein vervollkommnet, beendet den Vorgang, aber bildet ihn nicht.“

112 „Wie (Pierre) Janet wendet sich Freud gegen eine rein physiologische und darüber hinaus unifaktorielle und unikausale Theorie, nach der der Traum nur eine zerebrale Auswirkung viszeraler Reizempfindungen mittels loser Assoziationen sei.“ Starobinski, Geschichte, S. 23.

113 Ribot, Gedächtnis, S. 19.

114 Ebd.

115 Vgl. Nietzsche, KSA 11, 650 (1885): „Die Annahme des EINEN SUBJEKTS ist vielleicht nicht nothwendig; vielleicht ist es ebensogut erlaubt, eine Vielheit von Subjekten anzunehmen, deren Zusammenspiel und Kampf unserem Denken und überhaupt unserem Bewußtsein zu Grunde liegt? Eine Art ARISTOKRATIE von ‚Zellen‘, in denen die Herrschaft ruht? Gewiß von pares, welche mit einander an's Regieren gewöhnt sind und zu befehlen verstehen? MEINE HYPOTHESEN: das Subjekt als Vielheit.“

nismus fertig fungirt, fast etwas Überflüssiges: das Bewußtsein der Einheit, jedenfalls etwas höchst Unvollkommenes und Oft-Fehlgreifendes im Vergleich zu der wirklich eingeborenen einverleibten arbeitenden Einheit aller Funktionen. Unbewußt ist die große Hauptthätigkeit."[116] Die Frage nach der Entstehung und Wirkungsweise des Schmerzes wird in Abhängigkeit von dieser Konstellation gestellt und beantwortet werden müssen. Aber auch diese Unterscheidung (und Hierarchie) von Bewußtsein (-szentrum) und (zuliefernden) Nervenapparat steht mit der Geltung des „Reizintensität"-Parameters schließlich zur Diskussion. Diese unumgängliche Komplikation hüllt Nietzsche in die Begriffe seiner Macht-Theorie: „Wenn das innerste Wesen des Seins Wille zur Macht ist, wenn Lust alles Wachsthum der Macht, Unlust alles Gefühl, nicht widerstehen und Herr werden zu können, ist: dürfen wir dann nicht Lust und Unlust als Cardinal - Thatsachen ansetzen? Ist Wille möglich ohne diese Beiden Oscillationen des Ja und des Nein? Aber WER fühlt Lust? ... Aber WER will Macht? ... Absurde Frage: wenn das Wesen selbst Machtwille und folglich Lust- und Unlust - fühlen ist. Trotzdem: es bedarf der Gegensätze, der Widerstände, also, relativ, der ÜBERGREIFENDEN EINHEITEN".[117]

Die Fragen bleiben: Was sind die (relativen) Gegensätze? Wie fest (-gelegt) sind sie? Welche Instanz legt sie fest? Wer nimmt die Lokalisierungen vor oder schafft „übergreifende Einheiten?" usw. Die Schmerz-Thematik im Einflußbereich des Reizparameters wird im Zusammenhang mit dem Gedächtnis-Komplex abgehandelt, weil der Schmerz die äußerste Form einer erfolgreichen, d.h. bewußt wahrgenommenen Reizung darstellt, deren Ablagerung in einem (noch nicht beschreibbaren Körper-) Gedächtnis gesichert ist. Nietzsche bietet denn auch eine kulturgeschichtliche Lesart des Schmerzes an - als „mächtigstem Mittel der Mnemonik" - und beschreibt die Grundformen der Kultur als „Systeme von Grausamkeiten"[118]. Der Schmerz überschreitet die Grenzen des Einzelfalles, des schmerzhaften *Erlebnisses* und stellt eine „lange Erfahrung über die Folgen gewisser Verletzungen, eingerechnet die Irrthümer in der Abschätzung dieser Fol-

116 Nietzsche, KSA 9, 563 (1881).
117 Nietzsche, KSA 13, 260 (1888).
118 Nietzsche, KSA 5, 295 (1887).

gen"[119] dar. Die „Abschätzung“ als Akt des Urteilens deutet dabei auf eine intellektuelle Komponente des Schmerzes hin. Das ausgehende 20. Jahrhundert wird bei der Erforschung des sogenannten „benign chronic intractable pain syndrome“ mit dem mehrdimensionalen „gate-control“-Modell ein weitgehend autonom operierendes vergleichendes Schmerz-Gedächtnis in eine neue Erklärung integrieren.

Allgemein ist es Ende des 19. Jahrhunderts aber kaum möglich, die das spezifisch *Humane* definitorisch anrührenden Bereiche des Gedächtnisses, des Bewußtseins und des Schmerzes im Verbund mit ihren jeweiligen Antipoden (dem Unbewußten, dem Vergessen und der Lust, dem Kitzel) als nur relative, variable Gegensatzpaare auf einer Werteskala zu behandeln. Das würde zu unterscheidungs-logischen Kurseinbrüchen für verschiedene andere Disziplinen führen. Es entstehen drei grobe Richtungen, diese Schwierigkeit zu überwinden: 1. Man setzt nach dem Ursache/Wirkung-Schema zwei (Anfangs- und End-) Punkte einer gedachten (Leitungs-) Bahn des Schmerzes und beschreibt Ausgangs- und Zielort, Bahn und Geschwindigkeit, Substanz und Medium des Reizes oder Impulses, der den Schmerz auslöst. Dabei trifft man eine Entscheidung über die Präferenz des Ausgangsortes (zentralistisches Spezifitäts-Modell), Zielortes (peripheralistisches Spezifitäts-Modell) oder Durchgangsortes (Summations-/Intensitätsmodell) als Ursache des Schmerzes.[120] 2. Man differenziert die Qualität des Reizes selbst und enthebt sich damit der Grundannahme einer direkten Reizleitung, d.h. den Zwängen eines einmaligen Eintrages auf der Skala und ihrer (mathematischen Epistemo-) Logik. 3. Man verleiht dem Schmerz eine analog zum Seelenschmerz konstruierte Kompaktheit, d.h. macht ihn erneut auslegungsfähig und übereignet ihn wiederum einer (ästhetischen, medizinischen, soziologischen, anthropologischen oder psychoanalytischen) Hermeneutik. Man sucht also nicht seine Ursache, sondern macht ihn zum (Biographien konstituierenden) Ursprung eines Sprechens oder Verstummens, das anderes Sprechen begründet, kurz: substantiiert ihn in einer weiteren, dem Subjekt entwundenen (Produktivitäts-) Rhetorik des Schmerzes: „Den Schmerz, der anklopft, laß ihn ein – / Was hülfe Furcht und Flucht? /

119 Nietzsche, KSA 13, 459 (1888).
120 Vgl. Kap. II.1.

Laß ihn das Kind im Hause sein, / Dann wurzelt er und wohnt sich ein / Und lohnt mit guter Frucht."[121]

Für die Ganzes/Teile-Unterscheidung der Hermeneutik bedeuten diese Umstellungsmöglichkeiten also nicht das Ende. Die philosophisch-hermeneutische Topik bleibt auch bei diesem disziplinären Transfer im Spiel. Die widersprüchlichen Meldungen Nietzsches, daß „das Ganze kein Ganzes mehr (ist)"[122], bzw. „daß es Nichts ausser dem Ganzen (giebt)"[123], zeigen nur diejenige Krise an, die in der tatsächlichen Beweglichkeit der Unterscheidung immer schon angelegt ist. Das Ganze der bildungsphilosophisch auszuschreitenden *humanitas* wird zwar ersetzt, aber gerade die inspirierende Krankhaftigkeit verschiedener physiologischer Überreizungszustände, der Aufstand der Peripherie, der Abweichungen und Dissonanzen, der Teile und Fragmente, wird zum neuen dislozìierten Vehikel der Wahrheit. Alles kann unter Umständen an dieser Peripherie – isoliert oder aufgereiht – aufschlußreich sein, der Ort der Wahrheit ist ein beweglicher Ort verschiedenster Verschärfungen. So hat Nietzsche bekannte Mitstreiter bei der Aneignung, Umschrift und Revision des übermächtigen „Weber-Fechner-Helmholtz-Wundtschen Wissenschaftsparadigmas"[124]. Dieses läßt sich nämlich ohne viel Aufwand in die scheinbar abgelöste (*metaphysische*) hermeneutische Topik zurückübersetzen: Die Skala mit diskreten Eintragungsabständen ist die auf eine gerade, unendlich ausgedehnte Achse umgelegte Peripherie eines gerundeten Ganzen, dessen Zentrum als dominanter Wert außer Kurs gerät und dessen Teilflächen sich als unzählige (Eintragungs-) Orte einer exakten Evi-

121 B. von Heiseler, Ad me ipsum, in: ders., Gedichte, Gütersloh (1957).

122 Nietzsche, KSA 6, 27 (1888).

123 Nietzsche, KSA 6, 96.

124 Vgl. insgesamt H. Thome, Autonomes Ich und ‚Inneres Ausland'. Studien über Realismus, Tiefenpsychologie und Psychiatrie in deutschen Erzähltexten (1848–1914), Tübingen (1993), S. 393–455, hier: S. 424. Außerdem: W. Erhart, Medizingeschichte und Literatur am Ende des 19. Jahrhunderts, in: Scientia Poetica. Jahrbuch f. Gesch. d. Literatur u. d. Wissenschaften, 1. Jg. (1997), S. 224–267, hier: S. 255–263, F. Ellenberger, Die Entdeckung des Unbewußten, Zürich (1996; EA 1973), S. 137–161, R. Rey, History, S. 132–260 und O. Breidbach, Die Materialisierung des Ichs. Zur Geschichte der Hirnforschung im 19. und 20. Jahrhundert, Frankfurt/M. (1997), S. 128–272.

denz auf jener Graden wieder finden: „So zergeht die transzendentale Norm zu einer unendlichen Reihe.“[125]

Nietzsche, Dilthey und Freud rekultivieren das hermeneutische Feld nach der experimentell-positivistischen Heimsuchung auf sehr verschiedene Weisen: Dilthey referiert seit seinen frühen Breslauer Psychologie-Vorlesungen[126] die Versuche und Ergebnisse von Müller[127], Weber[128], Fechner[129], Helmholtz[130], Wundt[131] und Lotze[132], dessen Nachfolger er 1882 wird, immer wieder ausführlich. Im Mai 1870 schreibt er sogar voller Begeisterung an Wilhelm Scherer: „Johannes Müller und Helmholtz faßten mich völlig.“[133] Dann, acht Jahre später,

125 F. A. Kittler, Aufschreibesysteme (1987; EA 1885), S. 220.

126 Dazu H.-U. Lessing/G. van Kerckhoven, Psychologie als Erfahrungswissenschaft. Zu Diltheys Psychologie-Vorlesungen der siebziger und achtziger Jahre, in: Dilthey-Jb. 9 (1994/95), S. 66–91 u. dies., Vorbericht der Herausgeber, in: W. Dilthey, Gesammelte Schriften Bd. XXI: Psychologie als Erfahrungswissenschaft. Erster Teil: Vorlesungen zur Psychologie und Anthropologie (ca.1875–1894), Göttingen (1997), S. XV-L.

127 W. Dilthey, Bd. XXI, S. 211. Vgl. H.-U. Lessing, Dilthey und Johannes Müller, in: M. Hagner/B. Wahrig-Schmidt (Hg.), Johannes Müller und die Philosophie, Berlin (1992), S. 239–254.

128 Dilthey, Bd. XXI, S. 215.

129 „Unter diesen Voraussetzungen kann mit Fechner das von Weber aufgefundene empirische Verhältnis in die folgende Formel gebracht werden: Die Zunahme der Stärke der Empfindungen um gleiche Differenzen, sonach in arithmetischer Progression, ist von einer Zunahme der Reizstärke in geometrischer Progression abhängig.“ Dilthey, Bd. XXI, S. 216.

130 Vgl. H.-U. Lessing, Dilthey und Helmholtz. Aspekte einer Wirkungsgeschichte, in: Deutsche Zeitschrift für Philosophie, 43. Jg. (1995), S. 819–833.

131 „Verallgemeinerung des Ergebnisses: Es gibt für jeden Sinn einen Minimalgrad des Reizes; Fechner nannte ihn die Reizschwelle, d.i. die Größe, welche ein Reiz haben muß, um in einer Empfindung noch für uns vorhanden zu sein. – Es gibt auch eine obere Grenze; diese hat Wundt Reizhöhe genannt: Wir erreichen einen Punkt, von dem aus noch eben Unterschiede der Intensität aufgefaßt werden können. Innerhalb der Reizschwelle und -höhe liegt eine Skala von allen eben merklichen Empfindungsunterschieden.“ Dilthey, Bd. XXI, S. 216.

132 E. W. Orth, Dilthey und Lotze. Zur Wandlung des Philosophiebegriffs im 19. Jahrhundert, in: Dilthey-Jb. 2 (1984), S. 140–158.

133 Vgl. C. Misch (Hg.), Der junge Dilthey. Ein Lebensbild in Briefen und Tagebüchern 1852–1870, Leipzig (1933), S. 283f. Seinem Hauptwerk von 1883, der ‚Einleitung in die Geisteswissenschaft‘, stellt er ein Helmholtz-Motto voran. Ganz ähnlich schreibt Nietzsche am 20./21. 8. 1881 aus Sils an Overbeck: „Im Vertrauen gesagt: das Wenige

aber stellt er für das Psychologische ein „Gesetz" auf. Darin wird die eigentliche Pointe dieser Forschungen – eine stärkere Gewichtung und epistemologische Autonomie der Teile – entschieden im Namen des *Ganzen* zurückgewiesen: „„Ein jedes Ganze eines psychischen Aktes strebt, sich aus seinen Teilen wiederherzustellen."'[134] Die *Seele* erkennt keine Teile oder Differenzen, sondern urteilt intuitiv und assoziiert die Teile zu neuen Ganzen: „Die Seele faßt nicht die Existenz als solche ins Auge, sondern den Inhalt, das inhaltliche Gleiche ist in ihr eins. Zwei Akte, welche ein einheitlich gleiches Produkt haben, dauern nur in einem Produkt in der Seele fort. Dies ist der Vorgang, welchen die neuere Psychologie als Verschmelzung bezeichnet."[135] Diese von Dilthey bei Waitz entliehene Vokabel[136] möchte die Merkwürdigkeit benennen, daß wir „die Identifizierung eines Tatbestandes", der uns „unter verschiedenen Bedingungen seine Wesenheit als Teile darbot", immer nur als Ganzheit identifizieren, und daß wir „uns der differenten Momente fast gar nicht erinnern."[137] Differente Momente, Teile haben eine inhaltliche Seite, die sie immer wieder in den Schoß des Ganzen zurückführt und ihren bloßen *Stellenwert* im Namen eines Höheren vernachlässigt, denn „das Geschäft der Philosophie" ist es nun wieder, „das Ganze zu umfassen"[138], und „nicht das Aufsuchen von Gleichförmigkeiten ist hier das Ursprüngliche, es ist das Erfassen des Zusammenhangs unserer Existenz."[139]

Mittels „eines (solchen) Vorgangs", schreibt Dilthey im Erscheinungsjahr von Freuds *Traumdeutung*, „den wir nur durch Analogie als Verfahren der Übertragung bezeichnen können, verlegen wir die Lebendigkeit unser selbst hinter die Bewegungen, Laute, Gebärden,

was ich mit den Augen arbeiten kann, gehört jetzt fast ausschließlich physiologischen und medizinischen Studien."

134 Dilthey, Bd. XXI, S. 91.

135 Ebd., S. 78.

136 Vgl. Th. Waitz, Lehrbuch der Psychologie als Naturwissenschaft, Braunschweig (1849), S. 92f.

137 Alle Zitate Dilthey, Bd. XXI, S. 82.

138 Dilthey, Bd. XIX, S. 39.

139 W. Dilthey, Gesammelte Schriften Bd. XX: Logik und System der philosophischen Wissenschaften. Vorlesungen zur erkenntnistheoretischen Logik und Methodologie (1864–1903), hrsg. v. H.-U. Lessing u. F. Rodi, Göttingen (1990), S. 280.

Worte etc."[140] eines andern Menschen. Dieses Konzept der *Einfühlung* rekurriert so vollständig auf die Konstituenten der philosophischen Hermeneutik, daß der Gegensatz zu Nietzsches Adaption der reizphysiologischen Parameter in genau diesem Punkt nicht größer sein könnte: „Jede Erhöhung des Lebens steigert die Mittheilungs-Kraft, insgleichen die Verständniß-Kraft des Menschen. Das *Sichhineinleben in andere Seelen* ist urspr(ünglich) nichts Moralisches, sondern eine physiologische Reizbarkeit der Suggestion: (...) Man theilt sich nie Gedanken mit, man theilt sich Bewegungen mit"[141] – individueller Lebendigkeitstransfer oder anonymer Spannungsanstieg heißen die Alternativen.

Für Dilthey ist ein starkes Gefühl, eine intensive Empfindung, ein Schmerz deshalb auch kein meßbares, gleichförmiges, in eine Amplitude umsetzbares Reizquantum, sondern „in Wirklichkeit ist", schreibt Wilhelm Dilthey schon 1878, „ein Inhalt, auf den sich das Gefühl bezieht, jeder Zeit mit gegenwärtig", denn „ein solcher Inhalt ist ja jeder spezifische Charakter des Schmerzes."[142] Die Spezifizierung des Schmerzes leistet damit keine Messung, sondern das menschliche Ermessen: „Der Satz sagt also: Es gibt keine abstrakte Lust oder Unlust, (kein) abstraktes Mißfallen oder Gefallen, es gibt nur einen tatsächlichen, positiven, bestimmten, individualisierten Zustand. Er ist jederzeit individualisiert durch den Empfindungs- oder Vorstellungsgehalt, welcher in dem Lust- oder Unlustgefühl enthalten ist."[143] An dieser Stelle wird das *Selbst* als eigentliche Kontrollinstanz des Leibes wieder eingeführt, das von der Reiz-Reaktions-Physiologie immer ausdifferenzierter und damit dezentrierter dargestellt wird: „Wenn man die Skalen betrachtet" – resümiert Dilthey diese Hauptautorität der experimentellen Psycho-Physiologie –, „die verschiedenen Gefühlsmomente, wie sie diesen Skalen eigen sind, und wenn man alle diese Gefühlsmomente zu den innersten des Wesens in eine Relation sich gesetzt denkt, so bemerkt man ein Grundverhältnis, daß ein jedes Ge-

140 Dilthey, Bd. XX, S. 277.

141 Nietzsche, KSA 13, 297 (1888). Dazu Lampl, Ex Oblivione, S. 249.

142 Dilthey, Bd. XXI, S. 111.

143 Ebd. Vgl. ders., Bd. XXI, S. 173: „Empfindung ist ein Teilinhalt der Wahrnehmung. Wahrnehmung kommt innerhalb unserer Erinnerung nie als das psychische Äquivalent eines Reizzustandes vor, sondern immer nur als die Gestaltung des in diesem Reizzustand Gegebenen im Zusammenhang des ganzen Seelenlebens."

fühl eine stetige Beziehung enthält zwischen unserem Selbst und irgendeiner Affektion. Ein jedes Gefühl drückt das aus, was eine Affektion unseres Selbst bedeutet."[144]

Sigmund Freud lernt, während er 1878 bis 1882 in Ludwig Brückes Physiologischem Labor arbeitet, diese sogenannte *Physiologie der Helmholtz-Schule* kennen.[145] Ludwig Brücke war Schüler des *ersten* naturwissenschaftlichen Physiologen Johannes Müller (1801–1858). Die reizphysiologisch ausgerichtete Aphasieforschung wird Freuds Abstoßpunkt, um der Hermeneutik zu ihrem bedrohten Recht zu verhelfen. In der Aphasieforschung etabliert sich ein topographisches Modell, das jedem Vermögen eine spezifische, lokal begrenzte Repräsentation in entsprechenden Regionen des Hirns zuweist. Im Gegensatz zur älteren Phrenologie sind an diesen Fundorten der reizphysiologisch ausgerichteten Forschung keine charakterlichen Merkmale mehr hinterlegt. Es bleibt bei einem trial and error-Vorgehen der lokalen Reizung, das alle Körperfunktionen in anderem Maßstab im Hirn repräsentiert sieht und zu ermitteln sucht. Beobachtungen im Bereich der Hirnläsionen habe dieses „experimentalpsychologische Verfahren der Fraktionierung"[146] angestoßen: was ausfällt, wird als (isoliert) vorhanden wahrgenommen. Dieses Modell der Auf-Teilung attackiert Freud in seiner (*kritischen*) Studie *Zur Auffassung der Aphasien*[147] von 1891: Sprachstörungen seien keineswegs auf Beschädigungen möglicher Sprachzentren zurückzuführen, sondern „durch Assoziations-, also durch Leitungsunterbrechung zu erklären"[148]. Schon die normalen

144 Dilthey, Bd. XXI, S. 115. Vgl. ebd., S. 148: „Die Quantitätsverhältnisse aber, welche zwischen diesen Motiven herrschen, sind empirisch gerade so wie alle anderen psychischen Quantitätsverhältnisse einer Messung gar nicht zu unterwerfen."

145 Vgl. S. Bernfeld, Freuds früheste Theorien und die Helmholtz-Schule (1944), in: Psyche Bd. 35 (1981), S. 435–455, K.-J. Bruder, Zwischen Kant und Freud: Die Institutionalisierung der Psychologie als selbständige Wissenschaft, in: Jüttemann u.a. (Hg.), Die Seele, (1991), S. 319–339, hier: S. 334ff. u. H. Breger, Die Natur als arbeitende Maschine. Zur Entstehung des Energiebegriffs in der Physik 1840–1850, Frankfurt/M. (1982). Zu Nietzsche und Freud siehe auch P. Heller, Freud in seinem Verhältnis zu Nietzsche, in: W. Stegmaier/D. Krochmalnik (Hg.), Jüdischer Messianismus, Berlin/New York (1997), S. 267–287.

146 Thome, Ich, S. 425.

147 S. Freud, Zur Auffassung der Aphasien. Eine kritische Studie, Frankfurt/M. (1992; EA 1891).

148 Dazu vor allem W. Leuschner, Einleitung, in: Freud, Aphasien, S. 7–31, hier: S. 15.

Sprachfunktionen aber charakterisiert er als auf „Assoziationen und Übertragungen“ beruhend, die „in einer dem Verständnis nicht näherzubringenden Kompliziertheit vor sich gehen.“[149] Diese Hypothese wird abgeleitet aus der Beobachtung, daß der „Sprachapparat auf destruktive Läsionen“ eben „nicht nur punktuell“[150], sondern als ganzer, „solidarisch (wenigstens partiell solidarisch) mit einer funktionellen Störung“[151] reagiert – es gibt im Beschädigungsfall eine die Teile (wenn gleich auf niedrigerer Ebene) erneut integrierende Instanz. Daraus aber folgert Freud, daß der Sprachapparat „auf die unvollständig destruierende Läsion mit einer Funktionsstörung, die auch durch nichtmaterielle Schädigung zustande kommen könnte, antwortet.“[152] Ist aber das Psychische so als ein (hoheitlicher) Parallelvorgang des Physischen zutreffend beschrieben, dann sind „Empfindung und Assoziation zwei Namen, mit denen wir verschiedene Ansichten desselben Prozesses belegen“[153], und die der Interpretation unzugängliche Diskretheit der Schmerzempfindung ist mit der Etablierung der (mehrdimensionalen, auslegungsfähigen) *Assoziation* als dem zentralen Referenzphänomen aufgelöst. Jene von Dilthey bei Waitz ausgeliehene (metonymische) Funktion der *Verschmelzung* taucht bei Freud (und Wundt) als *Assoziation* wieder auf, um später als *Verdichtung* in der Psychoanalyse noch einmal Karriere zu machen.

Mit Freud und im Gegensatz zur späteren (konkurrierenden) Gestalttheorie Kruegers, von Ehrenfels' oder von Weizsäckers setzen sich allerdings die aufgeladenen Teile als die Orte der um so aufschlußreicheren (Fehl-) Interpretation[154] durch, die es im Hinblick auf eine Korrektur der nunmehr krankhaften Normalität zu befragen gilt. Eine im Detail steckende, von der Redekur hervorgebrachte Fehlleistung wird als das Datum einer interpretativen Kette rekonstruiert, welche dann den negativen Abdruck der (unerreichbaren) gesunden Persönlichkeit

149 Freud, Aphasien, S. 106.

150 Leuschner, Einleitung, S. 16.

151 Freud, Aphasien, S. 71.

152 Ebd.

153 Ebd., S. 100.

154 Ein Gedanke, der bei Dilthey zaghaft anklingt: „Die Menschen pflegen den Zusammenhang zwischen den Gebärden usw. einerseits und dem Inneren andererseits sich nicht folgerecht entwickeln zu lassen; entweder sie verhüllen oder sie lügen.“ Dilthey, Bd. XXI, S. 257.

liefert. Die von Freud in Bewegung gesetzte Erinnerungstätigkeit bei Frau v. N. ruft „Stück für Stück der Traumen mitsamt den sie begleitenden Affekten ins aktuelle Bewußtsein."[155] Und „meine Therapie", schreibt Freud weiter in den *Studien über Hysterie* (und im Erscheinungsjahr von Valérys *Monsieur Teste*), „schloß sich dem Gange der Erinnerungstätigkeit an und suchte Tag für Tag aufzulösen und zu erledigen, was der Tag an die Oberfläche gebracht hatte, bis der erreichbare Vorrat an krankmachenden Erinnerungen erschöpft schien."[156] Was an Schmerzen „ursprünglich einmal organisch berechtigt gewesen sein mag", ist „seither für die Zwecke der Neurose verarbeitet"[157] worden. Die Oberfläche aus lauter aufschlußreichen Teilen verselbständigt sich in der Therapie bedrohlich zuungunsten eines *Ganzen* der (kaum) wiederherzustellenden gesunden Persönlichkeit und Freud merkt geradezu beschwörend an: „Ich könnte hier den Eindruck erwecken, als legte ich den Details der Symptome zuviel Gewicht bei und verlöre mich in überflüssige Zeichendeuterei. Allein ich habe gelernt, daß die Determinierung der hysterischen Symptome wirklich bis in deren feinste Ausführung hinabreicht und daß man ihnen nicht leicht zuviel Sinn unterlegen kann."[158]

Wie Dilthey die (schmerzhafte) Teilempfindung an *das Ganze des Selbst* zurückbindet, holt Freud die Ausdeutbarkeit (und damit den Sinngehalt) in den isolierten Reiz zurück, um von hieraus die Wege der Persönlichkeitszerteilung zu rekonstruieren und zu revidieren. Was vom *Sinn der Schmerzen* übrig bleibt, wenn die Epistemologie nicht mehr der hermeneutischen Topik in ihren (in der Synekdoche noch einmal konzentrierten) metonymischen Varianten des *pars pro toto* (Freud) oder des *totum pro parte* (Dilthey) gehorcht, sondern die dritte Möglichkeit eines in eine offene Reihe mündenden *pars pro parte* realisiert, zei-

155 J. Breuer/S. Freud, Studien über Hysterie, Frankfurt/M. (1991; EA 1895), Kap. II. *Frau Emmy v. N.* (Freud), S. 66–124, hier: S. 109.

156 Ebd.

157 Ebd., S. 109f.

158 Ebd., S. 112. Deutlicher wird Freud im Erscheinungsjahr von Ernst Jüngers *Arbeiter*: „(…) wir fordern den Träumer auf, sich gleichfalls vom Eindruck des manifesten Traums frei zu machen, seine Aufmerksamkeit vom Ganzen weg auf die einzelnen Teile des Trauminhalts zu richten." S. Freud, Neue Folge der Vorlesungen zur Einführung in die Psychoanalyse, Frankfurt/M. (1998; EA 1932), S. 14.

gen die zeitgleichen Experimente von Hermann Ebbinghaus[159] und ihre Zusammenfassung durch Wilhelm Dilthey[160]: „Diese Abhandlungen bedienen sich sinnloser Silbenreihen als des Materials der Experimente. Durch einen schönen Kunstgriff machen sie die erreichte Festigkeit der Vorstellungsverbände, bevor diese das Niveau der Reproduktion erreicht haben, numerisch bestimmbar durch die Zahl der Wiederholungen, die noch erforderlich ist, die Reproduktion herzustellen."[161] Der Kunstgriff, den Dilthey nacherzählt, besteht genaugenommen in der Überführung der *Vorstellungen* in einen Silbencode, der die Vorstellung des Schmerzes beispielsweise mit einem schlichten *AH* anschreibt und *universale* Normen und Gefühlsinhalte somit durch eine statistisch regulierte Kombinatorik (*sinnloser*) Signifikanten ganz nebenbei und absichtslos erzeugt.[162]

Nietzsche nähert sich dem Thema noch im Vokabular der Philosophie: „Der eigentliche Prozeß des Schlagens ist ja doch nur eine Vorstellung und die sich schlagenden Fasern ebenfalls? Somit können wir sagen, daß der Schmerz des kleinsten Atoms zugleich der Schmerz des EINEN Willens ist: und daß aller Schmerz ein und derselbe ist: die Vorstellung ist es, durch die wir ihn als zeitlich und räumlich wahrnehmen, bei Nichtvorstellung nehmen wir ihn gar nicht wahr."[163] Der mit einem „Prozeß des Schlagens" in Verbindung gebrachte Schmerz ist ein Produkt der („entfremdenden") Vorstellung. Diese ganz an Schopenhauers Begrifflichkeit orientierte metaphysische Anordnung des Frühwerks, nach der noch der *„ärgste Schmerz* ein gebrochener, vorgestellter

159 H. Ebbinghaus, Über das Gedächtnis. Untersuchungen zur experimentellen Psychologie, Leipzig (1885).

160 Vgl. dazu F. Rodi, Die Ebbinghaus-Dilthey-Kontroverse. Biographischer Hintergrund und sachlicher Ertrag, in: Ebbinghaus-Studien, 2. Jg., Passau (1987), S. 145–54.

161 Dilthey, Bd. XXI, S. 316. Vgl. ebenso Ebbinghaus' Kritik an Dilthey: H. Ebbinghaus, Über erklärende und vergleichende Psychologie (1896), (jetzt) in: F. Rodi/ H.-U. Lessing (Hg.), Materialien zur Philosophie Wilhelm Diltheys, Frankfurt/M. (1984), S. 45–87.

162 Dazu ausführlich F. A. Kittler, Aufschreibesysteme, S. 211–234. Aus anderer Perspektive: N. Bolz, Von Nietzsche zu Freud: Sympathy for the Devil, in: ders./W. Hübener (Hg.), Spiegel und Gleichnis. Festschrift für Jacob Taubes, Würzburg (1983), S. 388–403. Vgl. außerdem G. Ipsen, *Zur Theorie des Erkennens* (1925).

163 Nietzsche, KSA 7, 217 (1870/71).

Schmerz, gegenüber dem Urschmerz des *einen* Willens"[164] ist, bleibt dem Modell von „Idee" und „Erscheinung" verpflichtet. Man stellt Stufen der Unmittelbarkeit oder Substantiierung fest – auch wenn es sich jetzt um „Urwillen" und „Vorstellung" handelt. Diesen Diskurs verläßt Nietzsche nach den bisherigen Ergebnissen mittels einer radikalisierten Kritik der *Interpretation* und der Aufnahme reizphysiologischer Theoreme: „Ohne Phantasie und Gedächtnis gäbe es keine Lust und keinen Schmerz. Die dabei erregten Affecte verfügen augenblicklich über vergangene ähnliche Fälle und über die schlimmen Möglichkeiten, sie deuten aus, sie legen hinein. Deshalb steht ein Schmerz im Allgemeinen ganz ausser Verhältniss zu seiner Bedeutung für das Leben – er ist unzweckmässig. (...) Unsere höheren Schmerzen, die sogenannten Schmerzen der Seele, deren Dialectik, wir oft noch sehen, beim Eintreten irgend eines Ereignisses, sind langsam und auseinandergezogen, im Vergleich zum niederen Schmerz (zum Beispiel bei einer Verwundung), dessen Charakter Plötzlichkeit ist. Aber letzterer ist ebenso complicirt und dialectisch im Grunde, und intellectuell. Das Wesentliche ist, dass viele Affecte auf einmal losstürzen und auf einander – dies plötzliche Wirrsal und Chaos ist für das Bewusstsein der physische Schmerz."[165]

Indem der Schmerz aber als unabschließbare, die Grenzen der Individualität überschreitende Flucht von Interpretationen, als Produkt der „Affecte" analysiert wird, fällt mit der Grenze zwischen Individuum und Kollektiv auch die Grenze zwischen *höheren* und *niederen* Schmerzen, zwischen *Seele* und *Leib*. Diese 1881 erreichte Stellung (gegen die Unterscheidung der Philosophie) kann später, mit der Rezeption reizphysiologischer Termini, ausgebaut werden. „Auseinanderziehung" und „Plötzlichkeit" sind empirisch nachweisbar: „Der Schmerz ist ein intellektueller Vorgang, in dem entschieden ein Urtheil laut wurde, – das Urtheil ‚schädlich', in dem sich lange Erfahrung aufsummirt hat. An sich giebt es keinen Schmerz. (...) Im Schmerz ist das eigentlich Spezifische immer die lange Erschütterung, das Nachzittern eines schreckenerregenden choc's in dem cerebralen Heerde des Nervensystems: – man leidet eigentlich nicht an der Ursache des Schmerzes

164 Ebd.
165 KSA 9, 556ff. (1881).

(irgend einer Verletzung zum Beispiel), sondern an der langen Gleichgewichtsstörung, welche in Folge jenes choc's eintritt."[166]

„Plötzliches Wirrsal und Chaos" werden beschreibbar als „choc", als Steigerung der Reizfolge. Nietzsches These vom Schmerz als „in die verwundete Stelle projicirt"[167], als „Gehirnprodukt"[168] beschreibt die Schmerzempfindung als „Projektion" des Zentrums in die Peripherie. Diese These antwortet scheinbar auf die Frage, ob Empfindung oder Auslösung des Schmerzes der zeitliche Vorrang gebührt. Nietzsches Ausführungen machen dadurch aber deutlich, daß beide Modelle, zentralistisches und peripheralistisches, zwei Ansichten einer Konstruktion, des Kausalitätsprinzips, sind. Ausdrücklich beschreibt er den „Phänomenalismus der inneren Welt", dem das Auftreten eines Schmerzes angehört, als „chronologische Umdrehung", nach der „die Ursache später ins Bewußtsein tritt, als die Wirkung".[169] Umdrehungen aber bestätigen nur das Modell: Seine Erklärung basiert auf dem Begriff der Projektion und der Annahme eines überindividuellen Gedächtnisses, daß eine isolierte, unikausale Reiz-Reaktions-Kette ausschließt. Die Illustrationen der „tönenden, klangfähigen Glocke" (des Bewußtseins) und dem bloß „anschlagenden Klöppel" des „Faktums Reiz" bzw. des an einen Außenposten „zurücktelegraphierenden Zentrums"[170] zitieren in den mehr oder weniger zeitgemäßen Medien des Schalls und des elektrischen Stroms den Bildervorrat der Literatur.[171]

Interessanter ist hier die deskriptive Auseinanderziehung und Zusammendrängung der Reiz- und Erschütterungsqualität in ihren Auswirkungen für das „Zentrum". Der Schmerz setzt sich zusammen aus der „Nervenerschütterung (des Centrums)"[172] und einem „Lokal-

166 KSA 13, 359f.

167 Ebd.

168 KSA 9, 565.

169 Alle Zitate KSA 13, 458 (1888).

170 Ebd. Vgl. dazu F. A. Kittler, Lakanal und Soemmering: Von der optischen zur elektrischen Telegraphie, in: B. Felderer (Hg.), Wunschmaschine – Welterfindung. Eine Geschichte der Technikvisionen seit dem 18. Jahrhundert, Wien/New York (1996), S. 286–295.

171 Descartes hatte anhand der Zeichnung eines verletzten Jünglings die Vorlage für die Spezifitätstheorie geliefert. Der Schmerz wird im Zentrum (Gehirn) gemeldet und mit einem Schmerzreflex beantwortet. Vgl. Hüper, Schmerz, S. 103.

172 Nietzsche, KSA 11, 114 (1884).

Schmerz", dessen Stärke erst nach einem vorhergehenden Urteil der „vorstellenden Einheit"[173] ausfällt. Genau hierin besteht die Intellektualität des Schmerzes. Er stellt als „Ortszeichen" keine einfache Reaktion auf eine Schädigung dar, sondern die Einschätzung ihres „Werth(es) in Hinsicht auf das allgemeine Individuum."[174] So wird einerseits dem Schmerz eine Urteilsfähigkeit über das „allgemeine Individuum" zugesprochen, andererseits bleibt die Annahme einer „vorstellenden Einheit". Genaugenommen handelt es sich hierbei um die Kombination mehrerer Modelle: Neben dem Anklang an alte Gleichgewichtsvorstellungen wird letztlich die zentralistische Antwort auf die Frage nach der Richtung der Reizleitung mit einer krypto-ästhetischen Differenzierung der Reizqualität[175] (in den choc und eine durchschnittliche Erschütterung des Zentrums) kombiniert. Beide Modelle operieren mit verdeckten Unterscheidungen zwischen *Zentrum* und *Peripherie* bzw. *choc* und *Normalität*, deren Implikationen Nietzsche schon aufgrund der avancierten Anlage des Begriffs des „Machtquantums" und der korrespondierenden Machttheorie nicht verborgen geblieben sind. Die großen Schritte der reizphysiologischen Forschung nimmt Nietzsche nicht

173 „Sollte erst das Urtheil über die Verletzung eines functionirenden Organes, von Seiten der vorstellenden Einheit, nöthig gewesen sein? Ist es die Einheit, welche allein die Schädigung sich vorstellt und – jetzt sie uns als Schmerz zu empfinden giebt, indem sie dorthin, wo der Schade geschehen, die stärksten Reize schickt?" (Nietzsche, KSA 9, 559f.).

174 Nietzsche, KSA 12, 311 (1886/87). Außerdem: „Der Schmerz intellektuell und abhängig vom Urtheil ‚schädlich': projicirt. Die Wirkung immer ‚unbewußt': die erschlossene und vorgestellte Ursache wird projicirt, folgt der Zeit nach." (ders., MUS XIX, 18).

175 H. Bergsons zeitgemäße Ausgangshypothese lautet, „daß durch allmähliche Steigerung des Reizes schließlich aus der Wahrnehmung ein Schmerz wird." Er unterscheidet zwischen einer die Wirkung äußerer Objekte nur „reflektierenden Wahrnehmung" (eines Reizes) und der gegen diese Wirkung ankämpfenden „absorbierenden Empfindung" (des Schmerzes). Die Anschlußfrage zielt in den *Kern* des damit verbundenen Problems: „Und was ist der eigentliche Grund dafür, daß ein Phänomen, dem ich erst als gleichgültiger Zuschauer gegenüberstand, plötzliches ein vitales Interesse für mich bekommt?" Die Antwort liefert die zugrunde gelegte Unterscheidung, daß es „zwischen Wahrnehmung und Empfindung nicht nur einen Unterschied des Grades, sondern des Wesens (gibt)". Vgl. H. Bergson, Materie und Gedächtnis. Eine Abhandlung über die Beziehung zwischen Körper und Geist, Frankfurt/M. (1982; EA 1895), S. 40ff.

mehr zur Kenntnis: von Frey gelingt 1897 der Nachweis spezieller Schmerzrezeptoren, Sherringtons Schmerzversuche (1900) differenzieren noch einmal Darstellung und Vokabular von Reiz- und Schmerzerregungsbedingungen. Goldscheider nimmt 1898 ein Anwachsen der Reize zu einer bestimmten Reizintensität im Rückenmark an, die dann erst die Auslösung der Schmerzempfindung bewirkt. Er begründet damit die von Livingston ausgeführte Intensitäts- oder Summationstheorie des Schmerzes. Die Schaltstelle der Schmerzwahrnehmung wird so auf halbem Wege im Rückenmark lokalisiert.

So verwundert es nicht, daß Nietzsche nur einen einzigen der vielen heterogenen Stränge der Schmerz-Thematik kontinuierlich und effektiv ausbaut. Die Rückkehr zu einer radikalisierten kulturkritischen Ästhetik des Schmerzes delegiert die Absetzung von der Philosophie weitestgehend an die geeignetere Machttheorie und stellt die dort bekämpften Unterscheidungen hier in den Dienst eines antibürgerlichen Wertekanons. Im kulturkritischen Kontext identifiziert Nietzsche *Wissenschaft* mit *Bürgerlichkeit*, vor allem mit bürgerlichem Sekuritätsbestreben, das als Sammelzitat moderne Errungenschaften wie medizinische und versicherungstechnische Versorgung, den ganzen Komplex der *Modernität* meint. Der *choc* des Schmerzes als Durchbrechen von *Durchschnittlichkeit* und *Normalität*, als Erschütterung der *Mitte*, wird kulturkritisch eingelesen: „Der physische Schmerz ist erst die Folge eines seelischen Schmerzes: dieser aber: Plötzlichkeit, Angst, Kampfbereitschaft, eine Menge von Urtheilen und Willensakten und Affekten in einen Augenblick concentrirt, als große Erschütterung und in summa als Schmerz empfunden und projicirt an die Stelle hin.“[176]

Eine solche „Menge von Urtheilen und Willensakten und Affekten“ ist wiederum kein Faktum an sich, sondern immer noch Interpretation[177]: Auch „jeder Trieb ist eine Art Herrschsucht, jeder hat seine Perspektive, welche er als Norm allen übrigen Trieben aufzwingen möchte.“[178] Aber diese Triebe haben in einer Situation der „Unbrauch-

176 Nietzsche, KSA 11, 114 (1884).

177 Vgl. das berühmte Zitat: „Gegen den Positivismus, welcher bei dem Phänomen stehen bleibt ‚es giebt nur Thatsachen‘, würde ich sagen: nein, gerade Thatsachen giebt es nicht, nur Interpretationen.“ (Nietzsche, KSA 12, 315).

178 Ebd.

barkeit der alten Ideale zur Interpretation des ganzen Geschehens"[179] den Vorzug der „Nüchternheit"[180] und „Unverfälschtheit": „Es ist der letzte Hunger nach ‚Wahrheit', der die Ausschweifung anräth – Es könnte nicht ‚die Liebe' sein: es müssen alle die Schleier und Verschönerungen, d.h. Fälschungen abgewischt (werden): deshalb muß es die Ausschweifung, der Schmerz und die Combination von Ausschweifung und Schmerz sein."[181]

Dieser spezielle „Perspektivismus" gibt seine relativierende Arbeit bewußt auf, da er durch die „Magie des Extrems, die Verführung, die alles Äußerste übt", die „Gegner selbst bestrickt und blind macht".[182] Hier ist, um Dolf Sternberger zu zitieren, eine „äußerste Grenze einer Feindschaft gegen das Glück" erreicht. Ein ins „Ungeheure gesteigertes, wahrscheinlich spezifisch deutsches Arbeitsethos"[183] ruft zur Buße für jede Erleichterung auf, fordert immer neue, immer schwerere Belastungen für eine „neue Gesundheit"[184] und macht aus dem Pflicht-Begriff eines Kategorischen Imperativs bei Kant „ein absolutes Ziel", einen „Befehl ohne Bedingungen."[185]

Eine „Ökonomie im Großen, welche das Furchtbare, Böse, Fragwürdige rechtfertigt"[186], überspringt die Grenzen des *Individuums*, denkt in den „immoralistischen"[187] Dimensionen der *Gattung*. Das Gemäßigte, Mittlere bleibt bei aufkeimender „Hoffnung, daß es einst böser und schmerzhafter sein wird als bisher"[188], nur noch ein Fluchtort des *Durchschnitts*, der *Masse*: „Der Schmerz, die Ungewißheit, die Bosheit: zu diesen Dreien stehen die Heerden – Menschen sehr verschieden"[189] – sie

179 Ebd., 313.

180 „(...) der Schmerz berauscht nicht leicht, seine Nüchternheit". (Nietzsche, KSA 13, 143).

181 Nietzsche, KSA 13, 143 (1887/88).

182 Nietzsche, KSA 12, 510 (1887).

183 D. Sternberger, Das glückliche und das gefährliche Leben. Ein Vortrag. (1941), in: ders., Figuren der Fabel, Frankfurt/M. (1990), S. 137–159, hier: S. 150f.

184 „Unsere Erleichterungen sind es, die wir am härtesten büssen müssen! Und wollen wir hinterdrein zur Gesundheit zurück, so bleibt uns keine Wahl: wir müssen uns schwerer belasten, als wir je vorher belastet waren." (Nietzsche, KSA 2, 374 [1879]).

185 Nietzsche, KSA 9, 230 (1880).

186 Nietzsche, KSA 12, 557 (1887).

187 „(...) wir Immoralisten – wir sind die Äußersten". (Nietzsche, KSA 12, 510 [1887]).

188 Ebd., 524.

189 Nietzsche, KSA 11, 155 (1884).

haben „Furcht“[190]. Dieses Pathos des Extrems siedelt alles, was dem permanenten Alarmzustand der Gesellschaft entgegensteht, in jener imaginären Mitte an und findet schließlich mit dem *Krieg* einen alternativen, auf Dauer gestellten Ausnahmezustand zur *Gesellschaft* – mit den einzigen Tugenden der Schmerzerduldung und -zufügung: „Ein durch Kriege und Siege gekräftigter Geist, dem die Eroberung, das Abenteuer, die Gefahr, der Schmerz sogar zum Bedürfnis geworden sind.“[191] Hier wird ein Gestus des *Zu-Ende-Führens*, der *Bedingungslosigkeit* kultiviert, der als die Fähigkeit „zu Ende zu denken“[192] die Radikalität des kulturkritischen Schreibens im Medium einer neuen *wirklichkeitsnahen* Philosophie etabliert. Die Inkonsequenz der alten (institutionell abgesicherten) Philosophie führt zur Irrelevanz ihrer Themenstellungen: „Den Ursachen des Schmerzes bis zur letzten Consequenz ausweichen – das ist die Praxis. Da behält man das ganz leere Leben übrig und das Denken darüber.“[193] Das Verhalten *vor dem Schmerz* wird zum verläßlichen Prüfstein: „Philosophie gehört in den Kampf gegen den Schmerz, ist also bestimmt zu Grunde zu gehen!“[194] Dieses Verdikt trifft schließlich jede „moderne Wissenschaft“, denn sie „hat als Ziel: so wenig Schmerz wie möglich“[195].

Unter Einschluß des Schmerzes, *im* oder *vor dem Schmerz* zu denken, d.h. zu schreiben, ist das Projekt Nietzsches. Ein antibürgerlicher, im-

190 „Die Furcht und der Hass auf den Schmerz ist pöbelhaft.“ (Nietzsche, MUS XVI, 188). Vgl. auch ders., KSA 13, 148 u. 160.

191 Nietzsche, KSA 12, 146. Nietzsche in der „Fröhlichen Wissenschaft“ von 1882: „Was zur Größe gehört. – Wer wird etwas Grosses erreichen, wenn er nicht die Kraft und den Willen in sich fühlt, grosse Schmerzen zuzufügen.“ (ders., KSA 3, 553 = FW IV, Abs. 325). Vgl. auch ders., KSA 11, 38: „Man muß von den Kriegen her lernen: 1) den Tod in die Nähe der Interessen zu bringen, für die man kämpft – das macht uns ehrwürdig 2) man muß lernen, Viele zum Opfer bringen und seine Sache wichtig genug nehmen, um die Menschen nicht zu schonen 3) die starre Disciplin, und im Krieg Gewalt und List sich zugestehn.“

192 „Woran mir am meisten Verdruß entstanden ist? Zu sehen, daß niemand mehr den Muth hat, zu Ende zu denken.“ (Nietzsche, KSA 13, 146, [1887]). Vgl. A. Gide/ P. Valéry, Briefwechsel 1890–1942, Frankfurt/M. (1987; EA 1955), S. 255: „Am meisten hat mich in der Welt beeindruckt, daß niemals jemand bis zum äußersten ging.“ Valéry lobt an Nietzsche vor allem die Widerständigkeit, das „Kontradiktorische“. Ders., ebd., S. 400.

193 Nietzsche, KSA 10, 310 (1883).

194 Nietzsche, KSA 9, 35 (1880).

195 Nietzsche, KSA 2, 123 (1878).

moralistischer, wissenschaftsfeindlicher Wertekanon wird ausgebaut, und sowohl zur Steigerung der „Munterkeit“, „Gefahr“, „Bosheit“ (usw.) als Folge der „groben Remeduren der Revolutionen und Kriege“[196] der Gesellschaft anempfohlen, als auch zur Beschreibung des eigenen Schreibens herangezogen. Wie sich die Gesellschaft „in der beständigen Gefahr“, „im Krieg“ regeneriert, d.h. re-strukturiert aus der Ununterschiedenheit zu einer „Rang-Ordnung“, so erwirbt sich der Autor in beständigem herrschaftlichem Umgang mit dem Schmerz, den die symbolische Biographie an die Stelle des gesellschaftlichen und vertrauten alltäglichen Verkehrs setzt, den Vorrang seiner Autorschaft und seiner Schriften in der Menge der Texte: „Mein Hund. – Ich habe meinem Schmerze einen Namen gegeben und rufe ihn ‚Hund‘, – er ist ebenso treu, ebenso zudringlich und schamlos, ebenso unterhaltend, ebenso klug, wie jeder andere Hund – und ich kann ihn anherrschen und meine bösen Launen an ihm auslassen: wie es Andere mit ihren Hunden, Dienern und Frauen machen.“[197]

Was spricht nun für den Schmerz, um dieses Projekt umzusetzen? Durch die Suggestion seiner Inkommunikabilität, durch seine scheinbar gleichzeitig objektivierende und verschärft authentifizierende Auswirkung auf die Biographie[198] rechtfertigt sich die Drastik der Bilder, die Dringlichkeit der Botschaft und die Schärfe des Tons. Der Schmerz, der in der *Arbeit* sein mühsam reduziertes, ver-mitte(l)tes und „zu anhaltendem Unbehagen gemäßigtes“ Auftreten[199] hat, soll in der Sprache des Krieges, mit dem Ethos der Bedingungslosigkeit von dieser Mittel-mäßigkeit befreit werden und den in seinem Namen auftretenden Menschen und Texten das Überleben in der *Masse* sichern. Diese von Nietzsche betonte Fähigkeit des Schmerzes zu „concentriren“, ein (Zeichen-)Konzentrat gegen die *Verdünnung/ Ver-mittung* durch eine Flut von Individuen und Texten zu stellen, ist auch die Tendenz der etymologischen Spekulationen Martin Heideggers über die gemeinsame Herkunft

196 „Das moderne Leben will so sehr wie möglich vor allen Gefahren geschützt sein: mit den Gefahren aber geht viel Munterkeit, Übermuth und Anregung verloren, unsere groben Remeduren sind Revolutionen und Kriege.“ (Nietzsche, KSA 9, 79).

197 Nietzsche, KSA 3, 547f.

198 „Einem feineren Auge und Mitgefühl wird es trotzdem nicht entgehn, was vielleicht den Reiz dieser Schriften ausmacht, – dass hier ein Leidender und Entbehrender redet, wie als ob er nicht ein Leidender und Entbehrender sei.“ (Nietzsche, KSA 2, 374).

199 Scarry, Körper, S. 257.

von *Arbeit* und *Schmerz*: „Dann wäre Schmerz das ins Innigste Versammelnde“.[200]

Nietzsches wohl flammendstes Plädoyer ist denn auch eine Verteidigung des Schmerzes. Die radikale Kulturkritik spricht hier auf dem Markt der (kurzlebigen) Sensationen über die *eine* verbliebene *tiefe* Sensation: „Es ist wahr, dass es Menschen giebt, welche beim Herannahen des grossen Schmerzes gerade den entgegengesetzten Commandoruf hören, und welche nie stolzer, kriegerischer und glücklicher dreinschauen, als wenn der Sturm heraufzieht; ja, der Schmerz selber giebt ihnen ihre grössten Augenblicke! Das sind die heroischen Menschen, die großen Schmerzbringer der Menschheit: jene Wenigen oder Seltenen, die eben die selbe Apologie nöthig haben, wie der Schmerz überhaupt, – und wahrlich! man soll sie ihnen nicht versagen!“[201]

200 M. Heidegger, Zur Seinsfrage, Frankfurt/M. (1977), S. 24.

201 Nietzsche, KSA 3, 550 (= Fröhliche Wissenschaft IV, Abs. 318., 1882).

V. Schmerz / Grenze

> „Er dachte wieder an den Schützengraben, in dem er vorgestern noch Pascal gelesen hatte. Lesen tut gut, es ist ein unerschöpfliches, beruhigendes Vergnügen, die große Aufhebung des Schmerzes."
> Pierre Drieu La Rochelle, Gilles (1939)

1. Einbildungen

In einem erschriebenen Zwischenraum aus Distanz und Nähe, reger Anteilnahme und kalter (Selbst-) Beobachtung spürt man den Schmerz in der autobiographischen Literatur auf. Ausgangspunkt soll hier aber schon das nach dem Erscheinen von Rousseaus *Confessions* (1782) in Hinsicht auf das Geständnis merklich abgekühlte Klima sein. Durchgehend pietistisch geprägt und typisiert sind noch die Offenlegung und Rekonstruktion von Handlungsmotivationen in den Lebensgeschichten des ausgehenden 18. Jahrhunderts. Doch den „Sünden der Individuation"[1] folgen andere Verfehlungen und Gefahren. Schon der Sprung von Jean-Jacques Rousseau zu Thomas De Quinceys *Confessions*[2] (1822) zeigt die Veränderungen deutlich. Will man ein grobes, übergreifendes Schema der Bekenntnis-Literatur erarbeiten, lassen sich einige, den Text organisierende Segmente ermitteln, die jeweils neu balanciert werden: An den Anfang wird die *Sozialisation als identifikatorischer Schnell- oder*

1 M. Schneider, Die erkaltete Herzensschrift, München (1986), S. 23. Siehe insgesamt, ebd., S. 9–48.

2 T. De Quincey, *Bekenntnisse eines englischen Opiumessers* (1822; überarb. 1856), Leipzig (1992). De Quincey veröffentlicht noch einen weiteren autobiographischen Text: *Autobiographical Sketches and Reminiscences* (1834) Schließlich erscheint: *Suspiria de profundis, being a sequel to the Confessions of an English Opium-Eater* (1845).

Vielleser[3] (eines Ich-Erzählers) gestellt. Damit wird detailliertes Material über Bildungskarrieren und Lektüretechniken präsentiert. Oft steht die Schilderung und Kritik des Bildungssystems, der Institutionen im Mittelpunkt.[4] Der Protagonist attestiert sich außerdem eine *besondere Fähigkeit zur Einsamkeit*, der eine gesteigerte imaginative Potenz, eine besondere „Liebe zu Phantasiegebilden"[5] entspricht. Eine *Flucht aus als „unerträglich" empfundenen Verhältnissen* bildet dann den Höhepunkt einer nur suggerierten Handlungsfülle[6], die schon in den Texten des 19. Jahrhunderts von Autor-spezifischen Problemen des Schreibens, der Lektüre und Projektion von Werken verdrängt wird. Schließlich gibt es eine *Vision von „Terrae incognitae"*[7] und bevorstehenden „Festen, Schätzen, Abenteuern"[8], die es unter anderem ermöglicht, eine ergiebige Mixtur aus angelesenen Motiven der Trivialliteratur auszubreiten.

Drei in diesem Kontext bedeutsame Details seien vorerst am Beispiel von De Quinceys Text hervorgehoben. Die Erinnerungen an das eigene Leben sind vierzig Jahre nach Rousseau in einen Wahn von Produktivität getaucht, der das Autor-Ich die Unterscheidbarkeit von *Text* und *Erfahrung* schließlich aufgeben läßt. Alle Phantasien sind Bibliotheksphantasien[9].

3 „Die Tribu, eine allbekannte Bücherverleiherin, verschaffte mir Werke jeglicher Art. Gutes und Schlechtes ging durcheinander, ich wählte nicht, sondern ich verschlang alles mit der gleichen Gier." J. J. Rousseau, Bekenntnisse, Frankfurt/M. (1985; EA 1782–89), S. 82. Jüngers Diagnose fällt übereinstimmend aus: „Die alte Dame in der Leihbibliothek staunte über die Geschwindigkeit, mit der ich breite Regale ihrer in schwarzes Wachsleinen gebundenen Bücher zu bewältigen wußte. (...) Ich könnte mir nichts denken, was ich zu seiner Zeit nicht gelesen haben möchte." E. Jünger, Das Abenteuerliche Herz. Aufzeichnungen bei Tag und Nacht, Berlin (1929), S. 34 u. 43.

4 Vgl. vor allem T. De Quincey, Bekenntnisse, S. 49ff. u. ö. Dazu R. Darnton, Das große Katzenmassaker, München/Wien (1989), S. 257ff.

5 Rousseau, Bekenntnisse, S. 84 u. ö., De Quincey, Bekenntnisse, S. 64, Jünger, Herz, S. 38f., C. Baudelaire, Mein entblößtes Herz, in: ders., Sämtliche Werke und Briefe, Bd. 6, S. 222–258, hier: S. 227.

6 Die Flucht ist immer verbunden mit dem Schwur, „niemals wieder zu meinem Meister zurückzukehren", Rousseau, Bekenntnisse, S. 84ff., vgl. De Quincey, Bekenntnisse, S. 74 und Jünger, Herz, S. 62f.

7 De Quincey, Bekenntnisse, S. 194f.

8 Rousseau, Bekenntnisse, S. 89.

9 Extremes Beispiel für diese Zuspitzung der Lektüre-Problematik ist Herders *Reisejournal.* Vgl. dazu N. Wegmann/M. Bickenbach, Herders Reisejournal. Ein Datenbankreport, in: Deutsche Vierteljahrsschrift, 71. Jg. (1997), H.3, S. 397–420.

Diese Formel läßt sich schnell schärfer auflösen: Hauptanliegen von De Quinceys Text ist der Entwurf einer „Traumlandschaft“ vor dem Leser, ein Traumbuch[10], das viel mehr einer Sammlung als einem kohärenten Bekenntnis entspricht. Doch ebenso wie im Falle der von De Quincey schon dem Verleger angekündigten *Vorbemerkungen zu allen künftigen Systemen der Volkswirtschaft*[11] und des in Anlehnung an eine „unvollendete Arbeit Spinozas“ projektierten ‚Lebenswerkes‘, der „Arbeit meines ganzen Lebens“ (*De emendatione humani intellectus*)[12] bleibt es bei dem Versprechen, eben bei unausführbaren Projekten. Baudelaires *Entblößtes Herz* besteht großenteils aus Kurznotaten, denen nur schwer zu entnehmen ist, ob es sich um Aphoristisches, geplante Kapitel- und Buchtitel oder Gelesenes handelt. Auch Jüngers Text regt immer wieder zur Ausführung grob umrissener Projekte an: Einer (nie realisierten) „gelegentlichen Untersuchung der Gemütlichkeit“[13] folgt der Entschluß, eine „historische Toxikologie zu schreiben“[14], oder sich wenigstens einem „Studium der Räusche“[15] zu widmen. Tatsächlich liefert er dann „einen kleinen Beitrag über das Verhältnis, das zwischen dem Rausche und dem Bösen besteht“[16].

Verantwortlich gemacht wird für diese Unabschließbarkeit und Vorläufigkeit der Werke vom Autor De Quincey die Wirkung des Opiums: „Der Opiumesser“ und „seine geistigen Vorstellungen, was möglich sei, übersteigen grenzenlos seine Kraft nicht nur der Ausführung, sondern auch des Wollens. Er liegt unter einer erdschweren Last von Alpdruck und bösem Traum.“[17] Die Suggestion dieser Art der „Erregung“ und

10 „Das letzte Ziel des ganzen Berichtes lag in den Träumen. Ihretwegen entstand die ganze Erzählung.“ De Quincey, Bekenntnisse, S. 213. Vgl. außerdem, ebd., S. 10, 25 u.ö. Die Fassung von 1822 kommt diesem Traumbuch näher als die revidierte Fassung von 1856. Jünger benutzt wahrscheinlich die erste Übertragung ins Deutsche von H. und A. Moeller-Bruck (Berlin 1902). Dieser Übertragung liegt die Ausgabe von 1822 zugrunde.

11 De Quincey, Bekenntnisse, S. 234. Im Jahr 1844 erscheint dann wirklich T. De Quincey, *The Logic of Political Economy.*

12 De Quincey, Bekenntnisse, S. 232.

13 Jünger, Herz, S. 207.

14 Ebd., S. 200.

15 Ebd., S. 196f.

16 Ebd., S. 215–21.

17 De Quincey, Bekenntnisse, S. 235.

„Überspanntheit“ ist genau besehen aber gerade die Voraussetzung für diese Literatur. De Quincey erzählt nicht mehr die Geschichte eines dramatisch gewendeten Lebenslaufes, den eine *seelische Pein* verursacht, sondern die Geschichte seiner „physischen Erneuerung“[18] durch das Opium, die Geburt des Autors und der Literatur aus dem Geist der Droge.[19] „Die sinnlosen Bilder eines Fieberkranken“[20] der Horaz'schen Poetik sind literaturfähig geworden.

Die Wende oder Berufung (zur Sucht) wird von einer Trigeminusneuralgie, einem rheumatischen Gesichtsschmerz ausgelöst. Spätere Suchtphasen bekämpfen chronischen Magenschmerz. Viel wichtiger aber ist, daß es trotz aller gegenteiligen ironischen (dem bürgerlichen Lesepublikum geschuldeten) Beteuerungen keine Normalität jenseits des Drogenrauschs[21], andauernden Fiebers[22], böser Träume und nervlicher Überreiztheit geben darf: Quelle der Inspiration ist häufig ein „grausamster Zustand nervlicher Erregung unter einander widersprechenden Kräften, deren überragendste der Schrecken war.“[23] Daß die Aufzeichnung der *pathologischen* Visionen ein mittels der Droge künstlich hervorgerufener Idealzustand ist, mag folgende Notiz hinreichend belegen. De Quincey vermerkt hier, daß „zwei einander entgegenge-

18 Ebd., S. 250f.

19 Vgl. auch A. Ronell, Drogenkriege, Frankfurt/M. (1994), S. 80ff. Außerdem M. H. Abrams, The Milk of Paradise. The effect of opium visions on the works of De Quincey, Crabbe, Francis Thompson, and Coleridge, New York (1970; EA 1934), J. H. Miller, Thomas De Quincey, in: ders., The Disappearance of God. Five nineteenth-century writers, Cambridge/Mass. (1963), S. 17–80, A. Hayter, Opium and the Romantic Imagination, London (1968); A. Kupfer, Göttliche Gifte. Kleine Kulturgeschichte des Rausches seit dem Garten Eden, Stuttgart (1996).

20 Horaz, Ars Poetica. Die Dichtkunst, übers. v. E. Schäfer, Stuttgart (1994), S. 5.

21 In jeder Phase des berichteten Zeitraums steht der Autor unter dem Einfluß von Alkohol und Opium und wird nicht müde, die heilsame Wirkung dieser Drogen zu betonen. Vgl. De Quincey, Bekenntnisse, S. 8, S. 10, S. 15f., S. 163, S. 174, S. 197, S. 217, 250f. u.ö.

22 De Quincey beschreibt seine „so häßlichen Visionen und so gespenstischen Phantome, wie sie je das Lager des Orestes umjagt hatten.“ Die „Gefährtin“ wird gelobt für die Bereitschaft, ihm „jahrelang die ungesunde Feuchtigkeit von der Stirn zu wischen oder meine Lippen zu erfrischen, wenn sie von Fieber ausgedörrt und hart geworden waren.“ Ebd., S. 179. Vgl. auch ebd., S. 222.

23 De Quincey, Bekenntnisse, S. 146. Dazu ausführlich J. Söring, Provozierte ‚Gewalt‘ – Zur Poetologie des Drogenrauschs, in: Arcadia, 28. Jg. (1993), S. 142–157.

setzte unnatürliche Faktoren schließlich zu einem höchst natürlichen und heilsamen Ergebnis führen können. Nervenreizung ist die geheime Verwüstung menschlichen Lebens; und dafür gibt es sonst keine kontrollierende Macht außer Opium, täglich und unter ständiger Kontrolle genommen."[24] Das Opium hat zwar „die Kraft, alle Erregungen des Nervensystems zu beruhigen, (und) zweitens die Kraft, alle Lustempfindungen zu steigern", aber es etabliert nur eine künstliche Überspanntheit: „das geheime, unterschwellige Motiv jener prunkvollen Träume und Traumszenen, die in Wirklichkeit das wahre – erste und letzte – Anliegen sind, mit dem sich diese Bekenntnisse beschäftigen."[25] Im Medium eines künstlich herbeigeführten (erschriebenen) visionären Zustands der Hysterie, des Traums, des Rausches oder Fiebers werden traditionelle Formen des Berichts, der Erzähler-zentrierten Sequentialität aufgelöst und durch Formen simultaner Bildlichkeit ersetzt. „Die wilde chemische Kraft der Träume"[26] schafft – so die Suggestion und Poetik – eigenmächtig Verbindungen.

Einem Hinweis von Borges folgend[27], stößt man in De Quinceys Text auf die anregende Bildwelt von William Beckfords *Vathek*, den der Autor zuerst 1782 in französischer Sprache herausbrachte. Henley übersetzt dann 1785 ins Englische. Mallarmé wird 1876 ein Vorwort für eine Neuausgabe beisteuern.[28] Chapman, der erste gründliche Biograph Beckfords, nennt unter den Werken, die das merkwürdige Buch angeregt haben könnten, den (Radierungen-) Zyklus *Carceri d'inventione* Piranesis.[29] De Quincey selbst berichtet in anderem Zusammenhang folgende Szene: „Als ich mir vor vielen Jahren Piranesis ‚Römische Antike' ansah, stand Coleridge dabei und beschrieb mir eine Reihe von Stichen dieses Künstlers, die seine ‚Träume' genannt wurden und die die Szenerie seiner Visionen während eines Fieberwahns wiedergaben."[30]

24 De Quincey, Bekenntnisse, S. 222.

25 Ebd., S. 25.

26 Ebd., S. 237.

27 Vgl. J. L. Borges, Über den Vathek von William Beckford (1943), in: ders., Inquisitionen, Frankfurt/M. (1992), S. 145–149.

28 Siehe auch C. Einstein, Vathek (1910), in: ders., Werke, Bd. 1, hrsg. von R.-D. Baacke u. J. Kwasny, Berlin (1980), S. 28–31.

29 Dazu ausführlich aus anderer Perspektive N. Miller, Archäologie des Traums. Versuch über Giovanni Battista Piranesi, München (1994; EA 1978).

30 De Quincey, Bekenntnisse, S. 240.

Man denkt augenblicklich an Hoffmanns *Fantasiestücke in Callots Manier*, und kann nur vermuten, wie zentral Anleihen dieser Art für die Konsolidierung einer modernen Literatur nach 1770 im Namen der visionären Phantasie sind.[31] Der bemerkenswerte Tatbestand, daß De Quincey seinen *Bekenntnissen* eigens einen Apparat von „Anmerkungen" hinzufügte, muß hier Erwähnung finden, weil eine dieser Anmerkungen den Gebrauch des (Traum-) Motiv-Begriffs in genau diese Richtung (der Kunstgeschichte) erläutert: „MOTIV: – Das Wort ‚Motiv' wird hier in dem Sinn gebraucht, den Künstler und Kunstkenner dem Fachausdruck ‚motivo' beilegen, wie er für Bilder oder besondere Tonfolgen eines musikalischen Themas benutzt wird."[32]

Der Text selbst wird komponiert als Abfolge von Figuren der *Unfaßbarkeit*[33] und *Unsagbarkeit* (des Schreckens, des Schmerzes und der Angst), als Delirium einer scheinbar unkontrollierten „Bilderflut". Die Fähigkeit, diese Bilderflut schließlich doch in ein (wenn auch noch so vorläufiges) Text-Bett zu zwingen, sie in ihrer Übermacht zu artikulieren, trennt den Autor von einem Leser-/Laienvolk. Im Namen der ersten souveränen Generation jener von der Drogen-Muse in ihre Ämter eingeführten Poeten[34] rechnet Thomas De Quincey mit dem opiumsüchtigen *Romantiker* Samuel Taylor Coleridge wiederum in einem Bild der Literatur ab: „In der Geschichte der menschlichen Selbsttäuschung ist es wirklich bemerkenswert, daß Coleridge angesichts solcher Tatsachen solche Sprache führen konnte. Ich, der ich keineswegs mit meinem Sieg über

31 Viele Belege sammelt S. Reher, Leuchtende Finsternis. Erzählen in Callots Manier, Köln (1997).

32 De Quincey, Bekenntnisse, S. 258–300, hier: S. 262. Die Kennzeichnung dieser neuen Bilderwelt (und der Techniken ihrer Generierung) wird erst ab der Mitte des Jahrhunderts (nach Anleihen bei Chemie, Physik bzw. dem zeitgenössischen Magnetismus) als „Empfindlichkeit", als „Verringerung der Reizschwelle" auf den Stand der physiologischen Forschung gebracht werden.

33 Vgl. Borges, Vathek, S. 148: „Es gibt ein unübersetzbares englisches Eigenschaftswort, das Epitheton ‚uncanny' trifft auf gewisse Seiten des Vathek zu; soviel ich weiß, auf kein anderes Buch vor ihm."

34 Pym, der Held des schreibenden Alkoholikers Edgar Allan Poe, wagt seine folgenreiche Ausfahrt mit dem Segelboot erst im volltrunkenen Zustand. Vgl. M. Frank, Aufbruch ins Ziellose, in: ders., Kaltes Herz. Unendliche Fahrt. Neue Mythologie, Motiv-Untersuchungen zur Pathogenese der Moderne, Frankfurt/M. (1989), S. 50–92. Baudelaires Kompetenz ist unzweifelhaft – er bearbeitet und übersetzt außerdem de Quinceys Text. Die Expeditionen William Blakes müssen hier vernachlässigt werden.

mich selbst prahle und keinerlei moralisches Argument gegen den freien Gebrauch von Opium besitze, durchbrach dennoch aus reinen Klugheitsgründen mehr als einmal die Knechtschaft, und zwar mit Anstrengungen, die ich als Formen übernatürlicher Leiden geschildert habe. Er war ein Sklave dieser mächtigen Droge, nicht weniger abhängig als Caliban von Prospero, seinem verabscheuten und doch despotischen Herrn."[35]

Eine diesem Selbstbewußtsein korrespondierende poetologische Simultanitätsutopie findet bei dem Rhetorik-Experten[36] De Quincey ihr Medium in einer Neufassung des menschlichen Gedächtnisses: „In ihm gibt es, dessen bin ich mir sicher, kein endgültiges Vergessen; Spuren, die einmal dem Gedächtnis eingeprägt wurden, sind unzerstörbar; tausend Zufälle können lediglich einen Schleier zwischen unser gegenwärtiges Bewußtsein und die geheimen Inschriften in unserem Geist legen, und sie tun das auch. Zufälle derselben Art reißen diesen Schleier auch wieder hinweg."[37] Den Zugriff auf diesen Speicher regelt der Zufall. Die Unterscheidbarkeit von Nacht und Tag, Wachsein und Schlaf, Wirklichkeit und Halluzination fällt mit dieser die Grenzen des Bewußtseins ignorierenden Speicherkapazität. Von nun an wird die ästhetizistische Literatur von Theophile Gautier bis Joris Karl Huysmans statt die philosophisch valorisierte, Bewußtsein erhaltende Macht der Unterscheidung auszuüben, gerade ihr Interesse an mentalen Grauzonen, Nuancierungen auf Farb- und Tonskalen (Gautier) oder einer Syntax der Übergänge (Huysmans) bekunden.

Die Poetik richtet sich an der Vorgabe aus, ein *Schlaglicht*, einen *spot* auf diesen immer schon vorhandenen unkontrollierbaren Bildervorrat zu werfen, oder mit neuen rezeptiven Fähigkeiten auf einen Bildersturz zu reagieren. Die populäre mediale Umschrift des *Augenblicks des Todes*[38] kommt an dieser Stelle mehr als nur anekdotische Bedeutung zu: „Mir wurde einmal von einer nahen Verwandten erzählt, daß sie in ihrer Kindheit in einen Fluß gefallen war; als sie sich unmittelbar am Rande des Todes befand, wenn Hilfe sie nicht im letzten kritischen Mo-

35 De Quincey, Bekenntnisse, S. 21. Durch den gesamten Text wird die Auseinandersetzung mit Coleridge immer wieder aufgegriffen.

36 Vgl. Selected Essays on Rhetoric by T. De Quincey, ed. F. Burwick. Foreword by D. Potter, Carbondale/Edwardsville (1967).

37 De Quincey, Bekenntnisse, S. 238. Lange vor Borges oder Eco beschäftigt sich De Quincey in einem Essay mit dem Palimpsest.

38 Vgl. auch De Quinceys Arbeit *The Vision of Sudden Death.*

ment erreicht hätte, sah sie in einem Augenblick ihr ganzes bisheriges Leben, ausgestattet mit seinen vergangenen Einzelheiten, wie in einem Spiegel vor ihr aufgebaut, nicht nacheinander, sondern nebeneinander; und sie hatte genausoschnell die Fähigkeit entwickelt, das Ganze und jeden Teil zu erfassen."[39]

Der Angriff auf die traditionelle hermeneutische Topik soll hier nicht im Mittelpunkt stehen, denn einer anderen Suggestion gilt unser Augenmerk. Der Zufall des Zugriffs ist kein Zufall, sondern ein poetologisch instrumentalisierter physischer Grenzfall, den es glaubwürdig herbeizuschreiben gilt: der nahe Tod „durch überwältigende nervliche Schrekken"[40], die nackte Angst oder der heftige Schmerz. Psycho-physiologisches Substrat dieser Extremempfindungen sind der *Schock* und der *Schwindel*. Der Schock ist „derjenige plötzliche und heftige Gewaltvorgang, der die Kontinuität einer künstlich-mechanisch hergestellten Bewegung oder Situation durchschlägt, sowie der darauffolgende Zustand der Zerrüttung." (W. Schivelbusch) Diese ganz auf den (Verkehrs-) Unfall[41] zugeschnittene Definition, deren medizinisch-iuristische Bedeutung seit den 1840er Jahren stetig zunimmt[42], wird in der Literatur als Wahrnehmungsschock, als *Unfall des Bewußtseins* inszeniert.[43] Die Beruhigung, die angesichts solcher Schrecken die Droge (als kontrollierter Schwindel) bewirkt, verschafft dem Autor-Medium nur genau den Spielraum, den es zur Behauptung einer besonderen Schreibkompetenz braucht: der Autor als erfahrener Text-junkie, der im Angesicht des Unsagbaren, der *dream-fugue* (De Quincey), die hochempfindlichen Nerven behält. Die Unaussprechlichkeit eines solchen Schreckens, Poes klassisches Bild des *Maelstroms*[44], birgt in seiner Mitte allerdings nicht

39 De Quincey, Bekenntnisse, S. 238.

40 Ebd., S. 249.

41 Vgl. De Quinceys langen Essay *The English Mail Coach* von 1849. Darin vor allem das Kapitel *The Glory of Motion.*

42 Siehe insgesamt W. Schivelbusch, Geschichte der Eisenbahnreise. Zur Industrialisierung von Raum und Zeit im 19. Jahrhundert, Frankfurt/M. (1989; EA 1977), S. 117 bis 151.

43 Dazu Ellenberger, Entdeckung, S. 137–161.

44 Vgl. dazu K.-H. Bohrer, Ästhetik , S. 168–185, J. Fürnkäs, Ernst Jüngers Abenteuerliches Herz. Erste Fassung (1929) im Kontext des europäischen Surrealismus, in: H.-H. Müller/H. Segeberg (Hg.), Ernst Jünger im 20. Jahrhundert, München (1995), S. 59–76 u. U. Brunotte, Hinab in den Maelstrom, Stuttgart (1993).

so sehr das *Grauen*, sondern die berechtigte Angst, daß *es* so schon einmal beschrieben wurde.

Der Erzähler De Quincey zeigt seine fleißige Lektüre idealistischer Philosophie mehrfach an[45], um die Abgrenzung des Verstehens von der *bloßen Imagination* aufzuheben: „Ich las wieder Kant; und ich verstand ihn wieder oder bildete mir ein, es zu tun.“[46] Das Bewußtseinskonzept wird in nicht-hierarchische, d.h. literarische, nicht mehr philosophische Verdoppelungsfiguren aufgelöst: „Als die schöpferische Fähigkeit meines Auges wuchs, entstand in einer Hinsicht ein Gleichklang zwischen dem träumenden und dem wachenden Zustand des Gehirns.“[47] Damit wird der seit der Romantik als *Nachtseite* codierte Raum eröffnet für den Genuß der Empfindung einer „Furcht vor der Furcht“, der die Literatur auf ihr (ikonographisches) Material verweist. Ein *Selbst*, das „absolut erschöpft zu sein schien“[48], schickt den Autor folgerichtig auf das Meer, den Ozean der *Texte*, dem seine *Bewußtseinsinhalte* immer schon entstammen: „Die Träume von silbrigen weiten Wasserflächen verfolgten mich so sehr, daß ich einen wassersuchtartigen Geisteszustand oder die Tendenz dazu befürchtete, der sich selbst hatte objektiv werden lassen und den das empfindende Organ als sein eigenes Objekt projizieren konnte.“[49] Das Bewußtsein projiziert keine Inhalte mehr, sondern nur noch unabschließbare *Bilderfluten* als Texte von (Fieber-) Träumen, Rauschzuständen, Spaltungen. Der Ausdruck jeder noch so intensiven, Unmittelbarkeit versprechenden Empfindung führt auf die Empfindung der Empfindung, auf die Selbstbeobachtung in der Künstlichkeit: „Und oftmals geschah es, daß ich vom Sonnenuntergang bis zum Sonnenaufgang, die Stunden der Nacht hindurch bewegungslos wie angefroren sit-

45 Diese Lektüre steht ganz im Zeichen der Droge: „Und was tue ich in den Bergen? Ich nehme Opium. Ja, aber was noch? Nun Leser, im Jahr 1812, in dem wir jetzt angekommen sind, wie auch schon einige Jahre vorher, studierte ich vorwiegend die deutsche Metaphysik in den Schriften von Kant, Fichte, Schelling usw.“ Vgl. De Quincey, Bekenntnisse, S. 198. Neben Crabb Robinson gibt es hier eine zweite Rezeptionsinstanz für Kants Autonomie-Konzept und seine Bedeutung für den Ästhetizismus. Vgl. G. Plumpe, Epochen moderner Literatur. Ein systemtheoretischer Entwurf, Opladen (1995), S. 142. 1826/27 erscheint De Quinceys *Die letzten Tage des Immanuel Kant.*

46 De Quincey, Bekenntnisse, S. 204.

47 Ebd., S. 236.

48 Ebd., S. 71.

49 Ebd., S. 242.

zen blieb, ohne Bewußtsein meiner selbst als eines Objekts, das sich in irgendeiner Weise von der Szene unterschied, die ich von oben betrachtete."[50]

Solcher Genuß der Spaltungen, des „Erschreckens vor dem Schrekken", der „Furcht vor der Furcht" und des „Schmerzes im Schmerz" birgt die angezeigte Gefahr der Redundanz des zitierten Bildmaterials und den Vorwurf der Fälschung, – den gefährlichen (und um so zutreffenderen) Verdacht, *nur noch Literatur* zu sein. De Quincey ist es beizeiten „merkwürdig", sich selbst, „materialiter betrachtet, im Verdacht zu sehen", sich selbst, „formaliter betrachtet, fälschend nachzuahmen"[51]. Die revidierte Fassung der *Bekenntnisse* von 1856 trägt diesem (Selbst-) Vorwurf der Künstlichkeit Rechnung. Die Muse des Opiums, das halluzinativ vorgebrachte Dogma des Ästhetizismus, wird im Zeichen des traditionellen Mysteriums des Schöpferischen seiner Radikalität nachträglich entkleidet: „Denn das Opium ist geheimnisvoll; manchmal bis zum offensichtlichen Widerspruch in sich geheimnisvoll; und so geheimnisvoll, daß auch meine lange Erfahrung in seinem Gebrauch mich nur zu Schlußfolgerungen brachte, die sich immer weiter von dem entfernten, was ich heute als Wahrheit betrachte."[52]

Unumkehrbar aber ist die ästhetizistische Installation einer in Bildern der explorativen Ausdehnung erschriebenen unfaßbaren Mitte der Phantasien. Eine Poetik der blitzartigen Erhellung verspricht den komprimierten (Augen-) Blick auf das Zentrum dieser grenzenlosen visionären Textwelt. Dem Autor gibt keine theologisch oder philosophisch verbrämte Instanz mehr Wahrheit ein. Die Produktivität resultiert seit 1800 zunehmend aus der Pathologie überreizter *Nerven*, um schließlich – den Verdacht unmoralischer Krankhaftigkeit zerstreuend – die Kompetenz zu erwerben, durch einen dezentrierten, die Sensibilität steigernden Sinnesapparat Botschaften aus dem neuen Raum zu übersetzen. Dem Aufflackern heftiger Schmerzen, denen De Quincey eine eigene Anmerkung widmet[53], eignet gerade aufgrund ihrer Intensität

50 Ebd., S. 196.

51 Ebd., S. 167.

52 Ebd., S. 214.

53 „Wenn Zahnschmerzen auch nur in einer verschwindend geringen Anzahl von Fällen einen tödlichen Ausgang hätten, würden sie allgemein als die entsetzlichste Krankheit des Menschen betrachtet; wogegen die Gewißheit, daß sie selbst im schlimmsten Fall nicht zum Tode führen, und die Erfahrung, daß inmitten ihrer Stürme manchmal ein

und Unberechenbarkeit neue poetologische Zugkraft. Mit dem nochmaligen Herausstreichen der Schockqualitäten heftiger Schmerzen sind für Paul Valéry allerdings auch die Grenzen dieser Poetik aufgezeigt: „Das System ‚Illuminations' ergibt offensichtlich nur kurze Werke. Jedes Werk, das einzig auf ‚Effekte' ausgerichtet ist, zerfällt rasch in diese Effekte. Im übrigen sind die psychischen Elemente oder Keime dieser Art von Arbeit selbst wesentlich augenblickhaft – das heißt, ihre ‚Existenz' und ihre ‚Wirkung' sind von der reinen Sensibilität nicht weiter entwickelbar, auch nicht nach Belieben rekonstituierbar – genauso wie eine sehr heftige Schmerzempfindung und ganz in einem Minimum von ‚Zeit'. Vgl. die Schock- oder Explosivwirkungen. Die bemerkenswerte Erregungskraft einer gewissen ‚Inkohärenz' – zwingt zum Weiterschaffen. Das ist der ganze Symbolismus."[54]

Da sich aber diese Ästhetik in jenen Redundanzen der „Unfaßbarkeit" zu erschöpfen droht, wird dem Schmerz als unmittelbarer legitimierender Erschütterung des registrierenden (Fahrten-) Schreibers eine ausgebaute Stellung angewiesen. Diese Profilierung hat wiederum auch einen medizinischen Kontext: Seit der Jahrhundertmitte wird neben klassischen Drogen zur unspezifischen Schmerzbekämpfung an der Entwicklung spezieller „Schmerztöter"[55] gearbeitet. Bis zum Ende des Jahrhunderts steht eine ganze Palette von Mitteln zur Verfügung.[56] Diese Neutralisierungserfolge der Forschung erhöhen die fiktive Dimension von Schmerz, seine Künstlichkeit, und steigern die poetologisch-konstruktive Verwertbarkeit des Schmerzphänomens vor den konkurrierenden Extrembildern. Wunschobjekt dieser Literatur wird der

plötzlicher Wechsel erwartet werden darf, der lange heitere Windstille mit sich bringt, in ungerechtfertigter Herabsetzung dazu geführt haben, daß diese Erkrankung nur als Herausforderung von Standhaftigkeit und Geduld betrachtet wird. Man kann sich für ihre Intensität und überwältigende Heftigkeit keine überzeugendere Bemerkung denken als diese Tatsache: In meinem privaten Bekanntenkreis bezeichneten zwei Personen, die sowohl an Zahnschmerzen als an Krebs gelitten hatten, die erstere als vielfach schlimmer." Ebd., S. 261.

54 P. Valéry, Cahiers/Hefte 6, Frankfurt/M. (1993), S. 282. Diese Notiz stammt aus dem Jahr 1943. Vgl. Jünger, Herz, S. 96: „Unsere Betrachtung, unsere Ruhe selbst ist dynamischer Natur; das Schöne erschüttert uns durch eine Kette bunter Explosionen – es ruft einen Schauer hervor."

55 Vgl. Illich, Nemesis, S. 280 (Anm. 55).

56 Dazu Hüper, Schmerz, S. 108.

„Mensch, der aus Furcht vor der Furcht seine Nerven mit der weichen Watte der Betäubung verhüllte, und der unter dem trügerischen Schutz einer künstlichen Schmerzlosigkeit, grenzenlos allein mit all den tausend Bildern und Gedanken, die der Rausch einfluten läßt, über den Wolken seine Kreise zog."[57] Dieser *Test(e)*pilot ist Objekt und Zeuge von Extremerfahrungen in einer Person.

Der eskapistische Aufbruch ins *Innere*, dessen Verortung in einem entfernten *Außen* den neuen referentiellen Spielraum anzeigt, nutzt den Verlust der bekenntnisbereiten Innerlichkeit, um Zeugnisse ganz neuer Leiden anzupreisen und aufzuzeichnen. Das Auftauchen der kolonialen Metapher eines „wahre(n) inneren Afrika"[58] kurz vor Ausbruch der Französischen Revolution ist über seine Qualität als Gründungsdatum einer psychoanalytischen Urgemeinde hinaus eine zentrale Nahtstelle moderner Literatur. An dieser Stelle verläßt die Literatur das alteuropäische Terrain „multifunktionaler Kommunikation" mit „sich wechselseitig restringierenden, das dann noch Sagbare erheblich verknappenden Codes"[59]. Die Erkenntnis, wohin von nun an die Reise geht, wird behindert von einer Explosion lange bereit liegender topographischer Metaphern („Suche", „Pilgerfahrt", „Schweifen", „Odyssee" etc.), die nun verstärkt unter Berücksichtigung des Einwandes zu lesen sind, daß Literatur keine „glaubwürdige Informationsquelle über irgend etwas, außer über ihre eigene Sprache"[60] ist.

Arthur Rimbauds coming-out als *Poet* setzt an die Stelle *aufrichtiger Unmittelbarkeit* die Leiden des an alle Erschütterungen angeschlossenen Instrumentes[61], das seinen Standort im Unbekannten wählt: „Es geht

57 Jünger, Herz, S. 229.

58 Jean Paul, Selina oder über die Unsterblichkeit der Seele, in: ders., Sämtliche Werke (in 10 Bänden), hg. v. N. Miller, München (1963), Bd. 6, S. 1105–1236, hier: S. 1182.

59 Vgl. Plumpe, Epochen, S. 256.

60 P. de Man, Der Widerstand gegen die Theorie, in: V. Bohn (Hg.), Romantik. Literatur und Philosophie, Frankfurt (1987), S. 80–106, hier: S. 92.

61 „Ich schlotternder Seismograph der 50 Meilen weit/ geifernden Brunst massiger/ Maelströme und Behemots/ Ewiger Spinner der blauen Katatonien/ Mich dauern Europas überholte Brüstungen/ Sternarchipele sah ich, war in Inselreichen/ wo Fieberhimmel sich auftun der Wanderschaft." A. Rimbaud, Das trunkene Schiff, in: ders., Das poetische Werk, München (1988), S. 395–401. „Meine allzu gespannten Nerven geben nur noch schreiende und schmerzhafte Schwingungen von sich." C. Baudelaire, Werke, Bd. 8, S. 123.

darum, das Unbekannte zu erreichen durch die Entregelung aller Sinne. Die Leiden sind ungeheuerlich, aber man muß stark sein, wenn man als Poet geboren ist – und ich habe mich als Poet erkannt. Das ist durchaus nicht mein Fehler. Es ist falsch zu sagen: ich denke: man müßte sagen: es denkt mich. – Verzeihen Sie das Wortspiel. Ich ist ein anderer."[62] Dieser Abstand zum eigenen Ich, die geringe bis mangelnde Anteilnahme an der eigenen Person, die einer schmerzhaften Registratur unbekannter Sensationen weicht, ist so die unmittelbar vorausgehende Innovation des Ästhetizismus für das Genre der Anti-Autobiographie.[63] Hier liegt der Subtext aller folgenden Texte.[64]

Das 19. Jahrhundert kulminiert in einer Szene, die alle seine Möglichkeiten dezentralisierender Delirien novellistisch kurzschließt.[65] Joseph Conrads ständig fiebernder, opiumsüchtiger und am Rande einer aus *Nervenschwäche* resultierenden Hysterie wandelnder Erzähler Marlow gerät auf seiner Reise in das *Herz der Finsternis* (1899), das sich bei jedem Schritt in Richtung auf sein rein imaginatives Zentrum nur noch mehr verdunkelt[66], über diese Gewißheit selbst an den „Rand eines schwarzen, unfaßbaren Wahnsinns": „Wenn man auf solche Dinge zu achten hat, auf die Zufälligkeiten an der Oberfläche, ich sage euch, dann verblaßt die Wirklichkeit – sie verblaßt. Die innere Wahrheit ist verborgen – zum Glück, zum Glück. Aber ich spürte oft, wie ihre geheimnis-

62 A. Rimbaud, Brief an G. Izambard v. 13. 5. 1871, in: ders., Das poetische Werk, S. 11f. Dazu P. Bürger, ‚Je est un autre'. Poesie und Revolte bei Rimbaud, in: ders., Prosa der Moderne, Frankfurt/M. (1992), S. 159–174.

63 Zur Ästhetik und medialen Qualifizierung des Schmerzes siehe z.B. K. Westerwelle, Zeit und Schock. Charles Baudelaires ‚Confiteor des Artisten', in: Merkur, 47. Jg. (1993), S. 667–682.

64 Daß es nicht wirklich um eine strikte Entgegensetzung von identitärer und fragmentarischer, desintegrierter Autobiographie geht, zeigt B. Johnsons Hinweis auf das nicht-identitäre Potential in Rousseaus *Confessions*. Vgl. dies., Die kritische Differenz: BartheS/BalZac, in: A. Assmann (Hg.), Texte und Lektüren. Perspektiven der Literaturwissenschaft, Frankfurt/M. (1996), S. 142–155, hier: S. 144.

65 Am Ende des nächsten Jahrhunderts findet die „soziologische Biographieforschung" viel Lob für den „Typus Dezentrierung" und seine gelungene „Balance von Teilnahme und Beobachtung". Vgl. C. Geyer, Im Dreieck. Schmerzfreie Lebensläufe, in: Frankfurter Allgemeine Zeitung, 14. 4. 1993, Nr. 86, S.N5.

66 Nur unter der Folter (im *Traum*) wird das Herz *weiß*: „Mit Entsetzen bemerke ich, daß bei jedem Nadelstich, den die Blonde empfängt, sich dieses Herz schneeweiß, wie glühendes Eisen färbt." Jünger, Herz, S. 95.

volle Stille meinen Affenzirkus beobachtete, genau wie sie euch, meine Freunde, beobachtet."[67] Die innere Wahrheit rückt unerreichbar auf mit der vergeblichen Anstrengung der Annäherung.

Doch mit dem so qualifizierten Beobachter ist um den Preis einer dezidierten Aufgabe der Selbsterkenntnis durchaus ein größeres Einverständnis zu erzielen. Fremdheit inspiriert dann zu einem aufschlußreichen Zwiegespräch mit einem exzentrischen Punkt, dessen Grad des Unbeteiligtseins Bewunderung und nicht mehr nur Bestürzung hervorrufen kann. Ernst Jüngers programmatischer Eingangstext zum jetzt *abenteuerlichen* Herzen führt es vor: „Ich habe dieses Gefühl, als ob ein aufmerksam beobachtender Punkt aus exzentrischen Fernen das geheimnisvolle Getriebe kontrollierte und registrierte, selbst in den verworrensten Augenblicken nur selten verloren. Ja, es schien mir oft, als ob in sehr menschlichen Augenblicken, etwa denen der Angst, dort oben etwas vorginge, was ungefähr einem mokanten Lächeln verglichen werden könnte."[68]

Das Herz jedenfalls gibt seine Geheimnisse nicht mehr preis. Es vergrößert vorerst seine metaphorische Macht. Marlow sitzt „mit gekreuzten Beinen achtern an den Besanmast gelehnt" auf einer im Mündungsgebiet der Themse vor Anker liegenden Yacht. Er berichtet den ins Dunkel getauchten Zuhörern von seiner Jagd nach dem Phantom des Elfenbeinjägers Kurtz: „Die Fahrt flußaufwärts. Auf diesem Fluß verirrte man sich wie in einer Wüste und stieß den ganzen langen Tag auf Untiefen, wenn man versuchte, die Fahrrinne zu finden, bis man schon glaubte, man sei verhext und für immer abgeschnitten von allem, was man je gekannt hatte – irgendwo – weit weg – vielleicht in einem früheren Dasein. Es gab Augenblicke, da fiel die eigene Vergangenheit über einen her, wie es manchmal geschieht, wenn einem nicht eine Sekunde zur Besinnung bleibt; aber sie kam in Gestalt eines ruhelos lär-

67 Conrad, Herz S. 63.

68 Jünger, Herz, S. 5. Vgl. dazu Franz Kafkas Brief an Oskar Pollak v. 9. 11. 1903: „Ich bin vielleicht froh, daß Du weggefahren bist, so froh wie die Menschen sein müßten, wenn jemand auf den Mond kletterte, um sie von dort aus anzusehen, denn dieses Bewußtsein, von einer solchen Höhe und Ferne aus betrachtet zu werden, gäbe den Menschen eine wenn auch winzige Sicherheit dafür, daß ihre Bewegungen und Worte und Wünsche nicht allzu komisch und sinnlos wären, solange man auf den Sternwarten kein Lachen vom Monde her hört." F. Kafka, Gesammelte Werke, hrsg. von M. Brod, Briefe 1902–1924, Frankfurt/M. (o.J.), S. 18.

menden Traums, an den man sich staunend erinnerte. Ich mußte die Rätsel lösen, die der Wasserlauf mir aufgab."[69] Die *Diskontinuierung* der biographischen Masse, der sogenannte unkontrollierbare Bewußtseinsstrom, die Preisgabe des linearen Erzählens haben in diesem meist interpretierten Text des anglo-amerikanischen Sprachraums ihren (unberechtigten) klassischen Ort. Diese bis heute mächtige Position des ausgehenden 19. Jahrhunderts, dem die Geschlossenheit der (Auto-) Biographie die Norm eines intakten Selbstbewußtseins lieferte, kann nach diesem Einsturz nur noch Pathologien klassifizieren oder eine ersehnte Authentizität der Bewußtseinsströme (*Modernität*) honorieren.

Conrads opiumsüchtiger Odysseus dagegen berücksichtigt schon eingangs seiner Erzählung, daß er sich im topischen Gestrüpp der Literatur, im „düsteren Kreis eines Infernos"[70] bewegt, auf einem „rätselhaften Flußlauf", und „genauso falsch war wie die übrigen verhexten Pilger"[71]. Nach seiner Rückkehr „in die Totenstadt" (London)[72] bleibt ihm nur ein Manuskript: die „17 eng beschriebenen Seiten" von Kurtz' *Bericht für die ‚Internationale Gesellschaft zur Unterdrückung der Bräuche der Wilden'*[73] und die vage Erinnerung an ein weiteres Buch. Kurtz-Marlows aufgeklärte, postkolonialistische Nachfolger erben diese Aporie der Er-Fahrbarkeit: Michaux, Leiris[74] und Benedict[75] besuchen Südamerika, Afrika oder Japan, um die Beschreibbarkeit des Eigenen zu gewährleisten. Barley setzt diese Tradition fort.[76] Rutschky[77] oder Auge[78] finden (im Anschluß an Kracauer und Sarraute[79]) im Eigenen die eigentlichen Objekte der Fremdheit. Lévi-Strauss zieht am Leit-

69 Conrad, Herz, S. 62f.
70 Ebd., S. 31.
71 Ebd., S. 50.
72 Ebd., S. 132.
73 Ebd., S. 92.
74 M. Leiris' *Phantom Afrika* erscheint im Jahr von Jüngers *Über den Schmerz* (1934).
75 R. Benedicts *Patterns of Culture* erscheint im Jahr von Jüngers *Arbeiter* (1932).
76 Vgl. N. Barley, *Hallo Mister Puttymann. Bei den Toraja in Indonesien* (1994) und weitere Werke.
77 M. Rutschky, *Zur Ethnographie des Inlands* (1984) oder als neuere Publikation: *Unterwegs im Beitrittsgebiet* (1994).
78 M. Auge, *Orte und Nicht-Orte. Vorüberlegungen zu einer Ethnologie der Einsamkeit* (1994).
79 N. Sarraute, *Tropismen* (1938).

faden Montaignes[80] Autobiographie und Ethnographie zu einem Text zusammen[81] und nutzt Herders und Conrads (bzw. Homers) Einsicht, daß es sich auf dem Schiff noch am besten Erzählen läßt.[82] Das Eingeständnis, daß die Zunft auf ihrer „paradigmatischen Reise zum Paradigma anderswo"[83], um den Text des ganz *Anderen*, der das *Eigene* ist, zu entschlüsseln, nur sich selbst gelesen hat, wird unausweichlich: Theroux liest Malinowski[84], Malinowski liest Conrad[85], und Conrad liest die Ikone des Eskapismus: *Rimbaud* – den wiederum alle gelesen haben. Marlow schließlich landet bei der Tradition, bei Montaigne: „Wir leben, wie wir träumen – allein."[86]

Im Herz (wie schon am Rande) der Finsternis liegt folgerichtig auf dem Tisch einer verlassenen Hütte (nur) „ein Buch – etwas unmißverständlich Reales"[87]. Es ist eine „*Untersuchung zu einigen Schwerpunkten der Seemannskunst* von einem gewissen Towser oder Towson"[88]. Über 50 Titel see- und kaufmännischer Fachliteratur forderte bereits Rimbaud nach 1875 aus dem „Unbekannten", dem „Land des Elfenbeins" an.[89] *Schöne* Literatur findet sich nicht darunter – das war auch nicht notwendig. Sein *Trunkenes Schiff* hatte lange vor dem eigentlichen Aufbruch die Aussicht auf etwas anderes als Literatur im Fremden emphatisch zerstört: „Hinab fuhr ich/ abweisende Ströme/ fühlt ich mich los

80 Vgl. H. Ritter, Lévi-Strauss' Montaigne-Lektüre, in: Frankfurter Allgemeine Zeitung, 30. 3. 1993, S. L 20. Außerdem J. Starobinski, Rousseau als ‚Marginalist' Montaignes. Fünf unveröffentlichte Randnotizen, in: Merkur, 51. Jg. (1997), S. 391 ff.

81 Vgl. C. Lévi-Strauss, Traurige Tropen, Frankfurt/M. (1993; EA 1955).

82 „Mit welcher Andacht lassen sich auf dem Schiff Geschichte hören und erzälen? und ein Seemann wie sehr wird der zum Abentheuerlichen derselben disponirt?". J. G. Herder, Journal meiner Reise im Jahr 1769, historisch-kritische Ausgabe, Stuttgart (1983), S. 23. Vgl. Lévi-Strauss, Tropen, S. 14 ff. (Kap.: *Auf dem Schiff*).

83 Eine schöne Formulierung von C. Geertz. Vgl. ders., Die künstlichen Wilden. Der Anthropologe als Schriftsteller, München (1990; EA 1988), S. 78.

84 Siehe P. Theroux, Die glücklichen Inseln, Hamburg (1993; EA 1992), S. 192.

85 B. Malinowski, Ein Tagebuch im strikten Sinne des Wortes (1914–1918), Frankfurt/M. (1986; EA 1967), S. 56.

86 Conrad, Herz, S. 50.

87 Ebd., S. 69 f.

88 Ebd., S. 70 und S. 118. Dazu auch O. Lagercrantz, Reise ins Herz der Finsternis. Eine Reise mit Joseph Conrad, Frankfurt/M. (1988), S. 110.

89 Vgl. R. G. Schmidt, Nomadenschrift, in: A. Rimbaud, Das poetische Werk, S. 217–253, hier: S. 241 f.

vom Gängeln der Treidler:/ gellender Rothäute Zielbrett/ geworden hingen die/ an farbige Pfähle genagelt/ splitternackt/ (...) Von nun an badete ich im Poem des Meers."[90]

2. Entfernungen

An dieser Stelle (und an jeder anderen) stößt man auf die Literatur, die weiß, daß sie Literatur ist: Heißt Selbstbeobachtung dann Textbeobachtung? Wenn diese Selbstbeobachtung nicht als schmerzhafter Erkenntnisprozeß einer wissenschaftlichen Disziplin oder als Fieberdelirium, als „Wahl zwischen zwei Alpträumen"[1], inszeniert wird, dann bleibt die Frage nach einem eigenen Genre der Anti-Autobiographie[2] und ihrem Einsatz offen. Auch Marlows angeblicher Bewußtseinssturz entfaltet sich als erzähltechnische Reflexion: „‚Absurd!' schrie Marlow. ‚Das ist das Schlimmste daran, wenn man zu erzählen versucht ...'."[3] Der Versuch, folgerichtig zu erzählen, endet als delirierend-alptraumhaftes, immer schon zitiertes Erleben eines ästhetizistischen, nicht konkretisierbaren *Schocks*, der keine noch so zugespitzte referentielle Festlegung zulassen darf: „Tatsache ist, ich hatte völlig die Nerven verloren vor nackter blanker Angst, vor reinem abstrakten Entsetzen, das nichts zu tun hatte mit irgendeinem klaren Begriff von physischer Gefahr. Was dieses Gefühl so überwältigend machte, war – wie soll ich es umreißen – der moralische Schock, den ich bekam, als sei mir plötzlich etwas durch und durch Ungeheuerliches, dem Verstand Unerträgliches und der Seele Verhaßtes unerwartet zugestoßen. Das dauerte freilich nur den winzigsten Bruchteil einer Sekunde, und das gewohnte Gefühl alltäglicher tödlicher Gefahr, die Möglichkeit eines plötzlichen Angriffs, eines Massakers oder was weiß ich, in der ich uns schweben sah, war mir geradezu willkommen und half mir, die Fassung wiederzufinden."[4]

90 Rimbaud, Das poetische Werk, S. 395. Vgl. Jüngers Rimbaud-Referenzen: Jünger, Herz, S. 79 u. 130f.

1 Conrad, Herz, S. 115.

2 Eine andere Lesartet bietet H. Lethen, Verhaltenslehren der Kälte. Lebensversuche zwischen den Kriegen, Frankfurt/M. (1994) an.

3 Vgl. Conrad, Herz, S. 88f.

4 Ebd., S. 119.

Jüngers „erster Großentwurf einer Autobiographie“[5] innerhalb eines Werkes, das als eine einzige autobiographische Anstrengung bezeichnet worden ist, reproduziert dieses Tableau vollständig.[6] Der Text begibt sich in Anwendung einer epischen Selbstfiktion in eben das motivische Geflecht der Pilgerfahrt[7] durch die Hölle (der Großstadt): „An den Gesichtern und besonders an den Farben der Großstadt läßt sich Entsprechendes beobachten. Die Hölle selbst könnte nicht mit giftigeren Prunklichtern ausgestattet sein.“[8] Diese Großstadthölle als „Stätte der kompliziertesten Barbarei“ ist Beleg (-text) für den „verwickelten Traumzustand der Moderne“, der uns wiederum (nur) als Traumbuch vorliegt. Die Verwicklungen der Texte hüllen sich in die Metaphorik einer verschachtelten Architektur der Bewußtseinszustände.

Wie „Vergil, der einen stillen, aufmerksamen Dichter aus einer anderen Welt durch alle Schreckenskreise des Infernos zu geleiten hat“[9], versucht Jüngers *Ich* dem Leser „diese wilde Bewegung eines Fremdlings zu erklären“[10], der er sich selbst ist und die er selbst ausführt. Einen „Mann im Monde“[11] wählt sich der Ich-Erzähler dabei „zum unsicht-

5 P. Schünemann, Das Entschwinden der Biographie. Beobachtungen zum Werk Ernst Jüngers, in: H. L. Arnold (Hg.), Text & Kritik. Zeitschrift f. Literatur, Bd. 105/106 (1990), S. 52–58, hier: S. 53. Außerdem K. H. Bohrer, Augenblicke, in: Merkur, 52. Jg., H.5 (1998), S. 449–454.

6 Der Jüngersche Text ist (wie auch Conrads Text) durchflochten von ästhetizistischen Versuchen, das „Entsetzen“ (S. 10f.) oder das „absolute Nichts, das sich hinter dem letzten Schleier des Grauens verbirgt“ (S. 13), zu fassen.

7 „Ich wollte mich einen Augenblick lang im Schatten ergehen; aber kaum war ich dort, kam es mir vor, als sei ich in den düsteren Kreis eines Infernos geraten. Schwarze Gestalten kauerten, lagen, saßen in allen Haltungen von Schmerz, Hoffnungslosigkeit und Verzweiflung zwischen den Bäumen, lehnten sich an die Stämme, schmiegten sich an den Boden, vom Dämmerlicht halb ausgespien, halb verschlungen.“ Conrad, Herz, S. 31.

8 Jünger, Herz, S. 109.

9 Ebd., S. 113. A. Haverkamp hat am Beispiel der Dante/Brecht-Konstellation in einem Text Mickels die komplizierten Verschachtelungen des Vergil/Dante, sprich: Führer/Dichter-Doppels und seine poetologischen Konsequenzen aufgezeigt. Vgl. A. Haverkamp, Heteronomie: Mickels ‚Klopstock‘. Milton, Klopstock, Dante, Brecht und die epische Tradition, in: Weimarer Beiträge 38 (1992), S. 5–18, hier: S. 14.

10 Jünger, Herz, S. 113.

11 Zu Verwendung und Nachweis dieses von Jünger sehr häufig benutzten Bildes siehe den wunderbaren Text von H. Blumenberg, Ein Apokalyptiker mit Sicherungen. Glossen zur Langlebigkeit, in: Neue Zürcher Zeitung, 23. 3. 1990, Fernausg. Nr. 68, S. 39f.

baren Begleiter" und Zuhörer, um sich (und dem Leser) die „Phantastik zerschossener Dörfer" bei einem „nächtlichen Marsch" klar zu machen und die Schilderung dieses „unerhörten Vorgang(s) bis in seine kleinsten Einzelheiten"[12] dieser Literatur und ihrer Poetik der Verfremdung einzuverleiben. Das den Dante/Leser befallende „Erstaunen", die Fremdheit der Vorgänge, resultiert aus der paradoxen Forderung, die „Inbrunst an uns Anteil zu nehmen", noch zu steigern, „indem wir uns betrachten wie ein Jäger, der ein Tier in seiner Landschaft verfolgt."[13]

Das Buch *Das Abenteuerliche Herz. Aufzeichnungen bei Tag und Nacht* von 1929 führt wie Conrads Erzählung die substantialistische Herz-Metapher im Titel, die an die Unmittelbarkeit der Herzenssprache Rousseaus oder des *Werthers* gemahnt, setzt aber direkt das Programm des *entblößten* Herzens Baudelaires fort, das „nicht das der Authentizität"[14] ist. Flankiert wird die Metapher von Assoziationen zu Nietzsches Stammvokabular[15] und der aufklärungskritischen Literatur des 19. Jahrhunderts, der es schließlich gelingt, ein eigenes Genre von „Nachtbüchern"[16] neu zu begründen. Die Auftakt-Eintragung des Jüngerschen Textes, lose mit „Berlin" überschrieben, gehorcht der von Nietzsche ausgegebenen Losung einer Abgenutztheit jeder Introspektion und grenzt sich von einer Gegenseite ab: „Es wäre mir unmöglich, für meine Person die starke Anteilnahme aufzubringen, deren Vorhandensein ich nicht leugnen kann, verliehen mir nicht zwei Umstände eine gewisse Sicherheit. Einmal besitze ich das bestimmte Gefühl, einem im Grunde fremden und rätselhaften Wesen nachzuspüren, und dies bewahrt vor jener pöbelhaften Eigenwärme, jener Stickluft der inneren Wohn- und

12 Jünger, Herz, S. 113.

13 Ebd., S. 112f. Vgl. auch S. 173 u. 179.

14 K. H. Bohrer, Der romantische Brief. Die Entstehung ästhetischer Subjektivität, München (1987), S. 21.

15 Vgl. Nietzsche, KSA 12, 146.

16 Erinnert sei hier an *Nachtstücke*, *Nachtwachen* etc. Schon Conrads und Valérys Projekte werden als Reise ins „Herz der Finsternis" oder als nächtliche „Meerfahrt des Schlafes" gekennzeichnet. Unmittelbare Anregung dürften aber die *Ansichten von der Nachtseite der Natur* (1808) Gotthilf Heinrich Schuberts und die Neuausgabe einer Auswahl aus G. Th. Fechners *Tagesansicht gegenüber der Nachtansicht* (1878) durch V. v. Weizsäcker gewesen sein. Vgl. G. Th. Fechner, Tagesansicht und Nachtansicht. Eingel. u. hrsg. v. Prof.Dr.med. Freiherr v. Weizsäcker, Stuttgart (1922). In Jüngers Text finden sich entsprechende Hinweise auf Fechner.

Schlafzimmer, die mir am Anton Reiser unangenehm ist. Es verleiht dem Zugriff eine größere Sauberkeit, wie der Gummihandschuh den Fingern des Operateurs."[17] Doch die Abgrenzung gelingt nicht ganz: auch auf diesem Tisch liegt ein vieldeutiges Buch. Karl Philipp Moritz' Verständnis für den lauten Auszug aus den „inneren Wohn- und Schlafzimmern" wäre wohl größer als erwartet ausgefallen. Auch eine Utopie der Nähe ist ohne Spekulationen über Entfernungen nicht zu haben: „Aber was soll einer denn tun, wenn er von Menschen oder von seinem Schicksale unterdrückt wird, und nun nicht weiter kann? Was Bessers und Edlers, als sich hinaus versetzen über diese Erde, und über sich selber, gleichsam, als ob er ein anders von sich selber verschiednes Wesen wäre, das in einer höhern Region, aller dieser Dinge lächelt. (...) Sobald mir mein eigner Zustand beschwerlich wird, höre ich auf, mich für mich selber so sehr zu interessieren, und betrachte mich als einen Gegenstand meiner eigenen Beobachtung, als ob ich ein Fremder wäre, dessen Glücks- und Unglücksfälle ich mit kaltblütiger Aufmerksamkeit erzählen hörte."[18]

Wie und warum schreibt man aber über das Eigene, das das Fremde ist, das man nicht kennt? Wie schreibt man eine Anti-Autobiographie? Welche Position suggeriert einen Sieg über die Eitelkeit, „deren Vorhandensein ich nicht leugnen kann"? Es ist eine schnelle Antwort möglich: Auch dieser Text schreibt sich in immer schon vorhandene Traditionen ein. Lassen wir sie mit Montaigne beginnen: „Wir haben keinerlei Anteil am Sein." Diese erste Stufe einer produktiv gemachten Entfremdung wird als Boykott von *Welterfahrung* gezündet. Mit einer zweiten, ergänzenden Stufe wird das Interesse an der *Selbsterfahrung* abgeworfen: „Was ich an mir vermisse: jenes tiefe Interesse für mich selber. Ich stelle mich zu gerne außer mir heraus und gebe allem zu leicht Recht, was mich umgiebt. Ich werde schnell müde, beim Versuch, mich pathetisch zu nehmen. Ich habe nie tief über mich nachgedacht."[19]

Den Platz in der autobiographischen Flucht sichert aber die Andeutung, daß auch diese Schreiboperation Schmerz verwaltet, doch der Handschuh des Operateurs signalisiert die angekündigte Abweichung:

17 Jünger, Herz, S. 5.

18 K. P. Moritz, *Aussichten zu einer Experimentalseelenlehre* (1782). Zit. n. ders., Werke, hg.v. H. Günther, Frankfurt/M. (1981), Bd. 3, S. 94.

19 Nietzsche, KSA 9, 358 (1880).

Die Wirkung der Betäubung hat bereits eingesetzt. Was genau (örtlich?) betäubt wird, kann man nur vermuten. Wo liegt also das Pathos einer Literatur, die sich nicht pathetisch nimmt? Vielleicht in der Sauberkeit der Schnitte? Nietzsche jedenfalls scheute sich nicht bei solchen Operationen Blut zu vergießen und lobt die „beinahe heitere und neugierige Kälte des Psychologen, welche eine Menge schmerzlicher Dinge, die er unter sich hat, hinter sich hat, nachträglich für sich noch feststellt und gleichsam mit irgend einer Nadelspitze feststicht: – was Wunders, wenn, bei einer so spitzen und kitzligen Arbeit, gelegentlich auch etwas Blut fliesst, wenn der Psychologe Blut dabei an der Fingern und nicht immer nur – an den Fingern hat?"[20] Die Vertrautheit mit der oft genug blutig endenden Gravur verleiht Macht über den Schmerz. Eine schmerzliche Erfahrung wird bewußt wiederholt – der Psychologe immunisiert sich.

Indem das einmalige Leidens-Erlebnis zur Einübung einer *Haltung* benutzt wird, ist es nicht mehr von individuellem, sondern von allgemeinem Interesse. Das Individuelle fällt deutlich im Kurs. Die Erfahrung, „daß ich mich nicht mehr für einen Einzelfall interessieren konnte"[21], macht mit Gottfried Benn eine ganze Generation. Wie das *Erlebnis* wird auch das gewählte „Metier"[22] einer Revision unterzogen: „Nicht klug sein wollen, als Psycholog"[23], empfiehlt Nietzsche: „Meine tiefe Gleichgültigkeit gegen mich (...) diese Perspektive liegt außerhalb: ich handhabe meinen Charakter, aber denke weder daran, ihn zu verstehen, noch ihn zu verändern (...) Es scheint mir, daß man sich die Thore der Erkenntniß zumacht, sobald man sich für seinen persönlichen Fall interessirt."[24] Die umgekehrte Optik der Anti-Autobiographie löst den Blick vom „Nabel"[25] und schaut „vom Einzelnsten hinaus"[26].

20 Nietzsche, KSA 2, 371 (1886).

21 Vgl. G. Benn, Epilog und lyrisches Ich (1921/27), in: ders., Sämtliche Werke. Stuttgarter Ausgabe, Bd.III, S. 127–133, hier: S. 128.

22 Vgl. Jünger, Herz, S. 73, 125, 148 u.ö.

23 Nietzsche, KSA 12, 392 (1887).

24 Nietzsche, KSA 13, S. 126f.

25 „Wir haben weder Zeit noch Neugierde genug, uns dergestalt um uns selber zu drehn. Es steht, tiefer angesehn, sogar noch anders: wir mißtrauen allen Nabelschauern aus dem Grunde, weil uns die Selbstbeobachtung als eine Entartungsform des psychologischen Genies gilt." Nietzsche, KSA 13, 231 (1888).

26 Nietzsche, KSA 12, 392 (1887).

Diesem Ausblick widmet sich Thomas Mann in seinem ästhetizistischen Manifest *Bilse und ich*[27] von 1906. Nachdem er die „Beobachtung als Leidenschaft, als Passion, Martyrium" („wer kennt sie?") einer nur „scheinbaren Objektivität und Degagiertheit"[28] überführt hat, und die (kalte) „Bezeichnung" des Beobachteten als die sublime Rache des an seiner erhöhten „Schmerzfähigkeit"[29] leidenden beobachtenden Künstlers enttarnt hat, eröffnet er die Palette neuer Inhalte: „*Beobachten*, blitzschnell und mit einer schmerzlichen Bosheit, jede Einzelheit perzipieren, die im literarischen Sinne charakteristisch ist, typisch bedeutsam ist, Perspektiven eröffnet, die Rasse, das Soziale, das Psychologische bezeichnet, sie rücksichtslos zu vermerken, als hättest Du gar kein menschliches Verhältnis zu dem Geschauten."[30]

Jüngers Zeitgenosse Kafka wendet das Beobachtungsparadigma ins Groteske mit der Forderung nach einer *Verwinzigung*[31] des Schreibenden, der seiner selbst nur mehr mit dem instrumentalisierten, gerätehaften Doppel der Schrift[32] aus größter Distanz, Lichtjahre entfernt, ansichtig wird. Exzentrizität und Winzigkeit verkehren die Vervollkommnungsutopien des ausgehenden 18. Jahrhunderts in mikroskopische und astronomische Schreckbilder[33]: „Aber jeden Tag soll zumin-

27 „Lest dies! Merkt dies! Es ist ein Sendschreiben, ein kleines Manifest." Thomas Manns Worten wurde Folge geleistet. Das Manifest erschien zuerst in zwei Teilen in den Münchener Neuesten Nachrichten v. 15. u. 16. 2. 1906 und noch im selben Jahr als selbständige Buchveröffentlichung. Seine 4. (!) Auflage erlebte es schon 1910. T. M., Bilse und ich, in: ders., Essays Bd. 1: Frühlingssturm 1893–1918, hg. v. H. Kurzke u. S. Stachorski, Frankfurt/M. (1993), S. 36–50, hier: S. 50.

28 Mann, Bilse, S. 45.

29 Ebd., S. 47.

30 Ebd., S. 46.

31 „Zwei Möglichkeiten: sich unendlich klein machen oder es sein: Das zweite ist Vollendung, also Untätigkeit, das erste Beginn, also Tat." F. Kafka, Beim Bau der chinesischen Mauer und andere Schriften aus dem Nachlaß (= Gesammelte Werke in 12 Bänden. Nach der kritischen Ausgabe hg. v. H.-G. Koch), Frankfurt/M. (1994), S. 243 (Aphorismen 90). In der Brod-Ausgabe erscheint dieser Aphorismus in dem Band *Hochzeitsvorbereitungen auf dem Lande* (Frankfurt/M., 1987, S. 79) ergänzt um den Vorsatz: „Zum letztenmal Psychologie!"

32 Dazu D. Kremer, Die Identität der Schrift. Flaubert und Kafka, in: DVjS 63 (1989), H3, S. 547–573.

33 Vgl. R. Heinritz, Teleskop und Erzählperspektive, in: Poetica, 24 Jg. (1992), H.3/4, S. 341–355.

dest eine Zeile gegen mich gerichtet werden, wie man die Fernrohre jetzt gegen den Kometen richtet."[34] Diese Entrücktheit führt wie bei Jünger zu einer operativen Phantasie, die den eigenen Körper in Präparatform vor die Linse des Mikroskops legt: „4 (Mai 1913) Immerfort die Vorstellung eines breiten Selchermessers das eiligst und mit mechanischer Regelmäßigkeit von der Seite her in mich hineinfährt und ganz dünne Querschnitte losschneidet."[35] Der unverhohlene Haß Kafkas gegenüber „aktiver Selbstbeobachtung" als einem „hündischen Sich-Umlaufen"[36] wie auch Jüngers Plaudereien mit extraterrestrischen Beobachtern inmitten der Gefahr verschärfen (mehr oder weniger skrupulös) dasselbe instrumentelle Pathos Nietzsches: „Wir Psychologen der Zukunft - wir haben wenig guten Willen zur Selbstbeobachtung: wir nehmen es fast als ein Zeichen von Entartung, wenn ein Instrument ‚sich selbst zu erkennen' sucht: wir sind ‚Instrumente der Erkenntnis' und möchten die ganze Naivetät und Präcision eines Instrumentes haben; - folglich dürfen wir uns selbst nicht analysiren, nicht ‚kennen'."[37]

Das dem „Erkenntnis-Lyriker"[38] Friedrich Nietzsche von Thomas Mann auf den Leib geschneiderte Programm eines deutschen Ästhetizismus, nämlich das Typische (als *Rasse*, *Soziales* und *Psychologisches*) dem Individuellen vorzuziehen, und mit kaltem Blick zu registrieren, wird also von Ernst Jünger aufgegriffen. Der Einzelne ist als Vertreter seiner Generation und als Exemplar der Gattung Mensch von Bedeutung. Dies gibt den neuen Rahmen ab in dem sich Überlieferungswertes ereignet - und beschließt die erste Eintragung in das Logbuch des abenteuerlichen Herzens: „Dann aber weiß ich auch, daß mein Grunderlebnis, das, was eben durch den lebendigen Vorgang sich zum Ausdruck bringt, das für meine Generation typische Erlebnis ist, eine an das Zeitmotiv gebundene Variation, oder eine, vielleicht absonderliche, Spezies, die jedoch keineswegs aus dem Rahmen der Gattungskennzeichen fällt. Aus diesem Bewußtsein heraus meine ich auch, wenn ich mich mit mir beschäftige, nicht eigentlich mich, sondern das, was dieser Erschei-

34 Kafka, Ges. Werke, Bd. 9, S. 15.
35 Kafka, Ges. Werke, Bd. 10, S. 101.
36 Ebd., S. 213f.
37 Nietzsche, KSA 13, 230.
38 Mann, Bilse, S. 45.

nung zugrunde liegt, und was somit in seinem gültigsten und dem Zufall entzogensten Sinne auch jeder andere für sich in Anspruch nehmen darf."[39]

Die „Künstlichkeit" der antiindividualistischen Geste und die barbarische „Unwidersprechlichkeit"[40] (Kafka) des Schmerzes sollen zusammen gedacht werden. Mit Gautiers paradoxem Credo („La barbarie mieux que la platitude."[41]) legt Jünger fest, was es fortan zu berichten gibt: Es sind mit einem schönen Wort Hans Blumenbergs „Überlebnisse"[42] eines rücksichtslosen Eroberungszuges, der dem Vertrauten gilt. „So müssen wir denn sagen mit dem Feldhauptmann Bernal Diaz, dem treuen Begleiter Cortez' auf dem wunderbaren Zuge durch Mexiko: Wir sind es, die von diesen Erlebnissen berichten müssen, da die Wolken und Berge, die auf sie herabsahen, dazu nicht imstande sind."[43] Das persönliche Bekenntnis weicht dem nahezu anonymen Bericht eines zufälligen Teilnehmers. Der einleitenden Skizze folgt kein geschlossener Text. Jünger schreibt wenige Sequenzen einer heroischen Autobiographie, die feste Urszenen des Genres geschickt variieren: „Welch herrlichen Tag verlebte ich damals, kurz nachdem ich die Zugspitze zum letzten Male bestiegen hatte, ehe sie die Technik

39 Jünger, Herz, S. 6.

40 Vgl. Kafka, Ges. Werke, Bd. 11, S. 215.

41 Jünger, Herz, S. 195. Acht Jahre später zitiert er ihn dann richtig: „Wir treten in einen seltsamen Abschnitt ein, indem man zugleich natürlicher und künstlicher lebt, auf jeden Fall aber gefährlicher, und Hoffmanns Visionen gewinnen Realität. Aber noch dringt die Ahnung künftiger Ordnungen verworren in unser Dasein ein wie die verwehten Takte einer fernen Musik. Halten wir uns vorläufig an den schönen Spruch von Théophile Gautier: ‚La barbarie nous vaut mieux que la platitude'." Ders., Nachwort, in: ders., Afrikanische Spiele (1936), einmalige unveränd. Ausgabe, Hamburg (1937), S. 220–225, hier: S. 224.

42 H. Blumenberg, Jahrhundertgestalt, in: Neue Zürcher Zeitung, 25./26. 3. 1995, Fernausg. Nr. 71. Hier paßt ein Hinweis auf Conrads Figur des ‚Russen', der Marlow das Buch im Zentrum des Textes (mit unverständlichen Randbemerkungen) zurückläßt: „Er hatte nur das Bedürfnis, am Leben zu sein und sich unter größtmöglicher Gefahr mit einem Höchstmaß an Entbehrungen durchzuschlagen. Wenn je ein Menschenkind von dem vollkommenen reinen, auf keinen Vorteil bedachten, an keinem praktischen Gewinn interessierten Geist des Abenteuers besessen war, dann dieser junge Mann in seinem Flickenkleid." Conrad, Herz, S. 102f.

43 Jünger, Herz, S. 230.

für immer unbesteiglich machte."[44] Jünger besteigt ‚seinen' Mont Ventoux[45] mit einer ganzen Bibliothek im Gepäck. Die Erlebnisse und Aussichten sind angesiedelt auf einer imaginären Trennlinie zwischen zwei Zeitaltern, so daß sie immer einen epochalen, nie einen individuellen Stellenwert haben. Dieser Form entsprechend, wird das Fragmentarische aufgewertet. Anhand von Michelangelos „rohen Blöcken", Nietzsches „Schlachtfeld des Denkens", den „großen Romanen, die nicht vollendet wurden", wird dem (geschlossenen) „Werk ein minderer Grad an Notwendigkeit, etwas Zufälliges" attestiert. Fragmente dagegen sind das „Relikt einer einsamen, schrecklichen Verantwortung".[46]

Unser Interesse erweckt wiederum ein (unglückliches) Projekt: „Es handelte sich um einen kurzen Aufsatz über den Äther, von dem ich damals eine Übersetzung anfertigte, die mir aber inzwischen verlorengegangen ist."[47] Der Autor dieses kurzen Aufsatzes ist Maupassant – Conrads Lieblingsautor.[48] Doch die Pointe liegt woanders. Die der Ätherbehandlung folgende Narkose bewirkt „einen Grad der Versunkenheit", der „kaum in einer chinesischen Opiumhöhle anzutreffen ist"[49]. Hiermit aber betritt man des Autors „Lieblingsgebiet, den verwickelten Traumzustand der modernen Zivilisation"[50], der sich gegenüber De Quinceys Zeiten durch neue, breit angewendete Formen der Anästhesie zu einem kulturkritischen Topos verschärft hat. Die „Kehrseite des modernen Lebens tritt am schärfsten hervor, wenn seine Träger in Ruhe sind, und dies ist, abgesehen vom Schlafe, besonders in unseren Verkehrsmitteln der Fall."[51]

Der Bewohner der westlichen Zivilisation, so die kulturkritische Analyse, befindet sich in einer Art Dauertrance, in die ihn die Droge einer

44 Ebd., S. 176.

45 Vgl. J. Pfeiffer, Petrarca und der Mont Ventoux, in: Germ.-Romanische Monatsschrift, Bd. 47, H.1/2 (1997), S. 1–24.

46 Jünger, Herz, S. 17f. Jünger zitiert nahezu die gesamte fragmentaristisch-aphoristische Tradition: Swedenborg, Pascal, Hamann, die Tagebücher Hebbels, Baudelaires usw. Das Einsamkeits-Motiv wird dann in den radikalen (nationalistischen) Kontext überführt. Vgl. Jünger, Herz, S. 236f.

47 Ebd., S. 77f.

48 Vgl. Batberger, Nachwort, S. 161.

49 Jünger, Herz, S. 92.

50 Ebd., S. 158.

51 Ebd., S. 182.

abstrakten Geschwindigkeit der modernen Technik versetzt und mittels derer er ihren Anforderungen standhält. In einen künstlichen Schlaf versetzt, um physischen und psychischen Grenzbelastungen gewachsen zu sein, wandelt er „mit dem Bestreben bewußter Zeiten“ auf „einer künstlichen Straße durch eine unsichere Landschaft“[52]. Die „Bewußtheit“, so die Konstruktion, ist also lediglich die unbewußte, nicht empfundene Künstlichkeit der extremen, hochtechnischen Lebensbedingungen, denn im „Traum sind Erwägungen sehr selten, die sich nicht auf den Traum beziehen“[53]. Dieser Zustand, in dem gerade die Künstlichkeit der Betäubung unbewußt bleibt, fordert den Einspruch des Autors: „Erwachen und Tapferkeit, das könnte auf unseren Fahnen stehen.“[54]

Das „Erwachen“ bietet jedoch nicht die beruhigende, frische Aussicht eines verflogenen Alpdrucks: Das Bildfeld des Maelstroms als einem „plötzlichen Einsturz des Bewußtseins“[55], dessen ständige Drohung das dünne Eis der Zivilisation andeutet, eröffnet den Ausblick auf das tatsächliche, kein Außen kennende „magische Höhlensystem der Träume und Räusche, in dem ein neuer Schwerpunkt gültig ist“[56], – und dem sich schon De Quincey, Beckford oder Hoffmann vor dem Leser ausgesetzt wähnten. Die ästhetizistische Poetik dieses „Schwindels“, des „Zusammenstoßes“[57], der „Gleichgewichtsstörung“[58], des „plötzlichen Übergangs“, des „Unfalls“ stellt für den Autor den Moment bereit, der die Hermetik der Traumwelt erschließt und das „Leben als Traum unter tausend Träumen“ nach dem Vorbild der Literatur lesbar macht. Der „verwickelte Zustand“ des modernen Lebens als Verschachtelung von Träumen wird zum Traumbuch nach dem Vorbild der Märchen aus *Tausendundeiner Nacht.* Diese conclusio reserviert endgültig den Status der Fremdheit für das nur noch scheinbar Vertraute.[59]

52 Ebd., S. 205.

53 Ebd., S. 93.

54 Ebd.

55 Ebd., S. 205.

56 Ebd., S. 207.

57 Ebd., S. 119.

58 Ebd., S. 58.

59 „Aber nur einen Augenblick müssen wir rasten, um (...) jener unbekanntesten Gemeinschaft, die in einer der versunkenen Magierstädte des fernen Ostens versammelt war, zu gedenken. Leben wir denn nicht in Fernen, die ebenso sonderbar und unseres höchsten Erstaunens würdig sind?“ Ebd., S. 183. Vgl. auch ebd., S. 169: „Unerhörte

Unter dem Begriff des *Wunderbaren* wird diese Poetik entfaltet: „Das Wunderbare, das tiefer als die Schönheit ist und sich durch sie als eines seiner Mittel offenbart, teilte sich so durch Träume, Bücher und Bilder mit (...) Diese Unterstützung des Wunderbaren war stark, stärker als es dem Bewußtsein klar wurde, ja manchmal sogar ins Körperliche übergreifend. Wer Sinn dafür besitzt, hat diese Angriffe des Wunderbaren auf die Welt der Tatsachen sicherlich an sich selbst erlebt, als Gleichgewichtsstörung in Augenblicken, in denen die magische Perspektive sich erschließt, als Stocken des Atems und des Herzschlages, als blitzartiges Erlöschen der Wahrnehmung und als ihr Wiedererwachen, dem, besonders nach dem optischen Einbruch gewisser Landschaften, die Welt irgendwie verändert erscheint."[60]

Daß auch „die Ärzte in ihrem großen Katalog von Geschmacklosigkeiten diesen Zustand rubriziert"[61] haben, erklärt die Gereiztheit eines Autors, der die neue Poetik auf dem Boden der Physiologie ausruft. Die Befähigung des Autors, den Augenblick des Einsturzes als Schlaglicht auf die vertrackte Künstlichkeit der Situation zu nutzen, resultiert aus dem bewußten Umgang mit dem unterschwelligen Schmerz, den diese alltägliche Narkose nur verhüllt. Der Autor bewährt sich als Buchhalter eines verborgenen Schmerzkapitals: „Daher besitzt auch eine Großstadt bei tiefer Nacht ebenso wie eine Fahrt zwischen regungslosen, gleichsam erstarrten Menschen etwas sehr Bedrückendes. Es ist eine große Kälte, ein finsterer Wald, der das Leben umgibt, das sich hier im engen Raume eingeschachtelt hat."[62] Der unterdrückte Schmerz wird aber nicht in der Tradition der Empfindsamkeit zum angemessenen Ausdruck gebracht, sondern unter der Bedingung, „daß der individuelle Raum nicht der entscheidende ist"[63], an seinen Orten aufgesucht und in seiner bewußten Hinnahme kultiviert. Zu diesem Zweck wird die gewohnte Ikonographie des Unfaßbaren ergänzt: In dem Flickenteppich von Eintragungen in das Buch des „Abenteuerlichen Herzens"

Entdeckungen sind in ‚Tausendundeiner Nacht' zu machen; einer plastischen Phantasie sind hier Fischzüge gelungen, deren sich die beste Metaphysik nicht zu schämen braucht." Außerdem ebd., S. 228.

60 Ebd., S. 58.

61 Ebd.

62 Ebd., S. 182.

63 Ebd., S. 170.

findet sich nahezu in der Mitte der Abschnitt *Zinnowitz*[64]. Hier wird dem Leser als Beute eines „ganz gewöhnlichen Spaziergang(s)" ein „glückliches Bild" präsentiert. Es handelt sich um das „große Blatt einer Zitterpappel, in das ein kreisrundes Loch gebrochen war".[65] Bei genauem Hinsehen entpuppt sich das idyllische Stilleben als Mahlzeit eines Schmetterlingsgeleges: „Die junge Brut hatte sich wie ein Feuerbrand des Lebens auf ihrem Nährboden ausgedehnt. Das Seltene dieses Anblickes bestand in der fast absoluten Schmerzlosigkeit der Zerstörung, die er vorspiegelte. Hier war es so augenscheinlich, wie die doppelte Buchführung des Lebens sich abgleicht."[66]

Das stilisierte Naturbild wird nach einigen historischen Exkursen zur „Haltung der Schlachtenführer, die hinter der Verbrennung die Veränderung sieht"[67], seiner aktuellen Bestimmung zugeführt: „Vergegenwärtigen wir uns aber, daß diesen Gipfeln einer prächtigen Unbarmherzigkeit die doppelte Höhe zukommt, insofern sie der Tiefebene einer immer feineren und schmerzlicheren Empfindsamkeit entwachsen?"[68] Das Vermeiden des Schmerzes, die Verdrängung des gewalttätigen Potentials des *Fortschritts* bietet aus anderer Perspektive die Möglichkeit einer gesteigerten, reflexiven Unempfindlichkeit: Denn der „Wille zur Macht" wird in der Moderne „durch einen peinlichen Willen zur Wertung kontrolliert, der das Maß der angerichteten Zerstörung nachrechnet und sie in ihrer vollen Schmerzlichkeit vor das Bewußtsein zu bringen sucht."[69] Die Feststellung aber, daß Gewalt schmerzhaft ausgeübt wird, ist der freudig begrüßte Ansatzpunkt für eine Zurückweisung des Mitleids[70] und eine ästhetizistische Ethik des Schmerzes, die – streng nietzscheanisch – „eine unerhörte Steigerung des Abstandes und der

64 Ebd., S. 149–156. Die Benennung und Anordnung der längeren Textabschnitte wäre eine Analyse wert: *Berlin* ist die häufigste Überschrift. *Neapel, Zinnowitz, Leipzig* und *H … und Berlin* fallen für länger Passagen je einmal und übernehmen besondere Funktionen.

65 Ebd., S. 149.

66 Ebd.

67 Ebd., S. 150.

68 Ebd., S. 150f.

69 Ebd., S. 151.

70 „Erkennt man die heroische Weltanschauung als verbindlich an, so muß man auch fühlen, daß der Schmerz, den die Gewalt verursacht, weit erträglicher ist als der, der mit den vergifteten Waffen des Mitleids trifft." Ebd., S. 233.

Gefährlichkeit"[71], so wie einen „hohen Grad der Schonungslosigkeit"[72] in Aussicht stellt. Genau an diesem Punkt läßt sich auch das Auftaktbild des *Operateurs* wieder einfügen: „Man muß die Messer des Schmerzes am eigenen Leibe fühlen, wenn man mit ihnen sicher und kaltblütig operieren will (...) Das heroische Gemüt, das sich verpflichtet fühlt, keiner Belastung auszuweichen, darf auch diese nicht scheuen. Eine Idee, die nicht begierig ist, jede Möglichkeit der Verantwortung an sich zu reißen, gleicht einem Gebäude, das man zu unterkellern vergißt."[73]

Allerdings macht ein Begriff von Verantwortung stutzig in einem Text, der sich so unverhohlen in die Tradition des Ästhetizismus stellt. Doch Jüngers Text ist nicht einfach *epigonal*: Der Vorrat der Bilder selbst ist begrenzt. Die ästhetizistische Poetik, die sich von einer Ästhetik der Anschauung des Schönen abzusetzen hat, wird nicht mehr nur von den Texten der eigenen Tradition, sondern auch auf dem weiten diskursiven Terrain der Physiologie, auf dem sie operiert, von der Schulmedizin[74] bzw. von der Psychoanalyse bedrängt. Freud wendet sich den Texten Hoffmanns oder den Märchen zu. Der anti-psychologische Affekt, der noch stärker ein anti-psychoanalytischer Affekt ist, wendet sich auch und gerade gegen diese geschlossenen Texte und ihre Voraussetzungen. Die Psychoanalyse ist durchaus als Re-Hermeneutisierung der experimentellen Physiologie zu verstehen. Der Ästhetizismus bekämpft dagegen sowohl die Meßbarkeit physiologischer Ex-

71 Ebd., S. 151. Die Tugenden des Dandys werden ins Spiel gebracht: „Der Mensch wird zivilisierter, d.h. barbarischer." (Ebd, S. 108) Die künstliche Barbarei ist sein Arbeitsgebiet. Vgl. dazu vor allem R. Gruenter, Formen des Dandysmus. Eine problemgeschichtliche Studie über Ernst Jünger, in: Euphorion 46. Jg. (1952), S. 170–201, T. Kielinger, Der schlafende Logiker. Über Ernst Jüngers Surrealismus, in: Merkur, 29. Jg. (1975), S. 930–946 u. Bohrer, Ästhetik.

72 „Und wirklich, wenn man mit schärferen Gläsern schaut, wenn man sich durch die scheinbare Schmerzlosigkeit der Vorgänge nicht täuschen läßt, muß man erkennen, daß wir uns bemühen, eines hohen Grades der Schonungslosigkeit würdig zu werden. Man muß erkennen, daß wir uns bemühen, uns Schmerz zuzufügen." Jünger, Herz, S. 153.

73 Ebd., S. 152. Vgl. E. Jünger an R. Schlichter (26. 8. 1937): „Auch darin hat Mirbeau für mein Gefühl recht, daß die Gewalt des Schönen durch die Nähe des Schmerzes erhöht und gleichsam unterkellert wird", in: dies., Briefwechsel, Stuttgart (1997), S. 108.

74 Dem medizinischen Urteil bloßer „Wahnvorstellungen" (Katatonien, Schizophrenien etc.) entgeht man, indem man ihren Genuß und ihre Kontrolle anzeigt.

tremzustände als auch ihre Reparabilität durch eine Analyse oder erneute Umschrift in ein Kontinuitätsmodell, einen geschlossenen Text.

Der Schmerz, der an den Schnittstellen dieser Diskurse liegt, wird also nun in zweifacher Weise eingesetzt: als Medium einer ästhetizistischen Distanznahme und als engagierter Kern einer hochartifiziellen Schrift, die gleichwohl um ihrer manifestativen (*nationalrevolutinären*) Stoßkraft willen den Decadence-Verdacht weit von sich zu weisen gedenkt[75] und die Utopie eines *ersten Textes*[76] aufrecht erhält. Bezeichnenderweise wird dieser Kunstgriff mittels eines auffällig abweichend, aktualistisch annoncierten Textes angesetzt: „Der Schrift eines Frhrn. v. Weizsäcker, die ich in diesen Tagen las, einer kleinen Oase übrigens, entnehme ich, daß man heute innerhalb der Medizin die alte Frage nicht mehr als ganz absurd betrachtet, ob in der Krankheit ein Schuldverhältnis zum Ausdruck kommt. Unter diesem Gesichtswinkel würde dem Schmerz die Rolle eines körperlichen Gewissens zufallen, und in seiner künstlichen Betäubung das Ausweichen vor einer Verantwortung zu erblicken sein."[77] Hier wird das ästhetizistische (Traum-) Modell eines labyrinthischen Intertextes verlassen: „Der Mensch, der Wert auf seine Erlebnisse legt, wie sie auch immer seien, und der sie als Teile seiner selbst nicht im Reiche der Dunkelheit zurücklassen will, erweitert den Umkreis seiner Verantwortung. Diesen Umkreis zu verringern, ist aber gerade das Bestreben der modernen Humanität."[78]

Bei der Schrift handelt es sich um Viktor von Weizsäckers *Die Schmerzen. Stücke zu einer medizinischen Anthropologie* von 1927.[79] Mit der Unterscheidung der „Schuld" von bloßen „Schuldgefühlen" grenzt

75 „In der decadence verliert das Wort an Stromstärke, der Mangel wird durch immer höhere Spannungen ersetzt." (Jünger, Herz, S. 106) Ein Hinweis auf Nietzsche, den Theoretiker der Decadence, darf hier nicht fehlen: „‚Wir unfaßbaren Nierenprüfer', – aber wer wäre wohl besser zu fassen als der, der mit Paradoxen an die Arbeit geht. Auf diese Weise gibt man seine beiden äußersten Flanken preis." (ebd.) Vgl. außerdem Jüngers Polemik gegen den „Boheme-Verstand", Jünger, Herz, S. 128.

76 „Und die Notgemeinschaften fühlen, daß es nunmehr an der Zeit ist, sich nicht mehr auf die Formen des Lebens, sondern auf dieses Leben selbst zu beziehen." Ebd., S. 81.

77 Ebd., S. 217.

78 Ebd.

79 In: Die Kreatur. Eine Zeitschrift/Viermal im Jahr erscheinend/Berlin: Lambert Schneider, hg. v. M. Buber/J. Wittig/V. v. Weizsäcker, 1. Jg. (1926/27), S. 315–335. Hier veröffentlichten u.a. W. Benjamin und F. C. Rang. Die Passage, auf die Jünger Bezug nimmt, findet sich S. 330f.

sich v. Weizsäcker von der Psychologie und Psychoanalyse („Seelenforschung") ab. Was der Psychologe als „Wahn" benennt und von der „Normalität" unterscheidet, muß in den Rang des „Mythos" erhoben und dem „Leiden" zugeordnet werden. Diese „Oase", welche dem Autor Jünger Vorrat für einen längeren Weg zur Verfügung stellt, kennzeichnet den Schmerz als „schwebenden Kampf", der „also Ursprung und Zwang zu einer Entscheidung", „Gleichnis der Entscheidung zwischen Leben und Tod"[80] ist. Dem Schmerz kommt, das macht dieser kurze Ausschnitt deutlich, in einer dezisionistischen medizinischen Anthropologie eine herausragende Bedeutung zu. Er lehrt als „Erziehungsschmerz"[81] den „Preis der Welt und ihrer Dinge für mich", und begründet eine „Schmerzordnung"[82], die „quer durch die (Ordnung) der Natur, des Geistes, der Werte hindurch"[83] geht. Die „Schmerzarbeit" schließlich ist „eigentlich eine Entscheidungsarbeit, die energetisch nicht ausdrückbar ist."[84] Viktor von Weizsäcker nennt seine „Geschichte des Schmerzes"[85] eine „Erzählung in Begriffen"[86]. Diese Geschichte wird erzählt, um eine andere Geschichte enden zu lassen: „Das Ich-Märchen vom Menschen wird sein Ende finden."[87] Ernst Jünger wird mit dem Essay *Über den Schmerz* von 1934 eine weitere Empfehlung von Weizsäckers in die Tat umsetzen: „Am Ariadnefaden der Schmerzen ist ein Gefüge der Lebensordnungen aufzuspüren (...) So wird die Wahrnehmung des Schmerzes verwandelt in eine Kritik der Wirklichkeit, in ein Instrument der Scheidung von echt und unecht in der Erscheinung des Lebendigen."[88] Aber unsere Geschichte kommt an ihren Ausgangspunkt und ist doch noch nicht ganz zuende.

Dem Projekt der *heroischen Autobiographie* fehlen noch die letzten Konturen. Das Fragment „Neapel"[89] beginnt mit der Schilderung von

80 Weizsäcker, Schmerzen, S. 321.
81 Ebd.
82 Ebd., S. 323.
83 Ebd., S. 324.
84 Ebd., S. 328.
85 Ebd., S. 332.
86 Ebd.
87 Ebd., S. 333.
88 Ebd., S. 323.
89 Jünger, Herz, S. 121–148. Hier handelt es sich gewissermaßen um Nietzsches *Genua* der *Fröhlichen Wissenschaft*: vgl. KSA 3, S. 531 ff.

Jüngers Forschungsaufenthalt in dieser Stadt[90], um schnell von wenigen biographischen Details auf politisch-historische Überlegungen[91] zu kommen: „Wenn man einer Nation angehört, die den Krieg verloren hat“[92], gilt es „für das Herz (...) jenen unsichtbaren und nicht zu fassenden Wachstumspunkt, von dem aus der Aufbau neu und wunderbar beginnen kann“[93], zu finden. Der verlorene (Welt-) „Krieg“ ist dabei „Symbol für einen umfassenderen Vorgang“. Ernst Jünger siedelt seine fragmentarische Anti-Autobiographie in den „Zeiten des Übergangs“[94] zwischen dem (vergangenen) „bürgerlichen“ und dem (kommenden) „heroischen“ Zeitalter und seinen noch „verborgenen neuen Urbildern“[95] an: Jedes ausgewählte Erlebnis ist damit „größer, schmerzlicher und reicher an Hoffnung, als daß es sich auf ein Einzelschicksal beziehen könnte“.[96]

Doch die klare Lagebeurteilung täuscht: „Mit stereoskopischem Blicke betrachtet“ bieten alle Phänomene ein „seltsames Bild“[97]. Sie sind immer Beleg für gegenläufige Tendenzen, für sich scheinbar ausschließende Entwicklungen: Die Symptome lassen sich nicht in eine Richtung, nicht eindeutig lesen. Hier übernimmt es die titelgebende Herzmetapher[98], die aufgebauten (einer politisch-kulturkritischen Lektüre zugänglichen) Gegensätze einzuschmelzen: „Gegenüber der unendlichen Spannung, vor der in einem frommen Herzen das Zeitliche verblaßt, bedeutet die Spannung zwischen zwei aufeinanderfolgen Jahrhunderten ja nicht viel, noch weniger die zwischen Generationen oder

90 Von Februar bis April 1925 in der Zoologischen Station Anton Dohrns. Vgl. H. Schwilk (Hg.), Ernst Jünger. Leben und Werk in Bildern und Texten, Stuttgart (1988), S. 96ff.

91 „Die unmittelbare Selbstbeobachtung reicht nicht lange aus, um sich kennen zu lernen: wir brauchen Geschichte, denn die Vergangenheit strömt in hundert Wellen in uns fort.“ Nietzsche, KSA 2, 477 (1878).

92 Jünger, Herz, S. 124.

93 Ebd., S. 137.

94 Ebd., S. 141.

95 Ebd., S. 145f.

96 Ebd., S. 145.

97 Ebd., S. 146.

98 Zur weiteren Geschichte dieser Metapher R. Hüser, Kommissar Lohmann, Frankfurt/M. (ersch. 1999), Hier das Kap.: ‚Cor = Geist‘. Für die Einsicht in das Manuskript an dieser Stelle ein herzlicher Dank an den Autor.

gar zwischen einzelnen."[99] Die letzte Aufhebung führt dann auf den bereits eingeschlagenen Weg der Literatur zurück und verweist auf die Poetik des fragmentarischen (Traum-) Textes: „Das Ganze ist ein magischer Vorgang von hohem Rang, nur vergleichbar mit gewissen, aus dem Dunkel von Träumen auftauchenden Masken, deren Ausdruck sowohl tödliche Starre wie dämonische Bewegung zu spiegeln scheint."[100]

Die „heroische Weltanschauung"[101] definiert ihr Verhältnis zum Schmerz als das der „Rüstung". Diese militärische Metaphorik wird schon 1878 von Nietzsche, der sich zu des Autors Genugtuung „zuweilen mit Stolz einen alten Artilleristen nennt"[102], entfaltet. Danach ist „der Mensch gegen sich selbst, gegen Auskundschaftung und Belagerung durch sich selber sehr gut vertheidigt, er mag gewöhnlich nicht mehr von sich, als seine Aussenwerke wahrzunehmen."[103] Die Verteidigung aber hat Lücken, denn obwohl die „eigentliche Festung ihm unzugänglich, selbst unsichtbar" ist, droht die Gefahr, „dass Freunde und Feinde die Verräther machen und ihn selber auf geheimen Wegen hineinführen."[104] Im abschließenden, umfangreichen Eintrag „Berlin"[105] in das Buch des abenteuerlichen Herzens fordert Jünger den Leser auf, sich die „Verbrennung einer ‚Literatur des Verrats' im Herzen" zuzumuten[106] und entwirft (zur genauen Anleitung) zwei einander ausschließende moderne literarische Traditionen. Mit der Unterscheidung von „verruchter" und „schändlicher" Literatur gelingt es Jünger eine weit hinter Nietzsche zurückreichende Ahnenreihe seines Textes aufzustellen und der zum Auftakt des gesamten Buches attackierten empfindsamen Haltung den vermeintlichen Garaus zu machen: „In diesen Tagen schloß ich durch Zufall Bekanntschaft mit der ‚Philosophie du Bodoir' des Marquis de Sade. Dies ist ein Geist, der über seinen Rousseau mit Konsequenz hinausgelesen hat."[107]

99 Jünger, Herz, S. 145.
100 Ebd., S. 147.
101 Ebd., S. 233.
102 Ebd., S. 123. Vgl. Nietzsche, KSA 6, 357.
103 Nietzsche, KSA 2, 318f.
104 Ebd., 318f.
105 Jünger, Herz, S. 231–259.
106 Ebd., S. 250.
107 Auftaktformulierung des Eintrags, vgl. ebd., S. 231.

Hatte doch der Autor, weil der „Bestialismus als einer der Grundqualitäten der Tugend Rousseaus“[108] verborgen bleibe, nach eigenem Bekunden die *Confessions* mit „dem innersten Gefühl als das aufgenommen, was sie sind, als ein schändliches Buch“[109]. De Sade dagegen fordere unter der „Voraussetzung eines verruchten Einverständnisses mit dem Leser“ in einer „teuflischen Einsamkeit das Gesetz selbst gegen sich heraus.“[110] An diese Unterscheidung schließen weitere wie „Mord“ und „Verrat“, „böse“ und „schlecht“ oder „Anarchismus“ und „Kommunismus“ an. – „Doch wohin verlieren wir uns!“[111] Der Angriff auf die empfindsame Literatur und das eigene Konzept des *Heroischen* werden nach diesen Vorbereitungen zusammenhängend vorgetragen: „Was nun eigentlich als schmählich empfunden wird, das kann, wie gesagt, unendlich verschieden sein. (...) Dem heroischen Charakter wiederum, an dem hier Anteil genommen wird, wird die Haltung Rousseaus ganz unüberwindliche Hindernisse entgegensetzen, weil ihm den Windungen einer gemeinen Seele gegenüber der Grad der Offenheit, mit dem sie geschildert werden, nicht als sittliches Äquivalent erscheint. Was hätte wohl auch Entblößung mit Rüstung zu tun? Und wenn wir auch das Zittern des Herzens noch in seinen feinsten Fibrillen spüren wollen, so verlangen wir doch zugleich, daß es dreifach gepanzert sei.“[112]

Wenn es richtig ist, daß uns der Schmerz jeweils als *Text* vorliegt, müßte sich auch die programmatische „Rüstung“, die *Abstandnahme*, als textuelle Praxis erweisen lassen. Diese Vermutung bestätigt sich: Der Schluß dieser Eintragung bietet ein Lektüremodell, das eine Beschreibung der geforderten, *heroischen* (paradoxalen) distanzierten Anteilnahme darstellt, deren eigentlicher Gegner – das erkennt Jünger genau – die Ironie[113] ist: „Jener unerträgliche Augenblick, den ich dem idealen Leser zuschieben möchte, wird also durch die Revolte gegen ein schmähliches Einverständnis hervorgerufen, das der Dichter über den

108 Vgl. ebd., S. 232.

109 Ebd.

110 Vgl. ebd., S. 232f.

111 Ebd., S. 245.

112 Ebd., S. 248f.

113 „Dies macht, nebenbei gesagt, die Ironie, die heute drei Viertel unserer Bücher färbt, zu einem des Dichters unwürdigen Mittel, da sie, gegen wen und was sie auch gerichtet sei, doch immer den Leser trifft.“ Ebd., S. 247.

Gegenstand herbeiführen möchte."[114] In einer im gesamten Text vorbereiteten Analogie wird jetzt als ein Mittel gegen das „schmähliche Mitleid", gegen die ungebremste Anteilnahme des Lesers das „Erwachen" (als Maßnahme gegen die „oft sehr peinlichen Vorstellungen" aus der „Traumwelt"[115]) angeboten, – um sogleich den Bogen zur Praxis der Lektüre zurückzuschlagen.

Am Beispiel der zu Anfang des Buches breit angezeigten identifikatorischen Lektüre seiner Jugend[116] entwickelt Jünger nun das *Modell einer distanzierten Identifikation*, die eben die „heroische Haltung" gegenüber dem Schmerz ausmacht: „Ganz ähnlich ist die Art, in der der Leser verfährt, von dem ich immer voraussetze, daß er ein Leser fast vom Schlage Don Quixotes ist und beim Lesen gleichsam die Luft mit Schwerthieben zerteilt. Er sieht seinen Helden, das heißt also sich selbst, durch den Autor in eine jener Lagen gebracht, in denen ein Mensch von Gefühl bei lebendigem Leibe abgehäutet wir. (...) Er beginnt, die Wirklichkeit des Erlebnisses in Zweifel zu ziehen und entdeckt zu seiner Beruhigung, daß alles dies doch eigentlich nur auf dem Papiere steht. (...) Nachdem er sich solchermaßen gesammelt und Atem geholt, vielleicht auch noch einen Apfel verspeist hat, ist er freilich imstande, sein Buch wieder aufzunehmen, und nun, allerdings in einer bedeutend weniger naiven Weise, sich an den weiteren Ereignissen zu beteiligen."[117]

Zwischen dem *Abenteuerlichen Herzen* (1929) und der Schrift *Über den Schmerz* (1934) kann man so einen Wechsel der medialen Metaphorik vom Traum-Buch zum Luftbild rekonstruieren. Dieser Zwischenraum, den der Autor Ernst Jünger mit der Herausgabe und Kommentierung mehrerer Bildbände auf bezeichnende Weise ausfüllt, war Gegenstand der Untersuchung. Ob Physiologie oder Photographie, ob kontrollierte Identifikation der Lektüre oder teleskopische Ferne der photographischen Totalaufnahme, alle metaphorischen Explikationen

114 Ebd., S. 253.

115 Ebd., S. 255.

116 Hier finden sich Defoe, Cooper, Sealsfield, Tausendundeine Nacht, Dumas, Sue, Cervantes und Grimmelshausen. Ebd., S. 42ff.

117 Ebd., S. 255f. Vgl. auch T. Kindt/H.-H. Müller, Zweimal Cervantes. Die Don-Quijote-Lektüren von Ernst Jünger und Ernst Weiß. Ein Beitrag zur literarischen Anthropologie der zwanziger Jahre, in: Jahrbuch z. Literatur d. Weimarer Republik 1 (1995), S. 230–254.

und Medien der eigenen Poetik durchmessen das eine hermeneutische Feld. Das Modell kontrollierter Identifikation[118] für einen Leser, „den mit Nietzsche der entschiedenste Austritt aus den Grenzen des Nur-Menschlichen entzückt“[119], wird endlich dem Zeitgenossen als angemessene *Rüstung gegen den Schmerz* mit auf den Weg gegeben: „So wirst du auch vielleicht mit dieser, deiner Zeit verfahren“, empfiehlt Jünger, wie „mit einem jener Bücher, vor denen du die Augen schließt und die du beiseite schiebst, um sie dann wieder aufzunehmen und ohne innere Anteilnahme zu verfolgen, bis das letzte Kapitel beendet ist.“[120]

118 Vgl. Ortega, Meditationen, S. 154.
119 Jünger, Herz, S. 257.
120 Ebd., S. 258.

Literaturverzeichnis:

Abrams, Meyer H., The Milk of Paradise. The effect of opium visions on the works of De Quincey, Crabbe, Francis Thompson, and Coleridge, New York: Harper & Row (1970; EA 1934)

Adam, Wolfgang, Die ‚wandelunge‘: Studien zum Jahreszeitentopos in der mittelhochdeutschen Literatur, Heidelberg: Winter (1979)

Adler, Hans, Fundus Animae - der Grund der Seele. Zur Gnoseologie des Dunklen in der Aufklärung, in: Deutsche Vierteljahrsschrift, 62. Jg. (1988), S. 197–220.

Adler, Hans, Aisthesis, steinernes Herz und geschmeidige Sinne. Zur Bedeutung der Ästhetik-Diskussion in der zweiten Hälfte des 18. Jahrhunderts, in: H.-J. Schings (Hg.), Der ganze Mensch: Anthropologie und Literatur im 18. Jahrhundert (DFG - Symposium 1992), Stuttgart: Metzler (1994), S. 96–111

Adorno, Theodor W., Jargon der Eigentlichkeit. Zur deutschen Ideologie, Frankfurt/M.: Suhrkamp (1967; EA 1964)

Adorno, Theodor W., Minima Moralia. Reflexionen aus dem beschädigten Leben, Frankfurt/M.: Suhrkamp (1994; EA 1951)

Adorno, Theodor W., Zur Metakritik der Erkenntnistheorie, Frankfurt/M.: Suhrkamp (1972; EA 1938)

Améry, Jean, Jenseits von Schuld und Sühne. Bewältigungsversuche eines Überwältigten, München: Deutscher Taschenbuch Verlag (1988; EA 1966)

Arberg, Hans-Georg von, Das Kunstwerk als Freund. Eine Leitidee Winckelmanns mit Folgen für die frühe Kunstgeschichte, in: F. van Ingen/C. Juranek (Hg.), Ars et Amicitia. Beiträge zum Thema Freundschaft in Geschichte, Kunst und Literatur. Festschrift für Martin Bircher zum 60. Geburtstag (= Chloe. Beihefte zum Daphnis, Bd. 28), Amsterdam: Rodopi (1998), S. 503–533.

Aristoteles, Nikomachische Ethik, übers. v. F. Dirlmeier, Stuttgart: Reclam (1992)

Aristoteles, Rhetorik, übers. v. F. G. Sievecke, München: Fink (1993)

Aristoteles, Über die Seele, übers. von W. Theiler, Berlin: Akademie (1994)

Aristoteles, Topik (Organon V), übers. v. E. Rolfes, Hamburg: Meiner (1992)

Arz, Maike, Literatur und Lebenskraft: vitalistische Naturforschung und bürgerliche Literatur um 1800, Stuttgart: M & P (1996)

Asendorf, Christoph, Ströme und Strahlen. Das langsame Verschwinden der Materie um 1900, Gießen: Anabas (1989)

Assmann, Aleida, Die bessere Muse. Zur Ästhetik des Inneren bei Sir Philip Sidney, in:

W. Haug/B. Wachinger (Hg.), Innovation und Originalität, Tübingen: Niemeyer (1993), S. 175–195

Assmann, Aleida, Exkarnation: Gedanken zur Grenze zwischen Körper und Schrift, in: J. Huber/A. M. Müller (Hg.), Raum und Verfahren (= Interventionen 2), Zürich: Stroemfeld (1993), S. 133–155

Assmann, Aleida, Einleitung: Metamorphosen der Hermeneutik, in: dies. (Hg.), Texte und Lektüren. Perspektiven in der Literaturwissenschaft, Frankfurt/M.: Fischer (1996), S. 7–26

Aurelius Augustinus, Vom Gottesstaat, 2 Bde., übers. von W. Thimme, München: Deutscher Taschenbuch Verlag (1991)

Bachmann, Ingeborg, Werke (in 4 Bänden), München: Piper (1978)

Bailey, John C., Continuity of Letters, Oxford: Clarendon Press (1923)

Balke, Friedrich, Die Figur des Fremden bei Carl Schmitt und Georg Simmel, in: Sociologica Internationalis, 30. Jg. (1992), S. 35–59

Balke, Friedrich, Weimarer Intellektuelle und die neue Ordnung des ‚Zivilverstandes'. Das Beispiel Carl Schmitts, in: W. Bialas et.al. (Hg.), Intellektuelle in der Weimarer Republik, Frankfurt/M.: Campus (1996), S. 71–90

Banniard, Michel, Europa. Von der Spätantike zum frühen Mittelalter. Die Entstehung der europäischen Kulturen vom 5. bis zum 8. Jahrhundert n. Chr., München: List (1993)

Barck, Karlheinz, Poesie und Imagination. Studien zu ihrer Reflexionsgeschichte zwischen Aufklärung und Moderne, Stuttgart: Metzler (1993)

Barthes, Roland, Sade/ Fourier/ Loyola, Frankfurt/M.: Suhrkamp (1974; EA 1971)

Barthes, Roland, S/Z. Frankfurt/M.: Suhrkamp (1976; EA 1970)

Barthes, Roland, Die helle Kammer. Bemerkungen zur Photographie, Frankfurt/M.: Suhrkamp (1985; EA 1980)

Barthes, Roland, Das semiologische Abenteuer, Frankfurt/M.: Suhrkamp (1988; EA 1985)

Batberger, Reinhold, Nachwort, in: J. Conrad, Herz der Finsternis, Frankfurt/M.: Suhrkamp (1992), S. 145–165

Baudelaire, Charles, Werke, Sämtliche Werke und Briefe. In acht Bänden, München: Hanser (1992)

Baudrillard, Jean, Die magersüchtigen Ruinen, in: D. Kamper/C. Wulf (Hg.), Rückblick auf das Ende der Welt, München: Boer (1990)

Baeumler, Alfred, Das Irrationalitätsproblem in der Ästhetik und Logik des 18. Jahrhunderts bis zur Kritik der Urteilskraft, Darmstadt: Wissenschaftliche Buchgesellschaft (1981; EA 1923)

Beier, Lothar, Gleichheitszeichen. Streitschriften über Abweichung und Identität, Berlin: Wagenbach (1985)

Benn, Gottfried, Sämtliche Werke. Stuttgarter Ausgabe. In Verbindung mit I. Benn hrsg. v. G. Schuster, Stuttgart: Klett-Cotta (1986ff.)

Bentham, Jeremy, A Fragment on Government and An Introduction to the Principles of Morals and Legislation. Oxford: Basil Blackwell (1948)

Benthien, Claudia, Zur historischen Anthropologie von Tasten und Berührung, in: Zeitschrift für Germanistik, NF 2 (1998), S. 335–348.

Berg, Eberhard/Fuchs, Martin (Hg.), Kultur, soziale Praxis, Text. Die Krise der ethnographischen Repräsentation, Frankfurt/M.: Suhrkamp (1993)

Bergson, Henri, Materie und Gedächtnis. Eine Abhandlung über die Beziehung zwischen Körper und Geist, Frankfurt/M./Berlin/Wien: Ullstein (1982; EA 1896)

Bernfeld, Siegfried, Freuds früheste Theorien und die Helmholtz-Schule (1944), in: Psyche, 35. Jg. (1981), S. 435–455

Bernhard, Thomas, Alte Meister, Frankfurt/M.: Suhrkamp (1985)

Besson, Jean-Marie, Der Schmerz. Neue Erkenntnisse und Therapien, München: Artemis & Winkler (1994; EA 1993)

Bezold, Raimund, Popularphilosophie und Erfahrungsseelenkunde im Werk von Karl Philipp Moritz, Würzburg: Königshausen (1984)

Bickenbach, Matthias/ Maye, Harun, Zwischen fest und flüssig. Das Medium Internet und die Entdeckung seiner Metaphern, in: L. Gräf/M. Krajewski (Hg.), Soziologie des Internet. Handeln im elektronischen Web-Werk, Frankfurt/M.: Campe (1997), S. 80–98

Bielefeldt, Heiner, Politischer Existentialismus bei Carl Schmitt, Helmuth Plessner und Karl Jaspers, Würzburg: Königshausen & Neumann (1994)

Bilz, Rudolf, Studien über Angst und Schmerz (= Paläoanthropologie Bd. I/2), Frankfurt/M.: Suhrkamp (1974)

Bitterli, Urs, Die ‚Wilden' und die ‚Zivilisierten'. Die europäisch-überseeische Begegnung, München: Beck (1976)

Blanchard, Marc Eli, Friedrich, Auerbach, Curtius, Spitzer über: Montaigne, das Subjekt in der Literaturgeschichte, Tradition, Verrat, in: B. Cerquiglini/H. U. Gumbrecht (Hg.), Der Diskurs der Literatur- und Sprachhistorie. Wissenschaftsgeschichte als Innovationsvorgabe, Frankfurt/M.: Suhrkamp (1983), S. 303–329

Blei, Franz, Zeitgenössische Bildnisse, Amsterdam: de Lange (1940)

Bloy, Léon, Auslegung der Gemeinplätze. Aus dem Französischen übersetzt und kommentiert von Hans-Horst Henschen, Frankfurt/M.: Eichborn (1995; EA 2 Bde. 1902/13)

Blumenberg, Hans, ‚Nachahmung der Natur'. Zur Vorgeschichte der Idee des schöpferischen Menschen, in: Studium Generale, 10. Jg. (1957), H.5, S. 266–283

Blumenberg, Hans, Galilei, Galileo, Siderius Nuncius (Nachricht von neuen Sternen). Dialog über die Weltsysteme (Auswahl). Vermessung der Hölle Dantes. Marginalien zu Tasso, Frankfurt/M.: Suhrkamp (1966)

Blumenberg, Hans, Die Lesbarkeit der Welt, Frankfurt/M.: Suhrkamp (1981)

Blumenberg, Hans, Wirklichkeiten, in denen wir leben. Aufsätze und eine Rede, Stuttgart. Reclam (1981)

Blumenberg, Hans, Lebenszeit und Weltzeit, Frankfurt/M.: Suhrkamp (1986)

Blumenberg, Hans, Ein Apokalyptiker mit Sicherungen. Glossen zur Langlebigkeit, in: Neue Zürcher Zeitung, 23. 3. 1990, Fernausg. Nr. 68, S. 39f.

Blumenberg, Hans, Jahrhundertgestalt, in: Neue Zürcher Zeitung, 25./26. 3. 1995, Fernausg. Nr. 71

Blumenberg, Hans, Paradigmen zu einer Metaphorologie, Frankfurt/M.: Suhrkamp (1998; EA 1960)

Böhme, Hartmut, Der Tastsinn im Gefüge der Sinne. Anthropologische und historische Ansichten vorsprachlicher Aisthesis, in: Kunst- u. Ausstellungshalle der BRD GmbH (Hg.), Tasten, Göttingen: Steidl (1996), S. 185–210

Böhme, Jakob, Aurora oder Morgenröte im Aufgang, Frankfurt/M.: Insel (1992; EA 1612)

Bohrer, Karl-Heinz, Die Ästhetik des Schreckens. Die pessimistische Romantik und Ernst Jüngers Frühwerk, München: Hanser (1978)

Bohrer, Karl-Heinz, Plötzlichkeit. Zum Augenblick des ästhetischen Scheins, Frankfurt/M.: Suhrkamp (1981)

Bohrer, Karl-Heinz, Der romantische Brief. Die Entstehung ästhetischer Subjektivität, München: Hanser (1987)

Bohrer, Karl-Heinz, Nach der Natur. Über Politik und Ästhetik, München: Hanser (1988)

Bohrer, Karl-Heinz, Augenblicke, in: Merkur, 52. Jg. (1998), H.5, S. 449–454

Bolz, Norbert, Von Nietzsche zu Freud: Sympathy for the Devil, in: ders./W. Hübener (Hg.), Spiegel und Gleichnis. Festschrift für Jacob Taubes, Würzburg: Könighausen & Neumann (1983), S. 388–403

Bolz, Norbert, Auszug aus der entzauberten Welt. Philosophischer Extremismus zwischen den Weltkriegen, München: Fink (1989)

Borges, Jorge Luis, Inquisitionen, Frankfurt/M.: Fischer (1992; EA 1952)

Bourget, Paul, Essais de psychologie contemporaine, Paris (1883; 5. A. 1887), dtsch. Übs.: Psychologische Abhandlungen über zeitgenössische Schriftsteller, Minden: Bruns (1903)

Brauer, Ernst H., Studien zur Darstellung des Schmerzes in der antiken bildenden Kunst Griechenlands und Indiens, Breslau: Nischkowsky (1934)

Braungart, Georg, Leibhafter Sinn. Der andere Diskurs der Moderne, Tübingen: Niemeyer (1995)

Breidbach, Olaf, Die Materialisierung des Ichs. Zur Geschichte der Hirnforschung im 19. und 20. Jahrhundert, Frankfurt/M.: Suhrkamp (1997)

Breuer, Josef/ Freud, Sigmund, Studien über Hysterie, Frankfurt/M.: Fischer (1991; EA 1895)

Briese, Olaf, Die Macht der Metaphern. Blitz, Erdbeben und Kometen im Gefüge der Aufklärung, Stuttgart: M & P (1998)

Brinkmann, Rolf D., Der Film in Worten. Prosa. Erzählungen. Essays. Hörspiele. Fotos. Collagen 1965–74, Reinbek b. Hamburg.: Rowohlt (1982)

Bruder, Klaus-Jürgen, Zwischen Kant und Freud: Die Institutionalisierung der Psychologie als selbständige Wissenschaft, in: G. Jüttemann/M. Sonntag/C. Wulf (Hg.), Die Seele. Ihre Geschichte im Abendland, Weinheim: Psychologie Verlags Union (1991), S. 319–339

Brückner, Wolfgang, Loci communes als Denkform, in: Daphnis, 4. Jg. (1975), S. 1–12

Brummack, Jean/Bollacher, Martin, Kommentar, in: J. G. Herder, Werke in zehn Bänden, Bd. 4, Frankfurt/M.: Deutscher Klassiker Verlag (1994), S. 795–1416

Brunotte, Ulrike, ‚Hinab in den Maelstrom'. Das Mysterium der Katastrophe im Werk Edgar Allan Poes, Stuttgart: Metzler (1993)

Büchner, Georg, Werke und Briefe, München: Deutscher Taschenbuch Verlag (1992)

Bürger, Peter, Prosa der Moderne, Frankfurt/M.: Suhrkamp (1992)

Burton, Robert, Anatomy der Melancholie. Über die Allgegenwart der Schwermut, ihre

Ursachen und Symptome sowie die Kunst, es mit ihr auszuhalten, München: Deutscher Taschenbuch Verlag (1991; übersetzt nach der 6. Aufl. von 1651)
Buytendijk, Frederik J. J., Über den Schmerz, übers. v. H. Plessner, Bern: Huber (1948)

Cahn, Michael, Hamster: Wissenschafts- und mediengeschichtliche Grundlagen der sammelnden Lektüre, in: P. Goetsch (Hg.), Lesen und Schreiben im 18. Jahrhundert: Studien zu ihrer Bewertung in Deutschland, England, Frankreich, Tübingen (1994), S. 63–77
Campe, Rüdiger, Affekt und Ausdruck. Zur Umwandlung der literarischen Rede im 17. und 18. Jahrhundert, Tübingen: Niemeyer (1990)
Campe, Rüdiger, Zur Wendung der Gestalt. Einige Kontexte und Stellen der literarischen Körperdarstellung im späteren 18. Jahrhundert, in: R. Behrens/R. Galle (Hg.), Leib-Zeichen, Würzburg: Königshausen & Neumann (1993), S. 163–184
Canetti, Elias, Die Blendung. Roman, München: Hanser (1988; EA 1935)
Canetti, Elias, Die Fliegenpein. Aufzeichnungen, München: Hanser (1992)
Canetti, Elias, Die Provinz des Menschen. Das Geheimherz der Uhr. Aufzeichnungen, 1942–1985, Frankfurt/M.: Büchergilde Gutenberg (o.J.)
Canguilhem, Georges, Das Normale und das Pathologische, München: Hanser (1974)
Capelle, Wilhelm, Einleitung, in: Hippokrates, Von der Umwelt. Fünf auserlesene Schriften, Frankfurt/M./Wien: Büchergilde (1991), S. 11–59
Certeau, Michel de, Kunst des Handelns, Berlin: Merve (1988; EA 1980)
Chiarloni, Anna, Goethe und der Pietismus. Erinnerung und Verdrängung, in: Goethe-Jahrbuch, 106. Bd. (1989), S. 133–159.
Cicero, De oratore. Über den Redner, übers. v. H. Merklin, Stuttgart: Reclam (1991)
Cioran, Emil M., Der Absturz in die Zeit. Stuttgart: Klett-Cotta (1980; EA 1964)
Cioran, Emil M., Auf den Gipfeln der Verzweiflung, Frankfurt/M.: Suhrkamp (1991; EA 1934)
Clark, Elisabeth B., „The Sacred Rights of the Weak“: Pain, Sympathy, and the Culture of Individual Rights in Antebellum America, in: The Journal of American History, Sept. (1995), S. 463–493
Clifford, James, Über ethnographische Selbststilisierung: Conrad und Malinowski, in: D. Bachmann-Medick (Hg.), Kultur als Text. Die anthropologische Wende in der Literaturwissenschaft, Frankfurt/M.: Fischer (1996), S. 194–225
Conrad, Joseph, Herz der Finsternis, Frankfurt/M.: Suhrkamp (1992; EA 1902)
Curtius, Ernst R., Jorge Manrique und der Kaisergedanke, in: Zeitschrift für Romanische Philologie, 52. Jg. (1932), S. 129–151
Curtius, Ernst R., Beiträge zur Topik der mittellateinischen Literatur, in: Corona Quernea, Festgabe f. Karl Strecker z. 80. Geb. dargebracht, Leipzig: Hiersemann (1941), S. 1-14
Curtius, Ernst R., Kritische Essays zur europäischen Literatur, Bern: Francke (1950)
Curtius, Ernst R., Europäische Literatur und lateinisches Mittelalter. Elfte Auflage, Tübingen: Francke (1993)
Curtius, Ernst R., Europäische Literatur und lateinisches Mittelalter, Bern: Francke (1948)

Därmann, Iris, Husserls Extrablatt: Bild special, in: M. Wetzel (Hg.), Der Entzug der Bilder. Visuelle Realitäten, München: Fink (1994), S. 67–77.

Darnton, Robert, Das große Katzenmassaker. Streifzüge durch die französische Kultur vor der Revolution, München/Wien: Hanser (1989)

Das Dritte Reich im Kreuzverhör. – Aus den unveröffentlichten Vernehmungsprotokollen des Anklägers Robert M. W. Kempner, München/Esslingen (1968)

Davies, Martin L., Moritz und die aufklärerische Berliner Medizin, in: M. Fontius/A. Klingenberg (Hg.), K. P. Moritz und das 18. Jahrhundert, Tübingen: Niemeyer (1995), S. 215–226

Dekker, Dr. H., Auf Vorposten im Lebenskampf. Biologie der Sinnesorgane. I. Fühlen und Hören, Stuttgart: Franckh (1921)

Derrida, Jacques, Grammatologie, Frankfurt/M.: Suhrkamp (1974; EA 1967)

Derrida, Jacques, Dissemination, Wien: Passagen (1995; EA 1972)

Dilthey, Wilhelm, Gesammelte Schriften. Göttingen: Vandenhoek & Ruprecht (1966ff.)

Eagleton, Terry, Ästhetik. Die Geschichte ihrer Ideologie, Stuttgart: Metzler (1994)

Ebbinghaus, Hermann, Über das Gedächtnis. Untersuchungen zur experimentellen Psychologie, Amsterdam: Bonset (1966; EA 1885)

Ebbinghaus, Hermann, Über erklärende und beschreibende Psychologie, in: F. Rodi/ H.-U. Lessing (Hg.), Materialien zur Philosophie Wilhelm Diltheys, Frankfurt/M.: Suhrkamp (1984; EA 1896), S. 45–87.

Eckart, Wolfgang U., ‚Und setzet eure Worte nicht auf Schrauben'. Medizinische Semiotik vom Ende des 18. bis zum Beginn des 20. Jahrhunderts, in: Berichte zur Wissenschaftsgeschichte, 19. Jg. (1996), S. 1–18

Einstein, Carl, Werke, Berlin: Medusa (1980)

Eisler, Rudolf (Hg.), Wörterbuch der philosophischen Begriffe, 4., völlig neu bearb. Auflage (in 3 Bänden), Berlin: Mittler & Sohn (1927ff.)

Eliade, Mircea, Der besessene Bibliothekar, Frankfurt/M.: Suhrkamp (1998; EA 1934)

Ellenberger, Henry F., Die Entdeckung des Unbewußten, Zürich: Diogenes (1996; EA 1970)

Ellmann, Maud, Die Hungerkünstler. Hungern, Schreiben, Gefangenschaft, Stuttgart: Reclam (1994)

Erhart, Walter, Medizingeschichte und Literatur am Ende des 19. Jahrhunderts, in: Scientia Poetica. Jahrbuch f. Geschichte d. Literatur u. d. Wissenschaften, 1. Jg. (1997), S. 224–267

Fechner, Gustav T., Elemente der Psychophysik. 2 Bde, Zweite unveränderte Auflage, Leipzig: Breitkopf & Härtel (1889)

Fechner, Gustav T., Tagesansicht und Nachtansicht. Eingel. u. hrsg. von Prof.Dr.med. Freiherr von Weizsäcker, Stuttgart: Frommann (1922)

Fink-Eitel, Hinrich, Die Philosophie und die Wilden. Über die Bedeutung des Fremden für die europäische Geistesgeschichte, Hamburg: Junius (1994)

Flasch, Kurt, Das philosophische Denken im Mittelalter. Von Augustin zu Machiavelli. Stuttgart: Reclam (1986)

Flaubert, Gustave, Wörterbuch der Gemeinplätze. Die Albumblätter der Marquise. Katalog der schicken Ideen, Frankfurt/M.: Insel (1991)

Flusser, Villem, Gedächtnisse, in: Ars Electronica (Hg.), Philosophien der neuen Technologien, Berlin: Merve (1989), S. 41–55

Flusser, Villem, Eine neue Einbildungskraft, in: V. Bohn (Hg.), Bildlichkeit. Internationale Beiträge zur Poetik, Frankfurt/M.: Suhrkamp (1990), S. 115–126

Fochler, Rike, Schmerz laß nach!, in: Die Woche, Nr. 9, 21. 1. 1997, S. 26f.

Fohrmann, Jürgen, Textzugänge. Über Text und Kontext, in: Scientia Poetica. Jahrbuch f. Geschichte d. Literatur u. d. Wissenschaften, 1. Jg. (1997), S. 207–233

Foucault, Michel, Die Geburt der Klinik. Eine Archäologie des ärztlichen Blicks, Frankfurt/M.: Fischer (1988; EA 1963)

Frank, Manfred, Kaltes Herz. Unendliche Fahrt. Neue Mythologie, Motiv-Untersuchungen zur Pathogenese der Moderne, Frankfurt/M.: Suhrkamp (1989)

Freud, Sigmund, Aus den Anfängen der Psychoanalyse. Briefe an Wilhelm Fliess, Abhandlungen und Notizen aus den Jahren 1887–1902, London: Imago (0. J.), S. 371–468

Freud, Sigmund, Neue Folge der Vorlesungen zur Einführung in die Psychoanalyse, Frankfurt/M.: Fischer (1998; EA 1932)

Freud, Sigmund, Zur Auffassung der Aphasien. Eine kritische Studie, Frankfurt/M.: Fischer (1992; EA 1891)

Freyer, Hans, Der Staat, Leipzig: Wiegandt (1926; EA 1925)

Friedrich, Hugo, Pascals Paradox. Das Sprachbild einer Denkform, in: Zeitschrift f. Romanische Philologie, 56. Jg. (1936), S. 322–370

Friedrich, Hugo, Montaigne, Bern/München: Francke (1967; EA 1949)

Fuchs, Peter, Vom schweigenden Aufflug ins Abstrakte: Zur Ausdifferenzierung der modernen Lyrik, in: N. Luhmann/P. Fuchs, Reden und Schweigen, Frankfurt/M.: Suhrkamp (1989), S. 138–177

Fuchs, Peter, Moderne Kommunikation. Zur Theorie des operativen Displacements, Frankfurt/M.: Suhrkamp (1993)

Fuchs, Thomas, Die Mechanisierung des Herzens. Harvey und Descartes – Der vitale und der mechanische Aspekt des Kreislaufs, Frankfurt/M.: Suhrkamp (1992)

Fürnkäs, Josef, Ernst Jüngers Abenteuerliches Herz. Erste Fassung (1929) im Kontext des europäischen Surrealismus, in: H.-H. Müller/H. Segeberg (Hg.), Ernst Jünger im 20. Jahrhundert, München: Fink (1995), S. 59–76

Fues, Wolfram M., ‚Here's looking at you, kid!' Das Auge der Moderne, in: B. J. Dotzler/E. Müller (Hg.), Wahrnehmung und Geschichte. Markierungen zur Aisthesis materialis, Berlin: Akademie (1995), S. 181–197

Fuhs, Burkhard, Bilder aus der Luft. Anmerkungen zur Konstruktion einer Perspektive, in: Zeitschrift für Volkskunde, 89. Jg. (1983), S. 233–250

Futterknecht, Franz, Physiologie und Anthropologie – J. C. Wezels Menschenbild im philosophischen Kontext seiner Zeit, in: H. Laufhütte (Hg.), Literaturgeschichte als Profession. Festschrift für D. Jöns, Tübingen: Narr (1993), S. 145–178

Gadamer, Hans-Georg, Rez. K. Hildebrandt, ‚1933: Platon. Der Kampf des Geistes um die Macht', in: Deutsche Literaturzeitung, 3. Folge, 6. Jg. (1935), H.1, Sp.4–13

Gadamer, Hans-Georg, Plato und die Dichter, Frankfurt/M.: Klostermann (1934)

Gadamer, Hans-Georg, Wahrheit und Methode. Grundzüge einer philosophischen Hermeneutik, Tübingen: Mohr (1990; EA 1960)

Gadamer, Hans-Georg, Über die Verborgenheit der Gesundheit, Frankfurt/M.: Suhrkamp (1993)

Gadamer, Hans-Georg, Kultur und Medien, in: Axel Honneth u.a.(Hg.), Zwischenbetrachtungen. Im Prozeß der Aufklärung. Jürgen Habermas zum 60. Geburtstag, Frankfurt/M.: Suhrkamp (1989), S. 713–732

Galle, Roland, Honnetete und Sincérité, in: F. Nies/K. Stierle (Hg.), Französische Klassik. Theorie/ Literatur/ Malerei, München: Fink (1985), S. 33–58

Gebauer, Gunter/ Wulf, Christoph, Mimesis. Kultur – Kunst – Gesellschaft, Reinbek b. Hamburg: Rowohlt (1992)

Geertz, Clifford, Die künstlichen Wilden. Der Anthropologe als Schriftsteller, München: Hanser (1990; EA 1988)

Geier, Manfred, Das Sprachspiel der Philosophen. Von Parmenides bis Wittgenstein, Reinbek b. Hamburg: Rowohlt (1989)

Geissner, Edgar, Psychologische Modelle des Schmerzes und der Schmerzverarbeitung, in: E. Geissner/G. Jungnitsch (Hg.), Psychologie des Schmerzes. Diagnose und Therapie, Weinheim: Psychologie Verlags Union (1992), S. 25–41

Gellert, Christian Fürchtegott, Gesammelte Schriften. Kritische, kommentierte Ausgabe (in 6 Bänden), Berlin/New York: de Gruyter (1988ff.)

Gessler, Martin/Kammerer, Doro, Die Botschaft des chronischen Schmerzes. Verstehen – Behandeln – Überwinden, München: Knaur (1993)

Geyer, Christian, Im Dreieck. Schmerzfreie Lebensläufe, in: Frankfurter Allgemeine Zeitung, 14. 4. 1993, Nr. 86, S. N5

Gide, Andre/ Valéry, Paul, Briefwechsel 1890–1942, Frankfurt/M.: S.Fischer (1987; EA 1955)

Gierloff-Emden, Hans-Günter/ Schroeder-Lanz, Hellmuth, Luftbildauswertungen, Bd. 1, Mannheim/Wien/Zürich: Hochschultaschenbücher-Verlag (1970)

Girard, René, Der grundlegende Mord im Denken Nietzsches, in: D. Kamper/C. Wulf (Hg.), Das Heilige. Seine Spur in der Moderne, Frankfurt/M.: Athenäum (1987), S. 255–274

Goethe, Johann W., Gedenkausgabe der Werke, Briefe und Gespräche (in 24 Bänden), Zürich: Artemis (1950ff.)

Goethe, Johann W., Sämtliche Werke nach Epochen seines Schaffens. Münchner Ausgabe (in 20 Bänden), München: Hanser (1985ff.)

Göttert, Karl-Heinz, Kommunikationsideale. Untersuchungen zur europäischen Konversationstheorie, München: Iudicium (1988)

Göttert, Karl-Heinz, Einführung in die Rhetorik, München: Fink (1991)

Goettle, Gabriele, Deutsche Sitten. Erkundungen in Ost und West, Frankfurt/M.: Fischer (1994)

Goetz, Rainald, Hirn, Frankfurt/M.: Suhrkamp (1986)

Goldmann, Stefan, Topik und Erinnerung. Rahmenbedingungen der Autobiographie, in: H.-J. Schings (Hg.), Der ganze Mensch: Anthropologie und Literatur im 18. Jahrhundert (DFG – Symposium 1992), Stuttgart: Metzler (1994), S. 660–675

Gracián, Baltasar, Handorakel, Stuttgart: Kröner (1967)

Graevenitz, Gerhart von, Das Ich am Rande. Zur Topik der Selbstdarstellung bei Dürer, Montaigne und Goethe, Konstanz: Universitäts-Verlag Konstanz (1989)

Graevenitz, Gerhart von, Locke, Schlange, Schrift. Poetologische Ornamente der Lyrik (Zesen, Klopstock, Goethe, Handke), in: S. Kotzinger/G. Rippl (Hg.), Zeichen zwischen Klartext und Arabeske, Amsterdam: Rodopi (1994)

Gray, Richard, Die Geburt des Genies aus dem Geiste der Aufklärung, in: Poetica, 23. Jg. (1991), S. 95–138.

Grimm, Jacob und Wilhelm, Deutsches Wörterbuch, München: Deutscher Taschenbuch Verlag (1984; EA 1897)

Groddeck, Wolfram, Reden über Rhetorik. Zu einer Stilistik des Lesens, Basel: Stroemfeld (1995)

Gross, Raphael, Carl Schmitts ‚Nomos' und die ‚Juden', in: Merkur, 47. Jg. (1993), S. 410–420

Grosse, Max, Die Rache der Bücher. Von der Unlesbarkeit der Welt, in: du, H.1 (1998), S. 51 f.

Groys, Boris, Die Erfindung Rußlands, München: Hanser (1995)

Groys, Boris, Die Herstellung des Anderen, in: B. Erdle/S. Weigel (Hg.), Mimesis, Bild und Schrift: Ähnlichkeit und Entstellung im Verhältnis der Künste, Köln/Weimar/Wien: Böhlau (1996), S. 183–199

Grünbein, Durs, Galilei vermißt Dantes Hölle und bleibt an den Maßen hängen. Aufsätze 1989–1995, Frankfurt/M.: Suhrkamp (1996)

Gruenter, Rainer, Formen des Dandyismus. Eine problemgeschichtliche Studie über Ernst Jünger, in: Euphorion, 46. Jg. (1952), S. 170–201

Gumbrecht, Hans-Ulrich, Das Nicht-Hermeneutische. Skizze einer Genealogie, in: J. Huber/ A. M. Müller (Hg.), Die Wiederkehr des Anderen (= Interventionen 5), Basel/Frankfurt/M.: Stroemfeld (1996), S. 17–35

Häfner, Ralph, ‚L'âme est une neurologie en miniature': Herder und die Neurophysiologie Charles Bonnets, in: H.-J. Schings (Hg.), Der ganze Mensch: Anthropologie und Literatur im 18. Jahrhundert (DFG – Symposium 1992), Stuttgart: Metzler (1994), S. 390–409

Häntzschel, Günter (Hg.), Studien zu Hebbels Tagebüchern, München: Iudicium (1994)

Hänsgen, Sabine, Kino nach dem Kino: Paralleles Kino in Moskau und Leningrad, in: K. Eimermacher/D. Kretzschmer/K. Waschik (Hg.), Russland, wohin eilst du? Teil 2 (= Dokumente u. Analysen zur russischen und sowjetischen Kultur, Bd. 5/II, hrsg. von K. E. u. K. W.), Dortmund: Projekt (1996), S. 471–484

Hahl, Werner, Art. ‚Gestalt', in: K. Weimar (Hg.), Reallexikon der dt. Literaturwissenschaft. Bd. 1. Berlin/New York: de Gruyter (1997), S. 720–722

Hahn, Alois, Kann der Körper ehrlich sein?, in: H. U. Gumbrecht/K. L. Pfeiffer (Hg.), Materialität der Kommunikation, Frankfurt/M.: Suhrkamp (1988), S. 666–679

Hahn, Alois/ Jacob, Rüdiger, Der Körper als soziales Bedeutungssystem, in: P. Fuchs/ A. Göbel (Hg.), Der Mensch – Medium der Gesellschaft?, Frankfurt/M.: Suhrkamp (1994), S. 146–188

Haller, Albrecht von, Von den empfindlichen und reizbaren Teilen des menschlichen Körpers, hrsg. von K. Sudhoff, Leipzig: Barth (1922)

Hamann, Johann G., Sokratische Denkwürdigkeiten. Aesthetica in nuce, Stuttgart: Reclam (1968)

Hamann, Johann G., Briefwechsek (in 7 Bänden), hg. v. W. Ziesemer u. A. Henkel, Frankfurt/M.: Insel (1955 ff.)

Hamburger, Käte, Zum Problem des Idealismus bei Schiller, in: Jahrbuch d. Deutschen Schiller-Gesellschaft, 4. Jg. (1960), S. 60–71

Hart Nibbrig, Christiaan L., Die Auferstehung des Körpers im Text, Frankfurt/M.: Suhrkamp (1985)

Harth, Dietrich, Gotthold Ephraim Lessing, München: Beck (1993)

Haverkamp, Anselm, Heteronomie: Mickels ‚Klopstock'. Milton, Klopstock, Dante, Brecht und die epische Tradition, in: Weimarer Beiträge, 38. Jg. (1992), S. 5–18

Haverkamp, Anselm, Lichtbild. Das Bildgedächtnis der Photographie: Roland Barthes und Augustinus, in: ders. (Hg.), Memoria (Poetik & Hermeneutik XV), München: Fink (1993), S. 47–66

Haverkamp, Anselm, Repräsentation und Rhetorik. Wider das Apriori der neuen Medialität, unveröffentl. Tagungsbeitrag, Köln (1996), S. 1–18

Hayter, Aletha, Opium and the Romantic Imagination, London: Faber & Faber (1968)

Hebbel, Friedrich, Werke, München: Hanser (1966)

Hebekus, Uwe, Topik/Inventio, in: M. Pechlivanos (Hg.), Einführung in die Literaturwissenschaft, Stuttgart: Metzler (1995), S. 82–96

Hegel, Georg W. F., Werke (in 20 Bdn.), Frankfurt/M.: Suhrkamp (1986)

Heidegger, Martin, Sein und Zeit. Erste Hälfte, unveränd. 4. Auflage, Halle a.d.Saale (1935)

Heidegger, Martin, Zur Seinsfrage, Frankfurt/M.: Klostermann (1977)

Heidegger, Martin, Gesamtausgabe, Frankfurt/M.: Klostermann (1976 ff.)

Heidegger, Martin, Anzeige der hermeneutischen Situation (= Einleitung zu: ders., Phänomenologische Interpretationen zu Aristoteles, 1922), in: Dilthey-Jahrbuch, 6. Jg. (1989), S. 235–274

Heinritz, Reinhard, Teleskop und Erzählperspektive, in: Poetica, 24. Jg. (1992), S. 341–355

Heiseler, Bernt von, Gedichte, Gütersloh: Bertelsmann (1957)

Heller, Peter, Freud in seinem Verhältnis zu Nietzsche, in: W. Stegmaier/D. Krochmalnik (Hg.), Jüdischer Messianismus, Berlin/New York: de Gruyter (1997), S. 267–287.

Helm, Jürgen, Hallesche Medizin zwischen Pietismus und Frühaufklärung, in: N. Hammerstein (Hg.), Universitäten und Aufklärung, Göttingen: Wallstein (1995), S. 63–96.

Herder, Johann G., Sämmtliche Werke, hrsg. v. B. Suphan, Berlin: Weidmann (1877 ff.)

Herder, Johann G., Journal meiner Reise im Jahr 1769, historisch – kritische Ausgabe, Stuttgart: Reclam (1983)

Herder, Johann G., Schriften zur Literatur, Bd. 2/1, Berlin/Weimar: Aufbau (1990)

Herder, Johann G., Werke in zehn Bänden, Frankfurt/M.: Deutscher Klassiker Verlag (1985 ff.)

Herz, Andreas, ‚Einfühlung'. Bemerkungen zum Divinationsaspekt in J. G. Herders Hermeneutik-Konzept, in: H.-P. Ecker (Hg.), Methodisch reflektiertes Interpretieren. Festschrift für Hartmut Laufhütte zum 60. Geburtstag, Passau: Rothe (1997), S. 215–252.

Hesse, Hermann, In Schmerzen, in: Die Neue Rundschau, XLV/1 (1934), S. 629

Hoffmeister, Johannes (Hg.), Wörterbuch der philosophischen Begriffe, Hamburg: Meiner (1955; EA 1944)

Hölderlin, Friedrich, Sämtliche Werke und Briefe, hrsg. von M. Knaupp, Frankfurt/M.: Büchergilde Gutenberg (o.J.)

Hörisch, Jochen, Die Wut des Verstehens. Zur Kritik der Hermeneutik, Frankfurt/M.: Suhrkamp (1988)

Hofmannsthal, Hugo von, Erzählungen, Frankfurt/M.: S.Fischer (1986)

Horaz, Ars Poetica. Die Dichtkunst, übers. v. E. Schäfer, Stuttgart: Reclam (1994)

Hüper, Christa, Schmerz als Krankheit. Die kulturelle Deutung des chronischen Schmerzes und die politische Bedeutung seiner Behandlung, Frankfurt/M.: Mabuse (1994)

Hüppauf, Bernd, Kriegsfotografie an der Schwelle zum Neuen Sehen, in: B. Loewenstein (Hg.), Geschichte und Psychologie. Annäherungsversuche, Pfaffenweiler: Centaurus (1992), S. 205–233

Hurley, Frank, Kriegstagebuch, in: Hurley at War. The Photography and Diaries of Frank Hurley in two World Wars. The Fairfax Library in association with Daniel O'Keefe, Sidney (1986)

Illich, Ivan, Die Nemesis der Medizin. Die Kritik der Medikalisierung des Lebens, München: Beck (1995; EA 1975)

Ipsen, Gunter, Zur Theorie des Erkennens. Untersuchungen über Gestalt und Sinn sinnloser Wörter, München: Beck (1925)

Irmscher, Hans D., Aus Herders Nachlaß, in: Euphorion, 54. Jg. (1960), S. 281–294

Irmscher, Hans D., Zur Ästhetik des jungen Herder, in: G. Sauder (Hg.), J. G. Herder. 1744–1809, Hamburg: Meiner (1987), S. 43–76

Japp, Uwe, Hermeneutik. Der theoretische Diskurs, die Literatur und die Konstruktion ihres Zusammenhanges in den philologischen Wissenschaften, München: Fink (1977)

Japp, Uwe, Beziehungssinn. Ein Konzept der Literaturgeschichte, Frankfurt/M.: Europäische Verlagsanstalt (1980)

Jauß, Hans Robert, Zur Marginalität der Körpererfahrung in Kants ‚Anthropologie' und der ihr vorgegebenen moralistischen Tradition, in: R. Behrens/R. Galle (Hg.), Leibzeichen. Körperbilder, Rhetorik und Anthropologie im 18. Jahrhundert, Würzburg: Könighausen & Neumann (1993), S. 11–21

Jean Paul, Sämtliche Werke (in 10 Bänden), hg. v. N. Miller, Müncher: Hanser (1963)

Jehn, Peter, Ernst Robert Curtius: Toposforschung als Restauration, in: ders., Toposforschung. Eine Dokumentation, Frankfurt/M.: Athenäum (1972), S. 7–64

Jeismann, Michael, Tut es nicht weh, liebt man es kreatürlich. Unter Anästhesie: Die Geschichte des Schmerzes in semantischen Zangen, in: Frankfurter Allgemeine Zeitung, 22. 3. 1995, S. N5

Jellinek, Georg, Allgemeine Staatslehre, Bad Homburg: Gentner (1960; EA 1900)

Johnson, Barbara, Einleitung, in: dies. (Hg.), Freiheit und Interpretation. Amnesty International-Vorlesungen 1992, Frankfurt/M.: Fischer (1994), S. 11–25

Johnson, Barbara, Die kritische Differenz: BartheS/BalZac, in: A. Assmann (Hg.), Texte und Lektüren. Perspektiven der Literaturwissenschaft, Frankfurt/M.: Fischer (1996), S. 142–155

Jouanna, Jacques, Die Entstehung der Heilkunst im Westen, in: M. Grmek (Hg.), Die Geschichte des medizinischen Denkens: Antike und Mittelalter, München: Beck (1996), S. 28–80

Jünger, Ernst, Das Abenteuerliche Herz. Aufzeichnungen bei Tag und Nacht, Berlin: Frundsberg (1929)

Jünger, Ernst, Sizilischer Brief an den Mann im Mond, in: F. Schauwecker (Hg.), Mondstein. Magische Geschichten. 20 Novellen, Berlin: Frundsberg (1930), S. 7–21

Jünger, Ernst, Krieg und Lichtbild, in: ders. (Hg.), Das Antlitz des Weltkrieges. Fronterlebnisse deutscher Soldaten, Berlin: Neufeld & Henius (1930), S. 9–11

Jünger, Ernst, Der Arbeiter. Herrschaft und Gestalt, Hamburg: Hanseatische Verlagsanstalt (1932)

Jünger, Ernst, Blätter und Steine, Hamburg: Hanseatische Verlagsanstalt (1934)

Jünger, Ernst, Einleitung, in: E. Schulz (Hg.), Die veränderte Welt. Eine Bilderfibel unserer Zeit, Breslau: Korn (1933), S. 5–9

Jünger, Ernst, Nachwort, in: ders., Afrikanische Spiele, einmalige unveränd. Ausgabe, Hamburg: Deutsche Hausbücherei (1937; EA 1936), S. 220–225

Jünger, Ernst, Strahlungen, Tübingen: Heliopolis (1949)

Jünger, Ernst/ Schlichter, Rudolf, Briefwechsel, Stutgart: Klett-Cotta (1997)

Jütte, Robert, Therapie im Wandel, in: Neue Rundschau, 108. Jg. (1997), S. 37–50

Kafka, Franz, Gesammelte Werke, hrsg. von Max Brod, Frankfurt/M.: S.Fischer (o.J.)

Kafka, Franz, Gesammelte Werke in 12 Bänden. Nach der kritischen Ausgabe hrsg. von H.-G. Koch, Frankfurt/M.: Fischer (1994)

Kaiser, Herbert, Schmerz und ästhetisches Bewußtsein. Überlegungen zu Hebbel und seiner literaturgeschichtlichen Position, in: Hebbel-Jahrbuch (1986), S. 25–38

Kant, Immanuel, Werke, hrsg. von W. Weischedel, Darmstadt: Wissenschaftliche Buchgesellschaft (1964)

Kayser, Rudolf, Die Eroberung der Allgegenwärtigkeit, in: Neue Deutsche Rundschau, 42. Jg. (1931), H.1, S. 713f.

Keil, Gundolf, Krankheit und Zeit in der Medizin des Mittelalters und der Frühmoderne, in: T. Ehlert (Hg.), Zeitkonzeptionen. Zeiterfahrung. Zeitmessung. Stationen ihres Wandels vom Mittelalter bis zur Moderne, Paderborn/München/Wien/Zürich: Schöningh (1997), S. 117–138

Kiefer, Karl, Körperlicher Schmerz auf der attischen Bühne, Heidelberg: Winter (1908)

Kielinger, Thomas, Der schlafende Logiker. Über Ernst Jüngers Surrealismus, in: Merkur, 29. Jg. (1975), S. 930–946

Kierkegaard, Sören, Entweder – Oder, Köln/Olten: Hegner (1960; EA 1843)

Kindt, Tom/ Müller, Hans-Harald, Zweimal Cervantes. Die Don-Quijote-Lektüren von Ernst Jünger und Ernst Weiß. Ein Beitrag zur literarischen Anthropologie der zwanziger Jahre, in: Jahrbuch zur deutschen Literatur der Weimarer Republik, 1. Jg. (1995), S. 230–254

Kirchhoff, Bodo, Legenden um den eigenen Körper. Frankfurter Vorlesungen, Frankfurt/M.: Suhrkamp (1995)

Kittler, Friedrich A., Vergessen, in: U. Nassen (Hg.), Texthermeneutik. Aktualität, Geschichte, Kritik, Paderborn: Schöningh (1979), S. 195–221

Kittler, Friedrich A., Nietzsche (1844–1900), in: H. Turk (Hg.), Klassiker der Literaturtheorie, München: Beck (1979), S. 191–205

Kittler, Friedrich A., Carlos als Carlsschüler. Ein Familiengemälde in einem fürstlichen Haus, in: W. Barner/E. Lämmert/N. Oellers (Hg.), Unser Commercium. Goethes und Schillers Literaturpolitik, Stuttgart: Cotta (1984), S. 241–273

Kittler, Friedrich A., Aufschreibesysteme 1800/1900, München: Fink (1987; EA 1985)

Kittler, Friedrich A., Das Subjekt als Beamter, in: M. Frank/G. Raulet /W. van Reijen (Hg.), Die Frage nach dem Subjekt, Frankfurt/M.: Suhrkamp (1988), S. 401–420

Kittler, Friedrich A., Ein Subjekt der Dichtung, in: G. Buhr/F. A. Kittler/H. Turk (Hg.), Das Subjekt der Dichtung. Festschrift f. Gerhard Kaiser, Würzburg: Könighausen & Neumann (1990), S. 399–410

Kittler, Friedrich A., Lakanal und Soemmering: Von der optischen zur elektrischen Telegraphie, in: B. Felderer (Hg.), Wunschmaschine - Welterfindung. Eine Geschichte der Technikvisionen seit dem 18. Jahrhundert, Wien/New York: Springer (1996), S. 286–295

Kleeberg, Michael, Barfuß. Eine Novelle, Köln: Kiepenheuer & Witsch (1995)

Klossowski, Pierre, Nietzsche und der Circulus vitiosus deus, München: Matthes & Seitz (1986; EA 1969)

Kluge, Alexander, Theodor Fontane. Heinrich von Kleist und Anna Wilde. Zur Grammatik der Zeit, Berlin: Wagenbach (1987)

Kluge, Alexander/Müller, Heiner, ‚Ich schulde der Welt einen Toten‘, Hamburg: Rotbuch (1996; EA 1995)

Kluge, Alexander/Müller, Heiner, ‚Ich bin ein Landvermesser‘. Gespräche mit Heiner Müller. Neue Folge, Hamburg: Rotbuch (1996)

Knipp, Franz, Die Sinnwelt der Schmerzen. Ein psychologisch-philosophischer Grundriß, Frankfurt/M.: Klostermann (1937)

Kollesch, Jutta/Nickel, Diethard (Hg.), Antike Heilkunst. Ausgewählte Texte aus den medizinischen Schriften der Griechen und Römer, Stuttgart: Reclam (1994)

Kondylis, Panajotis, Die Aufklärung im Rahmen des neuzeitlichen Rationalismus, München: Deutscher Taschenbuch Verlag (1986; EA 1981)

Konersmann, Ralf, Kritik des Sehens, in: Neue Rundschau, 106. Jg. (1995), H.1, S. 137–153

Konersmann, Ralf, Die Augen des Philosophen. Zur historischen Semantik und Kritik des Sehens, in: ders. (Hg.), Kritik des Sehens, Leipzig: Reclam (1997), S. 9–47

Konitzer, Werner, Sprachkrise und Verbildlichung, Würzburg: Königshausen & Neumann (1995)

Koschorke, Albrecht, Die Imagination des Buches und ihr ‚Ende‘, in: Widerspruch. Münchner Zeitschrift für Philosophie, 12. Jg. (1992), H.22, S. 37–46

Koschorke, Albrecht, Wissenschaften des Arbiträren. Die Revolutionierung der Sinnesphysiologie und die Entstehung der modernen Hermeneutik um 1800, unveröffentl. Tagungsbeitrag, Köln (1995), S. 1–34

Koselleck, Reinhart, Vergangene Zukunft. Zur Semantik geschichtlicher Zeiten, Frankfurt/M.: Suhrkamp (1989)

Kracauer, Siegfried, Das Ornament der Masse. Essays, Frankfurt/M.: Suhrkamp (1977)

Kracauer, Siegfried, Die Angestellten. Aus dem neuesten Deutschland, Frankfurt/M.: Suhrkamp (1971; EA 1930)

Kranz, Walther (Hg.), Die Fragmente der Vorsokratiker. Griechisch und deutsch von Hermann Diels, Erster Band, Berlin: Weidmann (1934)

Kremer, Detlef, Die Identität der Schrift. Flaubert und Kafka, in: Deutsche Vierteljahrsschrift, 63. Jg. (1989), H3, S. 547–573

Küntzel, Heinrich, Essay und Aufklärung, München: Fink (1969)

Kuhn, Helmut, Aristoteles und die Methode der politischen Wissenschaft, in: M. Riedel (Hg.), Rehabilitierung der praktischen Philosophie, Bd. II: Rezeption, Argumentation, Diskussion, Freiburg: Rombach (1974), S. 261–290

Alexander Kupfer, Göttliche Gifte. Kleine Kulturgeschichte des Rausches seit dem Garten Eden, Stuttgart/Weimar: Metzler (1996)

La Bruyère, Die Charaktere oder Die Sitten im Zeitalter Ludwigs XIV, Leipzig: Bibliographisches Institut (o.J.; EA 1688)

Lagercrantz, Olof, Reise ins Herz der Finsternis. Eine Reise mit Joseph Conrad, Frankfurt/M.: Insel (1988)

Lampl, Hans Erich, Ex Oblivione: Das Fere-Palimpsest. Noten zur Beziehung Friedrich Nietzsche – Charles Fere (1857–1907), in: Nietzsche-Studien, 15. Jg. (1986), S. 225–264

Lange, Wolfgang, Der kalkulierte Wahnsinn. Innenansichten ästhetischer Moderne, Frankfurt/M.: Fischer (1992)

Lejeune, Philippe, Der autobiographische Pakt, in: Günter Niggl, Die Autobiographie, Darmstadt: Wissenschaftliche Buchgesellschaft (1989), S. 214–257

Lenz, Siegfried, Über den Schmerz, Hamburg: Hoffmann & Campe (1993)

Lepenies, Wolf, Melancholie und Gesellschaft, Frankfurt/M.: Suhrkamp (1969)

Lethen, Helmut, Der Habitus des Horchens. Carl Schmitts ‚Glossarium': Die Welt als akustischer Raum, unveröffentl. Tagungsbeitrag (o.J.), S. 1–23

Lethen, Helmut, Verhaltenslehren der Kälte. Lebensversuche zwischen den Kriegen, Frankfurt/M.: Suhrkamp (1994)

Lethen, Helmut, Versionen des Authentischen: sechs Gemeinplätze, in: H. Böhme/ K. Scherpe (Hg.), Literatur und Kulturwissenschaften. Positionen, Theorie, Modelle, Reinbek b. Hamburg: Rowohlt (1996), S. 205–231

Lessing, Gotthold E., Werke und Briefe in zwölf Bänden, Frankfurt/M.: Deutscher Klassiker Verlag (1989ff.)

Lessing, Hans-Ulrich, Dilthey und Helmholtz. Aspekte einer Wirkungsgeschichte, in: Deutsche Zeitschrift f. Philosophie, 43. Jg. (1995), S. 819–833

Lessing, Hans-Ulrich/ Kerckhoven, Guy van, Psychologie als Erfahrungswissenschaft. Zu Diltheys Psychologie-Vorlesungen der siebziger und achtziger Jahre, in: Dilthey-Jahrbuch, 9. Jg. (1994/95), S. 66–91

Lessing, Hans-Ulrich/ Kerckhoven, Guy van, Vorbericht der Herausgeber, in: W. Dilthey, Gesammelte Schriften Bd.XXI: Psychologie als Erfahrungswissenschaft. Erster Teil: Vorlesungen zur Psychologie und Anthropologie (ca.1875–1894), Göttingen: Vandenhoeck & Ruprecht (1997), S. XV-L.

Leuschner, Wolfgang, Einleitung, in: Freud, S., Zur Auffassung der Aphasien. Eine kritische Studie, Frankfurt/M.: Fischer (1992), S. 7–31

Levi – Strauss, Claude, Traurige Tropen, Frankfurt/M.: Suhrkamp (1993; EA 1955)

Lewis, Clive S., Über den Schmerz, München: Kösel (1978; EA 1940)

Lichtenberg, Georg C., Schriften und Briefe, Frankfurt/M.: Zweitausendeins (o.J.)

Lippe, Rudolf zur, Naturbeherrschung am Menschen I: Körpererfahrung als Entfaltung von Sinnen und Beziehungen in der Ära des italienischen Kaufmannskapitals, Frankfurt/M.: Syndikat (1981)

List, Elisabeth, Schmerz. Der somatische Signifikant im Sprechen des Körpers, in: J. Huber/A. M. Müller (Hg.), Die Wiederkehr des Anderen (= Interventionen 5), Basel - Frankfurt/M.: Stroemfeld (1996), S. 223-244

Loewen, Harry, Goethe's Pietism as seen in his Letters and ‚Dichtung und Wahrheit', in: B. Schludermann et al. (Hg.), Deutung und Bedeutung. Studies in German and Comparative Literature presented to Karl-Werner Maurer, The Hague/Paris: Mouton (1973), S. 90-99.

Lütkehaus, Ludger, Der Philosoph Hebbel und die Widersprüche im Denken des 19. Jahrhunderts - am Beispiel des Philosophie-Begriffs, in: Hebbel-Jahrbuch (1984), S. 13-35.

Luhmann, Niklas, Individuum und Gesellschaft, in: Universitas, 39. Jg. (1984), H.1, S. 1-11

Luhmann, Niklas, Gesellschaftsstruktur und Semantik Bd. 3, Frankfurt/M.: Suhrkamp (1989)

Luhmann, Niklas, Paradigm Lost: Über die ethische Reflexion der Moral. Rede von N. L. anläßlich der Verleihung des Hegel - Preises 1989, Frankfurt/M.: Suhrkamp (1990)

Luhmann, Niklas, Die Herrschaft der Natur in ihren späten Tagen, in: Frankfurter Allgemeine Zeitung, 21. 11. 1994, Literaturbeilage, S. 13

Luhmann, Niklas, Die Gesellschaft der Gesellschaft, 2 Bde., Frankfurt/M.: Suhrkamp (1997)

Magenau, Jörg, Der Körper als Schnittfläche, in: A. Erb (Hg.), Baustelle Gegenwartsliteratur. Die neunziger Jahre, Opladen: Westdeutscher Verlag (1998), S. 107-121

Malinowski, Bronislaw, Ein Tagebuch im strikten Sinne des Wortes (1914-1918), Frankfurt/M.: Syndikat (1986; EA 1967)

Man, Paul de, Der Widerstand gegen die Theorie, in: V. Bohn (Hg.), Romantik. Literatur und Philosophie, Frankfurt/M.: Suhrkamp (1987), S. 80-106

Man, Paul de, Allegorien des Lesens, Frankfurt/M.: Suhrkamp (1988; EA 1979)

Mann, Thomas/ Kerenyi, Karl, Gespräch in Briefen, München: Deutscher Taschenbuch Verlag (1967; EA 1960)

Mann, Thomas, Essays Bd. 1: Frühlingssturm 1893-1918, hrsg. von H. Kurzke u. S. Stachorski, Frankfurt/M.: S. Fischer (1993)

Marin, Louis, Die Fragmente Pascals, in: L. Dällenbach/C. L. Hart Nibbrig (Hg.), Fragment und Totalität, Frankfurt/M.: Suhrkamp (1984), S. 160-181

Mattenklott, Gert, Der übersinnliche Leib. Beiträge zur Metaphysik des Körpers, Reinbek b. Hamburg: Rowohlt (1982)

Mattenklott, Gert, Nachwort, in: G. T. Fechner, Das unendliche Leben, München: Matthes & Seitz (1984), S. 169-190

Mattenklott, Gert, Blindgänger. Physiognomische Essais, Frankfurt/M.: Suhrkamp (1986)

Marquard, Odo, Schwierigkeiten mit der Geschichtsphilosophie. Aufsätze, Frankfurt/M.: Suhrkamp (1982)

Marquard, Odo, In der Reichweite der Lebenskürze, in: Frankfurter Allgemeine Zeitung, 17. 7. 1996, Nr. 164, S. N6

Meier, Albert, Der Grieche, die Natur und die Geschichte. Ein Motivzusammenhang in Schillers Briefen über die ästhetische Erziehung und Über naive und sentimentalische Dichtung, in: Jahrbuch d. Deutschen Schiller-Gesellschaft, 29. Jg. (1985), S. 113–124

Meier, Christian, Zu Carl Schmitts Begriffsbildung, in: H. Quaritsch (Hg.), Complexio Oppositorum. Über Carl Schmitt, Berlin: Duncker & Humblot (1988), S. 537–556

Mertner, Edgar, Topos und Commonplace, in: G. Dietrich/F. W. Schulze (Hg.), Strena Anglica. Otto Ritter z. 80. Geb., Halle (1956), S. 178–224. Nachdruck in: P. Jehn (Hg.), Toposforschung. Eine Dokumentation, Frankfurt/M.: Athenäum (1972), S. 20–68

Michel, Karl M., Von Eulen, Engeln und Sirenen, Frankfurt/M.: Athenäum (1988)

Miller, J. Hillis, The Disappearance of God. Five nineteenth-century writers, Cambridge/Mass.: Harvard UP (1963)

Miller, Norbert, Archäologie des Traums. Versuch über Giovanni Battista Piranesi, München: Deutscher Taschenbuch Verlag (1994; EA 1978)

Möller, Olaf, ‚ist erst gut, wenn alles weg ist'. Vladimir Sorokins rituelle Massaker von Sprachritualen, in: foglio, Herbst (1996), S. 22–26

Montaigne, Michel de, Essais. (Versuche) nebst des Verfassers Leben nach der Ausgabe von Pierre Coste ins Deutsche übersetzt von Johann Daniel Tietz. Zweeter Theil. (Leipzig 1753/54), Zürich: Diogenes (1992)

Misch, Clara (Hg.), Der junge Dilthey. Ein Lebensbild in Briefen und Tagebüchern 1852–1870, Leipzig/Berlin: Teubner (1933)

Moos, Peter von, Geschichte als Topik, Hildesheim: Olms (1988)

Moritz, Karl Philipp, Werke (in 2 Bänden), Frankfurt/M.: Insel (1981)

Morris, David B., Geschichte des Schmerzes, Frankfurt/M.: Insel (1994; EA 1991)

Mülder-Bach, Inka, Eine ‚neue Logik für Liebhaber'. Herders Theorie der Plastik, in: H.-J. Schings (Hg.), Der ganze Mensch: Anthropologie und Literatur im 18. Jahrhundert (DFG – Symposium 1992), Stuttgart: Metzler (1994), S. 341–370

Müller, Heiner, Mein Nachkrieg. Beschreibung einer Lektüre, in: Frankfurter Allgemeine Zeitung, Nr. 223, 25. 9. 1997, S. 41

Müller, Lothar, Die kranke Seele und das Licht der Erkenntnis: Karl Philipp Moritz' ‚Anton Reiser', Frankfurt/M.: Athenäum (1987)

Müller-Lauter, Wolfgang, Der Organismus als innerer Kampf. Der Einfluß von Wilhelm Roux auf Friedrich Nietzsche, in: Nietzsche-Studien, 7. Jg. (1978), S. 189–223

Musil, Robert, Prosa und Stücke. Kleine Prosa, Aphorismen, Autobiographisches, Essays und Reden, Kritik, Reinbek b. Hamburg: Rowohlt (1978)

Nagel, Rolf (Hg.), Briefe von E. R. Curtius an C. Schmitt (1921/22), in: Archiv f. d. Studium d. neueren Sprachen u. Literaturen, hrsg. von R. Sühnel, H. Meier u. H. Kolb, 218. Bd., 133. Jg., Berlin: Schmidt (1981), S. 1–15

Nehamas, Alexander, Nietzsche. Leben als Literatur, Göttingen: Steidl (1991; EA 1985)

Niebuhr, Barthold Georg, Brief an einen jungen Philologen. Mit einer Abhandlung über Niebuhr's philologische Wirksamkeit und einigen Excursen, hg. von Dr. Karl Georg Jacob, Leipzig: Vogel (1839)

Nietzsche, Friedrich/ Franz Overbeck, Briefwechsel, hrsg. von R. Oehler u. C. A. Bernoulli, Leipzig: Insel (1916)

Nietzsche, Friedrich, Gesammelte Werke. Musarionausgabe (in 23 Bänden), München: Musarion (1922ff.)

Nietzsche, Friedrich, Gesammelte Werke, Kritische Studienausgabe, München/Berlin/ New York: Deutscher Taschenbuch Verlag/ de Gruyter (1988)

Nietzsche, Friedrich, Sämtliche Briefe. Kritische Studienausgabe, München/Berlin/New York: Deutscher Taschenbuch Verlag/ de Gruyter (1986)

Nisbet, Hugh B., Herder and the Philosophy and History of Science, Cambridge (1970)

Oexle, Otto G., ‚Der Teil und das Ganze' als Problem geschichtswissenschaftlicher Erkenntnis. Ein historisch-typologischer Versuch, in: K. Acham/W. Schulze (Hg.), Teil und Ganzes. Zum Verhältnis von Einzel- und Gesamtanalyse in Geschichts- und Sozialwissenschaften (= Beiträge zur Historik, Bd. 6), München: Deutscher Taschenbuch Verlag (1990), S. 348–384

Ohly, Friedrich, Schriften zur mittelalterlichen Bedeutungsforschung, Darmstadt: Wissenschaftliche Buchgesellschaft (1977)

Orozco, Teresa, Platonische Gewalt. Gadamers politische Hermeneutik der NS - Zeit, Hamburg: Argument (1995)

Ortega y Gasset, José, Meditationen über ‚Don Quijote', Stuttgart: Deutsche Verlagsanstalt (1959; EA 1914)

Ortega y Gasset, José, Der Aufstand der Massen, Stuttgart/Berlin: Deutsche Verlagsanstalt (1931; EA 1930)

Ortega y Gasset, José, Gesammelte Werke, Augsburg: Bechtermünz (1996)

Orth, Ernst W., Dilthey und Lotze. Zur Wandlung des Philosophiebegriffs im 19. Jahrhundert, in: Dilthey-Jahrbuch, 2. Jg. (1984), S. 140–158

Pascal, Blaise, Über die Religion und über einige andere Gegenstände (Pensees), Heidelberg: Schneider (1972; EA 1669)

Penisson, Pierre, Die Palingenesie der Schriften: die Gestalt des Herderschen Werks, in: J. G. Herder, Werke Bd. 1. Herder und der Sturm und Drang 1764–1774, München: Hanser (1984), S. 864–924

Pestalozzi, Karl, Nietzsches Baudelaire-Rezeption. - In: Nietzsche-Studien, 7. Jg. (1978), S. 158–178

Pfeiffer, Jens, Petrarca und der Mont Ventoux, in: Germanisch-Romanische Monatsschrift, 47. Jg. (1997), H. 1/2, S. 1–24

Pfotenhauer, Helmut, Physiologie der Kunst als Kunst der Physiologie? Überlegungen zur literarischen und mythologischen Faktur der Texte, in: Nietzsche-Studien, 13. Jg. (1984), S. 399–411

Pfotenhauer, Helmut, Um 1800. Konfigurationen der Literatur, Kunstliteratur und Ästhetik, Tübingen: Narr (1991)

Pfotenhauer, Helmut, Vorbilder. Antike Kunst, klassizistische Kunstliteratur und „Weimarer Klassik", in: W. Voßkamp (Hg.), Klassik im Vergleich (DFG - Symposion 1990), Stuttgart/Weimar: Metzler (1993), S. 42–61

Platon, Sämtliche Werke (in 4 Bänden), Reinbek b. Hamburg: Rowohlt (1994)

Platon, Philebos (= Werke Bd. III/2), übers. v. D. Frede, Göttingen: Vandenhoek & Ruprecht (1997)

Platon, Sämtliche Dialoge, Bd. IV, hrsg. von O. Apelt, Hamburg: Meiner (1988; repr. Nachdruck d. Ausg. 1922)

Plumpe, Gerhard, Kunst ist Kunst. Vom Subjekt zur Tautologie, in: Symptome, 6. Jg. (1990), S. 66–75

Plumpe, Gerhard, Ästhetische Kommunikation der Moderne. Bd. 1: Von Kant bis Hegel, Opladen: Westdeutscher Verlag (1993)

Plumpe, Gerhard, Ästhetische Kommunikation der Moderne. Bd. 2: Von Nietzsche bis zur Gegenwart, Opladen: Westdeutscher Verlag (1993)

Plumpe, Gerhard, Epochen moderner Literatur. Ein systemtheoretischer Entwurf, Opladen: Westdeutscher Verlag (1995)

Pöggeler, Otto, Dialektik und Topik, in. M. Riedel (Hg.), Rehabilitierung der praktischen Philosophie, Bd. II: Rezeption, Argumentation, Diskussion, Freiburg: Rombach (1974), S. 291–331

Pöppel, Ernst, Lust und Schmerz. Über den Ursprung der Welt im Gehirn. Berlin: Siedler (1993; EA 1982)

Pörksen, Uwe, Die Funktion einer naturwissenschaftlichen Metapher in einem Satz Nietzsches, in: Nietzsche-Studien, 13. Jg. (1984), S. 443–447

Proß, Wolfgang, ‚Meine einzige Absicht ist, etwas mehr Licht über die Physik der Seele zu verbreiten.' Johann Georg Sulzer (1720–1779), in: H. Thomke (Hg.), Helvetien und Deutschland, Amsterdam/Atlanta: Rodopi (1994), S. 133–148

Proß, Wolfgang, ‚Ein Reich unsichtbarer Kräfte'. Was kritisiert Kant an Herder?, in: Scientia Poetica. Jahrbuch f. Geschichte d. Literatur u. d. Wissenschaften, 1. Jg. (1997), S. 62–119

Quincey, Thomas de, Bekenntnisse eines englischen Opiumessers, Leipzig: Kiepenheuer (1992; EA 1822, überarb. 1856)

Radkau, Joachim, Geschichte der Nervosität, in: Universitas, 49. Jg. (1994), H.6, S. 533–544

Rappe, Guido, Archaische Leiberfahrung. Der Leib in der frühgriechischen Philosophie und in außereuropäischen Kulturen, Berlin: Akademie (1995)

Reher, Stephan, Leuchtende Finsternis. Erzählen in Callots Manier, Köln: Böhlau (1997)

Rehm, Walter, Griechentum und Goethezeit. Geschichte eines Glaubens, Leipzig: Dieterich (1936)

Rehm, Walter, Götterstille und Göttertrauer. Aufsätze zur deutsch-antiken Begegnung, München: Lehnen (1951)

Rey, Roselyne, The History of Pain, Cambridge Mass./London: Harvard UP (1995; EA 1993)

Ribot, Theodule A., Das Gedächtnis und seine Störungen, Hamburg/Leipzig (1882; EA 1881)

Richter, Simon, Laocoon's Body and the Aesthetics of Pain. Winckelmann. Lessing. Herder. Moritz. Goethe, Detroit: Wayne State UP (1992)

Richter, Simon, Medizinischer und ästhetischer Diskurs: Herder und Haller über Reiz, in: Lessing Yearbook, 25. Jg. (1993), S. 83–95

Riedel, Wolfgang, Die Anthropologie des jungen Schiller. Zur Ideengeschichte der medizinischen Schriften und der ‚Philosophischen Briefe', Würzburg: Königshausen & Neumann (1985)

Rieger, Stefan, Speichern/Merken. Die künstlichen Intelligenzen des Barock, München: Fink (1997)

Rilke, Rainer M., Duineser Elegien. Sonette an Orpheus, Wiesbaden: Insel (1950)

Rimbaud, Arthur, Das poetische Werk, München: Matthes & Seitz (1988)

Ritter, Henning, Levi – Strauss' Montaigne – Lektüre, in: Frankfurter Allgemeine Zeitung, 30. 3. 1993, S. L20

Ritter, Henning, Friedrich Nietzsches Lektüren. Fremde Feder, in: Frankfurter Allgemeine Zeitung, 12. 2. 1997, Nr. 36, S. N5

Ritter, Henning, Die erleuchtete Katastrophe, in: Frankfurter Allgemeine Zeitung, 27. 8. 1997, Nr. 198, S. 29

Ritter, Henning, Gemeinplätze. Von Faust bis Volkswagen, in: Frankfurter Allgemeine Zeitung, 2. 9. 1998, Nr. 203, S. N5

Ritter, Joachim, Art. ‚Ästhetik', in: ders. (Hg.), Historisches Wörterbuch d. Philosophie, Bd. 1, Darmstadt: Wissenschaftliche Buchgesellschaft (1971), Sp.560

Rodi, Frithjof, Morphologie und Hermeneutik. Zur Methode von Diltheys Ästhetik, Stuttgart: Kohlhammer (1969)

Rodi, Frithjof, Die Ebbinghaus-Dilthey-Kontroverse. Biographischer Hintergrund und sachlicher Ertrag, in: Ebbinghaus-Studien, 2. Jg. (1987), S. 145–154

Ronell, Avital, Drogenkriege. Literatur, Abhängigkeit, Manie, Frankfurt/M.: Fischer (1994; EA 1992)

Rotschuh, Karl E., Physiologie. Der Wandel ihrer Konzepte, Probleme und Methoden vom 16. bis 19. Jahrhundert. Freiburg/München: Alber (1968)

Rousseau, Jean-Jacques, Bekenntnisse, Frankfurt/M.: Insel (1985; EA 1782–89)

Rousseau, Jean-Jacques, Œuvres complètes (5 Bde.), Paris: Pléiade (1959ff.)

Rudolph, G., Hallers Lehre von der Irritabilität und Sensibilität, in: K. E. Rotschuh (Hg.), Von Boerhaave bis Berger. Die Entwicklung der kontinentalen Physiologie im 18. und 19. Jahrhundert, Stuttgart (1964), S. 14–34

Rutschky, Michael, Die Ästhetik des Schreckens. Zu Karl Heinz Bohrers Untersuchung, in: Neue Rundschau, 89. Jg. (1978), S. 457–464

Rutschky, Michael, Erfahrungshunger. Ein Essay über die siebziger Jahre, Frankfurt/M.: Fischer (1982; EA 1980)

Rutschky, Michael, Das Interesse am Alltag. Anläßlich von Rudolf Schwendters ‚Kultur- und Sittengeschichte', in. Der Alltag, Nr. 75: Die arroganten Geräte, März (1997), S. 177–190

Rutschky, Michael, Die Meinungsfreude. Anthropologische Feuilletons, Göttingen: Steidl (1997)

Rutschky, Michael, Lebensromane. Zehn Kapitel über das Phantasieren, Göttingen: Steidl (1998)

Sade, Marquis de, Die Philosophie im Boudoir. Ungekürzte Studienausgabe, Giftendorf: Merlin (1991; EA 1795)

Sade, Marquis de, Justine oder die Leiden der Tugend, Frankfurt/M.: Insel (1990; EA 1787)

Sailer, Johann Michael, Die Weisheit auf der Gasse oder Sinn und Unsinn deutscher Sprichwörter, Frankfurt/M.: Eichborn (1996; EA 1810)

Salaquarda, Jörg, Dionysos gegen den Gekreuzigten. Nietzsches Verständnis des Apostels Paulus, in: Zeitschrift f. Religions- u. Geistesgeschichte, XXVI. Jg. (1974), S. 97–124

Sauerbruch, Ferdinand/ Wenke, Hans, Wesen und Bedeutung des Schmerzes, Berlin: Jünker und Dünnhaupt (1936)

Sarasin, Philipp/ Tanner, Jakob, Physiologie und industrielle Gesellschaft, in: dies. (Hg.), Physiologie und industrielle Gesellschaft. Studien zur Verwissenschaftlichung des Körpers im 19. und 20. Jahrhundert, Frankfurt/M.: Suhrkamp (1998), S. 12–43

Sasse, Günter, Aufrichtigkeit: Von der empfindsamen Programmatik, ihrem Kommunikationsideal, ihrer apologetischen Abgrenzung und ihrer Aporie, dargestellt an Gellerts ‚Zärtlichen Schwestern', in: H. Löffler (Hg.), Texttyp, Sprechergruppe, Kommunikationsbereich: Studien zur deutschen Sprache in Geschichte und Gegenwart; Festschrift f. Hugo Steger z. 65. Geb., Berlin/New York: De Gruyter (1994), S. 105–120

Scarry, Elaine, Der Körper im Schmerz. Die Chiffren der Verletzlichkeit und die Erfindung der Kultur, Frankfurt/M.: S.Fischer (1992; EA 1985)

Schalk, Fritz, Die europäische Aufklärung, in: G. Mann/A. Nitschke (Hg.), Propyläen Weltgeschichte. Eine Universalgeschichte, Bd. 7: Von der Reformation zur Revolution, Berlin/Frankfurt/M./Wien: Propyläen (1964), S. 467–512

Schickel, Joachim, Gespräche mit Carl Schmitt, Berlin: Merve (1993)

Schiller, Friedrich, Sämtliche Werke (in 5 Einzelbänden), München: Winkler (1975)

Schivelbusch, Wolfgang, Geschichte der Eisenbahnreise. Zur Industrialisierung von Raum und Zeit im 19. Jahrhundert, Frankfurt/M.: Fischer (1989; EA 1977)

Schlaffer, Hannelore, Der kulturkonservative Essay im 20. Jahrhundert, in: dies./ Schlaffer, Heinz, Studien zum ästhetischen Historismus, Frankfurt/M.: Suhrkamp (1975), S. 140–173

Schlaffer, Heinz, Einleitung, in: J. Goody/ I. Watt/ K. Gough, Entstehung und Folgen der Schriftkultur, Frankfurt/M.: Suhrkamp (1986), S. 7–23

Schlaffer, Heinz, Poesie und Wissen. Die Entstehung des ästhetischen Bewußtseins und der philologischen Erkenntnis, Frankfurt/M.: Suhrkamp (1990)

Schlegel, Friedrich, Kritische und theoretische Schriften, Stuttgart: Reclam (1990)

Schleiermacher, Friedrich D. E., Sämtliche Werke, Berlin: Reimer (1842)

Schleiermacher, Friedrich D. E., Werke. Auswahl in 4 Bänden, Leipzig: Meiner (1911)

Schleiermacher, Friedrich D. E., Hermeneutik. Nach den Handschriften neu hrsg. und eingel. von H. Kimmerle, Heidelberg: Winter (1959)

Schleiermacher, Friedrich D. E., Hermeneutik. Nach den Handschriften neu hrsg. u. eingel. von H. Kimmerle, 2. verb. u. erw. A., Heidelberg: Winter (1974)

Schleiermacher, Friedrich D. E., Hermeneutik und Kritik, hrsg. von Manfred Frank, Frankfurt/M.: Suhrkamp (1977)

Schleiermacher, Friedrich D. E., Über den Begriff der Kunst, Hamburg: Meiner (1984; EA 1831/32),

Schleiermacher, Friedrich D. E., Ästhetik, Hamburg: Meiner (1984; EA 1819/25)

Schleiermacher, Friedrich D. E., Schriften, hrsg. von A. Arndt, Frankfurt/M.: Deutscher Klassiker Verlag (1996)

Schmidt, Rainer G., Nomadenschrift, in: Rimbaud, Arthur, Das poetische Werk, München: Matthes & Seitz (1988), S. 217–253

Schmidt, Robert F./ Struppler, Albrecht, Der Schmerz. Ursachen. Diagnosen. Therapie, München: Piper (1982)

Schmidt, Rüdiger, ‚Ein Text ohne Ende für den Denkenden'. Studien zu Nietzsche, Frankfurt/M.: Athenäum (1989)

Schmitt, Carl, Der Wert des Staates und die Bedeutung des Einzelnen, Tübingen: Mohr (1914)

Schmitt, Carl, Politische Theologie. Vier Kapitel zur Lehre von der Souveränität, München/Leipzig: Duncker & Humblot (1922)

Schmitt, Carl, Die geistesgeschichtliche Lage des heutigen Parlamentarismus, in: Bonner Festgabe für Ernst Zitelmann zum fünfzigjährigen Doktorjubiläum, München/Leipzig: Duncker & Humblot (1923), S. 413–473

Schmitt, Carl, Die geistesgeschichtliche Lage des heutigen Parlamentarismus, Zweite Auflage (= Wissenschaftliche Abhandlungen und Reden zur Philosophie, Politik und Geistesgeschichte I), München/Leipzig: Duncker & Humblot (1926)

Schmitt, Carl, Der Begriff des Politischen, in: Archiv f. Sozialwissenschaft und Sozialpolitik, hrsg. von E. Lederer, Tübingen: Mohr (1927), Bd. 58, S. 1–33

Schmitt, Carl, Der Begriff des Politischen. Mit einer Rede über das Zeitalter der Neutralisierungen und Entpolitisierungen, (= Wiss. Abhandlungen u. Reden z. Philosophie, Politik u. Geschichte X), München/Leipzig: Duncker & Humblot (1932)

Schmitt, Carl, Franz Blei, in: Frankfurter Zeitung, Literaturblatt, 22. 3. 1931, 64. Jg., Nr. 218, S. 1 f.

Schmitt, Carl, Positionen und Begriffe, Hamburg: Hanseatische Verlagsanstalt (1940)

Schmitt, Carl, Donoso Cortes in gesamteuropäischer Interpretation. Vier Aufsätze, Köln: Greven (1950)

Schmitt, Carl, Gesetz und Urteil. Eine Untersuchung zum Problem der Rechtspraxis, München: Beck (1969; EA 1912)

Schmitt, Carl, Im Gespräch mit Dieter Groh und Klaus Figge (1972), in: P. Tommissen (Hg.), Over en in zake Carl Schmitt. Deel II: Unveröffentlichte Dokumente, in: Eclectica, 5. Jg. (1975), H.2, S. 89–109

Schmitt, Carl, Ein Rundfunkgespräch vom 1. Februar 1933 (mit Veit Rosskopf), in: Tommissen, P., Over en in zake Carl Schmitt. Deel II: Unveröffentlichte Dokumente, in: Eclectica, 5. Jg. (1975), H.2, S. 113–119

Schmitt, Carl, Der Begriff des Politischen. Text von 1932 mit einem Vorwort und drei Corollarien, Berlin: Duncker & Humblot (1979)

Schmitt, Carl, Legalität und Legitimität, Berlin: Duncker & Humblot (1980; EA 1932)

Schmitt, Carl, Verfassungslehre, Berlin: Duncker & Humblot (1983; EA 1928)

Schmitt, Carl, Berlin 1907 (1947), in: P. Tommissen (Hg.): Schmittiana I, in: Eclectica, 17. Jg. (1988), H.71–72, S. 11–21

Schmitt, Carl, Glossarium. Aufzeichnungen der Jahre 1947–1951, Berlin: Duncker & Humblot (1991)

Schmölders, Claudia, Das Profil im Schatten. Zu einem physiognomischen ‚Ganzen' im 18. Jahrhundert, in: H.-J. Schings (Hg.), Der ganze Mensch: Anthropologie und

Literatur im 18. Jahrhundert (DFG - Symposium 1992), Stuttgart: Metzler (1994), S. 242–259.

Schneider, Manfred, Lichtenbergs ungeschriebene Autobiographie. Eine Interpretation, in: M. Frank/F. A. Kittler/S. Weber (Hg.), Fugen. Deutsch-Französisches Jahrbuch für Text-Analytik, Olten/Freiburg/B.: Walter (1980), S. 114–124

Schneider, Manfred, Die erkaltete Herzensschrift, München: Hanser (1986)

Schneider, Manfred, Luther mit McLuhan. Zur Medientheorie und Semiotik heiliger Zeichen, in: F. A. Kittler/M. Schneider/S. Weber (Hg.): Diskursanalysen 1: Medien, Opladen: Westdeutscher Verlag (1987), S. 13–25

Schneider, Manfred, La Rochefoucauld und die Aporien der Selbsterkenntnis, in: Merkur, 42. Jg. (1988), S. 730–741

Schneider, Manfred, Liebe und Betrug. Die Sprachen des Verlangens, München/Wien: Hanser (1992)

Schneider, Manfred, Der Mensch als Quelle, in: P. Fuchs/A. Göbel (Hg.), Der Mensch – das Medium der Gesellschaft?, Frankfurt/M.: Suhrkamp (1994), S. 297–322

Schopenhauer, Arthur, Sämtliche Werke. 2. Auflage (in 7 Bänden), hrsg. von A. Hübscher, Wiesbaden: Brockhaus (1946ff.)

Schröder, Gerhart, Weisheit und Gelächter. Zum Begriff der Weisheit in der frühen Neuzeit, in: A. Assmann (Hg.), Weisheit. Archäologie der literarischen Kommunikation III, München: Fink (1991), S. 501–512

Schuller, Marianne, Körper. Fieber. Räuber. Medizinischer Diskurs und literarische Figur beim jungen Schiller, in: W. Groddeck/U. Stadler (Hg.), Physiognomie und Pathognomie. Zur literarischen Darstellung von Individualität. FS f. K. Pestalozzi z. 65. Geburtstag, Berlin/New York: de Gruyter (1994), S. 153–168

Schünemann, Peter, Das Entschwinden der Biographie. Beobachtungen zum Werk Ernst Jüngers, in: H. L. Arnold (Hg.), Text & Kritik. Zeitschrift f. Literatur, Bd. 105/106 (1990), S. 52–58

Schwanitz, Dietrich, Verselbständigung von Zeit und Strukturwandel von Geschichten. Zum Zusammenhang zwischen temporalem Paradigmawechsel und Literaturgeschichte, in: H. U. Gumbrecht/U. Link-Heer (Hg.), Epochenschwellen und Epochenstrukturen im Diskurs der Literatur- und Sprachhistorie, Frankfurt/M.: Suhrkamp (1985), S. 89–108

Schwarz, Franz F., Einleitung, in: Aristoteles, Politik. Schriften zur Staatslehre, Stuttgart: Reclam (1989), S. 3-72

Schwilk, Heimo (Hg.), Ernst Jünger. Leben und Werk in Bildern und Texten, Stuttgart: Klett-Cotta (1988)

Sellin, Gerhard, ‚Gattung' und ‚Sitz im Leben' auf dem Hintergrund der Problematik von Mündlichkeit und Schriftlichkeit synoptischer Erzählungen, in: Evangelische Theologie, 50. Jg. (1990), H.4, S. 311–331

L. Annaeus Seneca, Philosophische Schriften. Lateinisch und deutsch, 4. Bde., An Lucilius. Briefe 70–124, hrsg. von M. Rosenbach, Darmstadt: Wissenschaftliche Buchgesellschaft (1984), S. 126–145

Sharp, Ronald A., Gespräch mit George Steiner, in: Sinn und Form, 48. Jg. (1996), S. 349–381

Simmel, Georg, Rembrandt. Ein kunstphilosophischer Versuch, Leipzig: Wolff (1917; EA 1916)

Sklovskij, Viktor, Literatur und Kinematograph (1923), in: A. Flaker/V. Zmegac (Hg.), Formalismus, Strukturalismus und Geschichte, Kronberg/T.: Scriptor (1974), S. 22–41

Sloterdijk, Peter, Der Denker auf der Bühne. Nietzsches Materialismus, Frankfurt/M.: Suhrkamp (1986)

Söring, Jürgen, Provozierte ‚Gewalt' – Zur Poetologie des Drogenrauschs, in: Arcadia, 28. Jg. (1993), S. 142–157

Sofsky, Wolfgang, Traktat über die Gewalt, Frankfurt/M.: S.Fischer (1996)

Solms, Friedrich, Disciplina Aesthetica. Zur Frühgeschichte der ästhetischen Theorie bei Baumgarten und Herder, Stuttgart: Klett-Cotta (1990)

Solmsen, Friedrich, Die Entwicklung der aristotelischen Logik und Rhetorik, Berlin: Weidmann (1929)

Sombart, Nicolaus, Die deutschen Männer und ihre Feinde. Carl Schmitt. Ein deutsches Schicksal zwischen Männerbund und Matriarchatsmythos, München: Hanser (1991)

Sonntag, Michael, ‚Gefährte der Seele, Träger des Lebens'. Die medizinischen Spiritus im 16. Jahrhundert, in: G. Jüttemann/M. Sonntag/C. Wulf (Hg.), Die Seele. Ihre Geschichte im Abendland, Weinheim: Psychologie Verlagsunion (1991), S. 165–179

Sonntag, Michael, Die Seele und das Wissen vom Lebenden. Zur Entstehung der Biologie im 19. Jahrhundert, in: G. Jüttemann/M. Sonntag/C. Wulf (Hg.), Die Seele. Ihre Geschichte im Abendland, Weinheim: Psychologische Verlags Union (1991), S. 293–318

Sorokin, Vladimir, Roman, Zürich: Haffmans (1995)

Spinoza, Baruch, Die Ethik. Schriften. Briefe, hrsg. von F. Bülow, Stuttgart: Kröner (1982)

Stammler, Wolfgang, ‚Edle Einfalt'. Zur Geschichte eines kunsttheoretischen Topos, in: G. Erdmann/A. Eichstaedt (Hg.), Worte und Werte. Bruno Markwardt zum 60. Geb., Berlin: De Gruyter (1961), S. 359–382.

Stanitzek, Georg, ‚0/1', ‚einmal/zweimal' – der Kanon in der Kommunikation, in: B. J. Dotzler (Hg.), Technopathologien, München: Fink (1992), S. 111–134

Stanitzek, Georg, Abweichung als Norm? Über Klassiker der Essayistik und Klassik im Essay, in: W. Voßkamp (Hg.), Klassik im Vergleich. Normativität und Historizität europäischer Klassiken (DFG – Symposion 1990), Stuttgart/Weimar: Metzler (1993), S. 594–615

Stanitzek, Georg, Kommunikation (Communicatio & Apostrophe einbegriffen), in: J. Fohrmann/H. Müller (Hg.), Literaturwissenschaft, München: Fink (1995), S. 13–30

Stanitzek, Georg, Brutale Lektüre, um ‚1800' (heute), unveröffentl. Tagungsbeitrag, Köln (o.J.), S. 1–20, erscheint in: J. Vogl (Hg.), Poetologien des Wissens, München: Fink (1999)

Stanitzek, Georg, Fama/Musenkette. Zwei klassische Probleme der Literaturwissenschaft mit ‚den Medien', unveröffentl. Tagungsbeitrag, Köln (1997), S. 1–14

Starobinski, Jean, Montaigne. Denken und Existenz, München: Hanser (1986; EA 1982)

Starobinski, Jean, Herr Teste und der Schmerz (1987), in: M. Frank/A. Haverkamp (Hg.), Individualität (= Poetik & Hermeneutik 8), München: Fink (1988), S. 477–508

Starobinski, Jean, Kleine Geschichte des Körpergefühls, Frankfurt/M.: Fischer (1991; EA 1983)

Starobinski, Jean, Rousseau als ‚Marginalist' Montaignes. Fünf unveröffentlichte Randnotizen, in: Merkur, 51. Jg. (1997), S. 391–405

Steiner, George, Das totale Fragment, in: L. Dällenbach/C. L. Hart Nibbrig (Hg.), Fragment und Totalität, Frankfurt/M.: Suhrkamp (1984), S. 18–29

Steiner, Uwe C., ‚Können die Kulturwissenschaften eine neue moralische Funktion beanspruchen?' Eine Bestandsaufnahme, in: Deutsche Vierteljahrsschrift, 71. Jg. (1997), H.1, S. 3–38

Sternberger, Dolf, Über die Kunst der Photographie, in: Neue Deutsche Rundschau, 1934 (2), S. 412–435

Sternberger, Dolf, Figuren der Fabel, Frankfurt/M.: Suhrkamp (1990)

Stichweh, Rudolf, Zur Entstehung des modernen Systems wissenschaftlicher Disziplinen. Physik in Deutschland 1740–1890, Frankfurt/M.: Suhrkamp (1984)

Stierle, Karlheinz, Die Modernität der französischen Klassik. Negative Anthropologie und funktionaler Stil, in: ders./F. Nies (Hg.), Französische Klassik: Theorie, Literatur, Malerei, München: Fink (1985), S. 81–99

Stifter, Adalbert, Sämtliche Werke (in 25 Bänden), Prag: Calve (1908ff.)/ Reichenberg: Kraus (1928ff.)

Stingelin, Martin, ‚Moral und Physiologie'. Nietzsches Grenzverkehr zwischen den Diskursen, in: B. J. Dotzler (Hg.), Technopathologien, München: Fink (1992), S. 41–57

Stingelin, Martin, Mit dem Buch ertappt. Nietzsches Jagd nach origineller Lektüre, in: Frankfurter Allgemeine Zeitung, 13. 5. 1998, Nr. 110, S.N5

Strian, Friedrich, Schmerz. Ursachen, Symptome, Therapien, München: Beck (1996)

Ströker, Elisabeth, Über die mehrfache Bedeutung der Rede von Ganzen und Teilen. Bemerkungen zum sogenannten hermeneutischen Zirkel, in: K. Acham/W. Schulze (Hg.), Teil und Ganzes. Zum Verhältnis von Einzel- und Gesamtanalyse in Geschichts- und Sozialwissenschaften (= Beiträge zur Historik, Bd. 6), München: Deutscher Taschenbuch Verlag (1990), S. 278–298

Strube, W./ Metzger, W., Art. ‚Gestalt', ‚Gestaltqualität' u. ‚Gestalttheorie', in: J. Ritter (Hg.), Historisches Wörterbuch der Philosophie, Bd. 3, Darmstadt: Wissenschaftliche Buchgesellschaft (1974), Sp.540–552

Szasz, Thomas, Pain and Pleasure. A Study of Bodily Feelings, New York: Basic Books (1975; EA 1957)

Szondi, Peter, Einführung in die literarische Hermeneutik. Studienausgabe der Vorlesungen Bd. 5, Frankfurt/M.: Suhrkamp (1975)

Tanner, Jakob, Körpererfahrung, Schmerz und die Konstruktion des Kulturellen, in: Historische Anthropologie. Kultur. Gesellschaft. Alltag, 2. Jg. (1994), H.1, S. 489–502

Tarantino, Quentin, Pulp Fiction, Reinbek b. Hamburg: Rowohlt (1994)

Thomas von Aquin, Die deutsche Thomas-Ausgabe. Vollständige, ungekürzte deutsch-lateinische Ausgabe der Summa Theologica, 36 Bde. und 2 Zusatzbde., hrsg. vom Katholischer Akademikerverband, Leipzig/Salzburg: Anton Pustet (1934ff.)

Thome, Horst, Roman und Naturwissenschaft. Eine Studie zur Vorgeschichte der deutschen Klassik, Frankfurt/M./Bern/Las Vegas: Lang (1978)

Thome, Horst, Autonomes Ich und ‚Inneres Ausland'. Studien über Realismus, Tiefenpsychologie und Psychiatrie in deutschen Erzähltexten (1848–1914), Tübingen: Niemeyer (1993)

Todorov, Tzvetan, Aesthetik und Semiotik im 18. Jahrhundert. G. E. Lessing: Laokoon, in: G. Gebauer (Hg.), Das Laokoon-Projekt. Pläne einer semiotischen Ästhetik, Stuttgart: Metzler (1984), S. 9–22

Todorov, Tzvetan, Symboltheorien, Tübingen: Niemeyer (1995; EA 1977)

Toellner, Richard, Medizin in der Mitte des 18. Jahrhunderts, in: R. Vierhaus (Hg.), Wissenschaften im Zeitalter der Aufklärung, Göttingen: Vandenhoek (1985), S. 194–217

Tommissen, Piet, Bausteine zu einer wissenschaftlichen Biographie, in: H. Quaritsch (Hg.), Complexio Oppositorum. Über Carl Schmitt, Berlin: Duncker & Humblot (1988), S. 71–100

Treiber, Hubert, ‚Das Ausland' – die ‚reichste und gediegenste Registratur' naturwissenschaftlich-philosophischer Titel in Nietzsches ‚idealer Bibliothek', in: Nietzsche-Studien, 25. Jg. (1996), S. 394–412

Treut, Monika, Das grausame Subjekt. Über Marquis de Sade und die Intentionen seines philosophischen Diskurses, in: M. Geier/H. Woetzel (Hg.), Das Subjekt des Diskurses. Beiträge zur sprachlichen Bildung von Subjektivität und Intersubjektivität, Berlin: Argument (1983), S. 122–132

Trilling, Lionel, Das Ende der Aufrichtigkeit, Frankfurt/M.: Ullstein (1983; EA 1972)

Ueding, Gerd, Klassische Rhetorik, München: Beck (1995)

Uhlig, Ludwig, Kunst und Dichtung bei Winckelmann, in: Zeitschrift f. Deutsche Philologie, 98. Jg. (1979), H.2, S. 161–176

Uhlig, Ludwig, Einleitung, in: ders. (Hg.), Griechenland als Ideal. Winckelmann und seine Rezeption in Deutschland, Tübingen: Narr (1988), S. 7–19

Valéry, Paul, Werke. Frankfurter Ausgabe (in 7 Bänden), Frankfurt/M./Leipzig: Insel (1992 ff.)

Valéry, Paul, Cahiers/ Hefte (in 6 Bänden), Frankfurt/M.: S. Fischer (1987 ff.)

Vigny, Alfred de, Lettres d'un dernier amour. Correspondance inédite avec ‚Augusta', publiée par V. C. Saulnier, Lille: Giard (1952)

Virilio, Paul, Das öffentliche Bild, Bern: Benteli (1992)

Völcker, Matthias, Bild und Blick: das Augenmotiv von Platon bis Goethe, Bielefeld: Aisthesis (1994)

Vollrath, Ernst, Politik und Existenz, in: V. Gerhardt/H. Ottmann/M. P. Thompson (Hg.), Politisches Denken. Jahrbuch 1991, S. 156–169

Vollrath, Ernst, Wie ist Carl Schmitt an seinen Begriff des Politischen gekommen?, in: Zeitschrift für Politik, 36. Jg. (1989), H.2, S. 151–168

Wahrig-Schmidt, Bettina, ‚Irgendwie, jedenfalls physiologisch'. Friedrich Nietzsche, Alexandre Herzen (fils) und Charles Féré 1888, in: Nietzsche – Studien, 17. Jg. (1988), S. 434–464

Walther, Gerrit, Friedrich August Wolf und die Hallenser Philologie – ein aufklärerisches Phänomen?, in: N. Hammerstein (Hg.), Universitäten und Aufklärung, Göttingen: Wallstein (1995), S. 125–136

Wegmann, Nikolaus, Was heißt einen ,klassischen Text' lesen? Philologische Selbstreflexion zwischen Wissenschaft und Bildung, in: J. Fohrmann/W. Voßkamp (Hg.), Wissenschaftsgeschichte der Germanistik im 19. Jahrhundert, Stuttgart: Metzler (1994), S. 334–450

Wegmann, Nikolaus, Bibliotheksliteratur. Suchen und Finden im alexandrinischen Zeitalter, unveröffentl. Habilitationsschrift, Köln (1998)

Wegmann, Nikolaus/ Bickenbach, Matthias, Herders Reisejournal. Ein Datenbankreport, in: Deutsche Vierteljahrsschrift, 71. Jg. (1997), H.3, S. 397–420

Weimar, Klaus, Anweisung, sich selbst zu verwandeln. Die Fragen eines Gestorbenen müssen nicht mit ihm gestorben sein: Herder zum 250. Geburtstag, in: Frankfurter Allgemeine Zeitung, 25. 8. 1994, S. 25

Weimar, Klaus, Art. ,Einfühlung', in: ders. (Hg.), Reallexikon der dt. Literaturwissenschaft. Bd. 1. Berlin/New York: De Gruyter (1997), S. 427–429

Weissberg, Liane, Language's Wound: Herder, Philoctetes, and the Origin of Speech, in: Modern Language Notes. German Issue, Vol. 104 (1989), S. 548–579

Weizsäcker, Viktor von, Die Schmerzen. Stücke zu einer medizinischen Anthropologie, in: Die Kreatur. Eine Zeitschrift / Viermal im Jahr erscheinend/ Berlin: Lambert Schneider, hrsg. von M. Buber/J. Wittig/V. von Weizsäcker, 1. Jg. (1926/27), S. 315–335

Weizsäcker Viktor von, Individualität und Subjektivität, in: C. Adam/F. Curtius (Hg.), Individualpathologie. Die Konstitution des Einzelmenschen in ihrer Bedeutung für Entstehung und Verlauf von Krankheiten. Veröffentlichungen d. Berliner Akademie f. ärztliche Fortbildung, Bd. 5, Jena: S. Fischer (1939), S. 51–59

Weizsäcker, Victor von, Zum Begriff der Arbeit: Eine Habeas-Corpus-Akte der Medizin?, in: E. Salin (Hg.), Synopsis. Festgabe für Alfred Weber, Heidelberg: Schneider (1948), S. 707–761

Wellbery, David, Lessing's Laocoon: Semiotics and aesthetics in the Age of Reason, Cambridge: Cambridge UP (1984)

Wellbery, David, Das Gesetz der Schönheit. Lessings Ästhetik der Repräsentation, in: C. Hart Nibbrig (Hg.), Was heißt ,Darstellen'?, Frankfurt/M.: Suhrkamp (1994), S. 175–204

Westerwelle, Karin, Zeit und Schock. Charles Baudelaires ,Confiteor des Artisten', in: Merkur, 47. Jg. (1993), S. 667–682

Wetzel, Michael, Die Zeit der Entwicklung. Photographie als Spurensicherung und Metapher, in: G. C. Tholen/M. O. Scholl (Hg.), Zeit-Zeichen. Aufschübe und Interferenzen zwischen Endzeit und Echtzeit, Weinheim: VCH (1990), S. 265–280

Wilcock, J. Rodolfo, Vorwort, in: G. Flaubert, Wörterbuch der Gemeinplätze. Die Albumblätter der Marquise. Katalog der schicken Ideen, Frankfurt/M.: Insel (1991), S. 7–14

Wilson, Edmund, Philoktet – die Wunde und der Bogen (1939), in: J. Strelka/W. Hinderer (Hg.), Amerikanische Literaturtheorien, Frankfurt/M.: S. Fischer (1970), S. 297–308

Winckelmann, Johann J., Kleine Schriften Vorreden. Entwürfe, hrsg. von W. Rehm, Berlin: De Gruyter (1968)

Winkels, Hubert, Einschnitte. Zur Literatur der 80er Jahre, Köln: Kiepenheuer & Witsch (1988)

Winkler, Hartmut, Docuverse. Zur Medientheorie der Computer, o.O.: Boer (1997)

Wittgenstein, Ludwig, Tractatus logico-philosophicus (= Werkausgabe Bd. 1), Frankfurt/M.: Suhrkamp (1984)

Wuthenow, Ralph-Rainer, Nietzsche als Leser. Drei Essays, Hamburg: Europäische Verlagsanstalt (1994)

Zelle, Carsten, Die doppelte Ästhetik der Moderne. Revisionen des Schönen von Boileau bis Nietzsche, Stuttgart/Weimar: Metzler (1995)

Zumbusch, Leo von, Über den Schmerz, München: Hueber (1933)

Zwick, Jochen, Nietzsches Leben als Werk. Ein systematischer Versuch über die Symbolik der Biographie bei Nietzsche, Bielefeld: Aisthesis (1995)

Personenregister

Adorno, T. W. 31, 56, 79
Améry, J. 20, 40
Aristoteles 15, 99f., 105, 114–116, 119, 122f., 137, 176
Augustinus 121–124, 127

Bachmann, I. 48
Balazs, B. 87
Barley, N. 245
Barthes, R. 47, 88, 104, 106, 140
Baudelaire, C. 191f., 195, 232f., 242f., 249, 255
Baudrillard, J. 60
Baumgarten, A. G. 164, 173
Bayle, P. 161, 178
Beckford, W. 235, 256
Beheim-Schwarzbach, M. 23
Benedict, R. 245
Benn, G. 251
Bentham, J. 138
Bergson, H. 84, 224
Bernhard, T. 70f.
Bilz, R. 19, 21, 37, 115
Blackwell, T. 162
Blake, W. 236
Blei, F. 61, 70
Bloy, L. 69f., 108
Blumenberg, H. 34, 50, 117f., 132, 177f., 184, 248, 254
Boerhaave, H. 165f.
Böhme, J. 93f.
Bonnet, C. 159f.
Borges, J. L. 235–237
Bourget, P. 199
Brinkmann, R. D. 16–18, 25, 90
Brücke, L. 218
Büchner, G. 131, 181–184, 192, 210
Burke, E. 173
Burton, R. 136f.
Bultmann, R. 26
Buytendijk, F. J. J. 22

Canetti, E. 16, 89, 180f.
Certeau, M. de 22
Cervantes, M. de 131, 265
Chladenius, J. M. 27
Cicero 67, 99, 105
Cioran, E. M. 89f., 125
Coleridge, S. T. 235–237
Conrad, J. 40, 91f., 243, 245–249, 254f.
Cortés, D. 66f.
Curtius, E. R. 96–98, 111, 133

Darwin, C. 188
Descartes, R. 120, 167, 223
Dilthey, W. 30, 44, 84, 93, 215–221
Driesch, H. 30
Drossbach, M. 194f.
Droysen, G. 65
Du Bois-Reymond, E. 194
Dumont, L. 194, 196

Ebbinghaus, H. 221
Ehrenfels, C. v. 30, 219
Eliade, M. 89

Fechner, G. T. 81, 205–207, 210, 215, 249
Féré, C. 195, 199, 207

Fichte, J. G. 172, 239
Flaubert, G. 111, 252
Flusser, V. 82, 126
Fontane, T. 68
Foucault, M. 158–160
Francke, A. H. 209
Freud, S. 41f., 84, 207, 211, 216, 218–220, 259
Frey, M. v. 225
Freyer, H. 30, 93
Friedrich, H. 132f., 137

Gadamer, H.-G. 25f., 30–37, 55–57, 61, 66, 71
Galenus 118, 176
Gautier, T. 237, 254
Geertz, C. 196, 199, 246
Gellert, C. F. 101, 129
Glisson, F. 166
Goethe, J. W. v. 27–30, 33, 74, 102, 106, 176f.
Goettle, G. 45
Goetz, R. 183
Goldscheider, A. 225
Gracian, B. 135
Griesinger, W. 194f.
Gröber, G. 96
Groys, B. 19, 22, 43
Grünbein, D. 181
Gunkel, H. 51

Haller, A. v. 159f., 165–168, 170, 174, 179, 198
Hamann, J. G. 55, 92, 179, 255
Hartley, D. 179
Harvey, W. 159
Hebbel, F. 180, 183–189, 205, 255
Hegel, G. W. F. 79f., 94
Heidegger, M. 25f., 36f., 56, 59, 77, 88, 92–94, 228f.
Heiseler, B. v. 213f.
Helmholtz, H. v. 194, 206, 215, 218
Heraklit 92f., 114, 116
Herbart, J. F. 210
Herder, J. G. 27, 151–153, 159–165, 167–172, 175, 178, 182, 232, 246
Herz, M. 160, 172, 177
Hesse, H. 73
Hippokrates 118, 158, 176
Hoffmann, E. T. A. 236, 254, 256, 259
Hofmannsthal, H. v. 95
Hölderlin, F. 94
Horaz 234
Hufeland, C. W. 199
Hurley, F. 95
Husserl, E. 26, 84
Huysmans, J. K. 237

Illich, I. 23f., 42, 241
Ipsen, G. 221

Janet, P. 211
Jaspers, K. 37, 59
Jauss, H. R. 134f.
Jean Paul 81, 242
Jellinek, G. 63
Johnson, B. 104, 243
Jünger, E. 22, 26, 30, 65, 70, 72–77, 79f., 82, 85–89, 91–93, 96, 110, 124, 187, 220, 232f., 241, 243f., 248–255, 259–266

Kafka, F. 19, 24, 46, 57, 180, 244, 252–254
Kant, I. 138f., 165, 171, 173, 197, 226, 239
Kerenyi, K. 33, 62f.
Kierkegaard, S. 32, 50, 53f., 61, 66, 69
Kirchhoff, B. 49
Kittler, F. A. 32, 36, 48, 154, 157, 173, 178, 198, 208, 215, 221, 223
Kleeberg, M. 45
Klossowski, P. 193, 205
Kluge, A. 68, 92f.
Koselleck, R. 138
Köselitz, H. v. 210
Kracauer, S. 80, 245
Krueger, F. 219
Kubin, A. 73f., 91

La Bruyère, J. de 135, 144
Lavater, J. C. 33, 87, 92
Leibniz, G. W. v. 138, 164, 178
Leiris, M. 245

Lenz, S. 22, 24
Lessing, G. E. 29, 141–143, 145f., 148–152, 161
Lévi-Strauss, C. 245f.
Lewis, C. S. 22
Lichtenberg, G. C. 30, 87, 178–182
List, E. 25, 32, 35, 37
Lotze, R. H. 215
Lowth, R. 162
Luhmann, N. 26, 50, 134, 138, 160, 162f.

Malinowski, B. 40, 246
Man, P. de 47, 242
Mann, T. 33, 62, 252
Mallarmé, S. 235
Maupassant, G. de 255
Mayer, J. R. 195
Meier, G. F. 164
Melzack, R. 41
Mendelssohn, M. 173
Michaux, H. 245
Michel, K. M. 22, 43
Montaigne, M. de 15f., 20, 24, 36, 126–135, 246, 250
Moritz, K. P. 139, 171f., 250
Morris, D. B. 20f., 32, 37, 39, 42, 46f., 73, 136
Morus, T. 131
Musil, R. 87, 89
Musset, A. de 73
Müller, H. 92f.
Müller, J. v. 30, 215, 218

Niebuhr, B. G. 97f.
Nietzsche, F. 19f., 24, 45, 50f., 66, 79, 86, 93f., 96, 115, 129, 185–205, 207–218, 221–229, 249–251, 253, 260–263

Ortega y Gasset, J. 52, 57, 59, 83–85, 98, 266
Overbeck, F. 203, 215

Paneth, J. 207
Pascal, B. 135–137, 179, 255
Petrarca 255
Piranesi, G. B. 235
Platner, E. 161
Platon 15, 31, 57, 114–121, 137, 176
Plessner, H. 58–60
Poe, E. A. 236, 238
Portmann, A. 30

Quincey, T. de 231–240, 255f.
Quintilian 105

Rabelais, F. 131
Rehm, W. 29
Ribot, T. A. 210f.
Rilke, R. M. 48
Rimbaud, A. 50, 242f., 246f.
Ritschl, A. 209
Robinson, C. 239
Rousseau, J. J. 130, 152, 180, 191, 231f., 243, 249, 263f.
Roux, W. 186, 195
Rutschky, M. 16, 74, 110, 200, 245

Sade, Marquis de 138, 140f., 161, 263f.
Sailer, J. M. 87, 103
Sarraute, N. 245
Scarry, E. 38f., 42, 45, 49, 133, 152, 181, 228
Schalk, F. 136, 165
Scheler, M. 31
Schelling, F. W. J. 164, 187, 239
Schiff, M. 207
Schiller, F. 30, 152, 157, 160f., 171–177
Schlegel, F. 51, 74, 82, 89f.
Schleiermacher, F. D. E. 24f., 29–32, 51–53, 65, 67–69, 75, 81–83, 85f., 89, 102, 115, 121
Schlichter, R. 259
Schmitt, C. 16, 23, 53–61, 63–67, 69–71, 93, 111
Schopenhauer, A. 185, 192, 221
Schubert, G. H. 249
Seneca 105, 123
Sherrington, C. S. 225
Simmel, G. 59, 83f.
Sklovskij, V. 85
Sorokin, V. 18f.
Sofsky, W. 46

Spinoza, B. de 131, 137f., 233
Stahl, G. E. 166f.
Starobinski, J. 37, 44, 127, 130, 211
Steffens, H. 185
Steiner, G. 34–36, 90
Sternberger, D. 87f., 226
Stifter, A. 183
Swedenborg, E. 255
Szasz, T. 43

Theophrast 176
Theroux, P. 246
Thomas von Aquin 122–125

Valéry, P. 44, 81, 86, 103, 113, 220, 227, 241, 249
Vigny, A. de 21
Virchow, R. 195
Virilio, P. 94
Voßler, K. 135

Waitz, T. 216, 219
Weber, E. H. 206, 215
Weizsäcker, V. v. 21, 30, 41, 56, 72, 219, 249, 260f.
Wezel, J. C. 159–161
Wieland, C. M. 106
Wilamowitz-Moellendorff, U. 62, 67
Winckelmann, J. J. 10, 26, 29, 30–33, 142–146, 152, 162
Wittgenstein, L. 48
Wolff, C. 27, 72, 164, 177
Wolff, C. F. 167
Wundt, W. 30, 207, 215, 219

Zumbusch, L. v. 22, 72

Die Arbeit lag der Philosophischen Fakultät der Universität zu Köln im WS 95/96 als Dissertation vor. Dieses Buch ist eine überarbeitete Fassung. Für die geduldige und jederzeit anregende Betreuung danke ich Prof. Dr. Wilhelm Voßkamp und Prof. Dr. Erich Kleinschmidt. Die technischen Probleme löste souverän: Dieter Santesson. Wichtige sachdienliche Hinweise gaben mir Martin Andree, Jörn Brüggemann, Rüdiger Campe, Axel Fliethmann, Claudia Gerhards, Oliver Kohns, Petra Löffler, Luis Muniz, Mirela Smiljanic und Georg Stanitzek.

Mein ganz besonderer Dank gilt der Deutschen Forschungsgemeinschaft für die großzügige Unterstützung, Dietz Bering, Matthias Bickenbach, Ernst Vollrath, Steven Wolfe und schließlich Nikolaus Wegmann. Das Buch ist Martin Wentz gewidmet.

www.ingramcontent.com/pod-product-compliance
Lightning Source LLC
LaVergne TN
LVHW010651300926
849161LV00005B/1092